Renate Holtz

Therapie- und Alltagshilfen

für zerebralparetische Kinder

Mit einem Geleitwort
von Prof. Dr. Hans G. Schlack

PFLAUM

Autorin:

Renate Holtz, leitende Krankengymnastin des Kinderneurologischen Zentrums Bonn, Bobath-Lehrtherapeutin.
Waldenburger Ring 46, 53119 Bonn

Die Deutsche Bibliothek – CIP-Einheitsaufnahme

Holtz, Renate: Therapie- und Alltagshilfen für zerebralparetische Kinder / Renate Holtz. – München; Bad Kissingen; Berlin; Düsseldorf; Heidelberg: Pflaum, 1997 (Pflaum Physiotherapie)
ISBN 3-7905-0757-1

ISBN 3-7905-0757-1
Copyright 1997 by Richard Pflaum Verlag GmbH & Co. KG München – Bad Kissingen – Berlin – Düsseldorf – Heidelberg
Alle Rechte, insbesondere die der Übersetzung, des Nachdrucks, der Entnahme von Abbildungen, der Funksendung, der Wiedergabe auf fotomechanischem oder ähnlichem Wege und der Speicherung in Datenverarbeitungsanlagen, bleiben, auch bei nur auszugsweiser Verwertung, vorbehalten.
Satz: Pustet, Regensburg
Druck und Bindung: Grafo S. A., Bilbao

Inhalt

Geleitwort von Prof. Dr. Hans G. Schlack _____ 10

Vorwort _____ 12

1 Zerebrale Bewegungsstörung als therapeutische Herausforderung _____ 14

1.1 Die wichtigsten Formen und ihre Besonderheiten für Therapie und Hilfsmittelbedarf _____ 15
1.2 Auswirkungen auf Körperwahrnehmung und Körperbewußtsein _____ 22
1.3 Auswirkung auf Vigilanz, Aufmerksamkeit und Kontaktnahme _____ 26
1.4 Zusätzliche Problemsituationen, die zu berücksichtigen sind _____ 28
1.5 Entwicklungsdynamik und ihre Verschlechterungstendenzen _____ 30

2 Konzeptioneller Hintergrund der Versorgung mit Hilfsmitteln _____ 32

2.1 Das Bobath – Konzept als Grundlage _____ 32
2.2 Grundsätzliche Überlegungen zum Einsatz von Hilfsmitteln _____ 32
2.2.1 Beziehung der Hilfsmittel zu den Prinzipien der Inhibition, Stimulation, Fazilitation _____ 37
2.2.2 Das »Handling« _____ 39

| 2.2.3 | Kriterien für die Auswahl von Hilfsmitteln | 40 |
| 2.2.4 | Anwendungsbereiche der Hilfsmittel | 46 |

3 Hilfsmittel zur Unterstützung der Therapie — 49

3.1	Gymnastik-Therapieball	49
3.2	U-Form-Polster	53
3.3	Papprolle	56

4 Hilfsmittel zur Erleichterung des alltäglichen Umgangs, »kleine Hilfsmittel« — 58

4.1	Schultertuch	59
4.2	Nackenrolle	68
4.3	Elastische Binde	74
4.4	Rumpfmieder aus Drell	76
4.5	Rumpftuch	81
4.6	Bleiweste	84
4.7	Beintuch	87
4.8	Sitzhose	91

5 Hilfsmittel zur korrigierenden Lagerung — 93

5.1	Lagerungen aus weichen Materialien	94
5.2	Lagerung mit einer Wolldecke	99
5.3	Lagerung mit einem Autoschlauch	106
5.4	Lagerung in einer Schaumstoffmatratze	108
5.5	Lagerung mit dem Corpomed®–Gesundheitskissen	111
5.6	Lagerung mit dem Physioform®–Lagerungskeil	116
5.7	Lagerung im Stehständer	128

6 Hilfsmittel zum (selbständigen) Sitzen _____ 135

6.1	Grundsätzliche Überlegungen zur Stuhlversorgung_____	136
6.2	Anwendung der verschiedenen Sitzsysteme _____	138

6.3 Therapiestühle _____ 139

6.4 Grundsätzliche Überlegungen zur Sitzhaltung __ 142

6.5 Korrekturhilfen, die den aufrechten Sitz ermöglichen _____ 144

6.5.1	Beckenbügel _____	144
6.5.2	Sitzhose _____	145
6.5.3	Sitzkeil mit integriertem Abduktionskeil _____	146
6.5.4	Abduktionsgurt _____	147
6.5.5	Abduktionsblock _____	147
6.5.6	Fußfixierung _____	148
6.5.7	Brustgurt _____	149
6.5.8	Sternum-Pelotte _____	150
6.5.9	Brust-Schulter-Pelotte _____	151
6.5.10	Reklinationsbügel _____	155
6.5.11	Rumpfweste _____	156

6.6 Ergoline-Sitzsystem _____ 158

6.6.1	Korrekturhilfen _____	158

6.7 Ergoline Sitzschale _____ 159

6.7.1	Korrekturhilfen _____	160
6.7.2	Anwendungsbeispiel _____	160

6.8 Pelotten-Sitzsysteme _____ 162

6.8.1	Korrekturhilfen _____	162

6.9 Ortholine-Sitzschale _____ 165

6.9.1	Auswahl der Untergestelle _____	166
6.9.2	Verstellmöglichkeiten _____	169
6.9.3	Abmessung des Schaleninneren _____	168

6.9.4	Zielgruppe und Wirkung	170
6.9.5	Rumpfführung	172
6.9.6	Lendenpelotte	173
6.9.7	Becken/Beinführung	174
6.9.8	Unterstützung der Kopfkontrolle	175
6.9.9	Korrekturhilfe zur Armführung	178
6.9.10	Tischversorgung	180
6.9.11	Fallbeispiele fehlerhafter Sitzschalenversorgung und deren Verbesserung	181

6.10 Abgegossene/aufgeschäumte Schale — 190

6.10.1	Anwendungsbeispiele	193

6.11 C.A.P.A.S.S.-System — 206

6.11.1	Möglichkeiten und Grenzen des Systems	210
6.11.2	Anwendungsbeispiele	211

6.12 C.A.P.A.S.S.-Versorgung als Lagerungshilfe — 226

6.13 C.A.P.A.S.S.-Versorgung im Stehständer — 227

6.13.1	Anwendungsbeispiele	227

7 Hilfsmittel zum Transport der Kinder — 230

7.1 Rehakinderwagen — 230

7.1.1	Versorgungsbeispiele (sinnvolle und fehlerhafte)	231

7.2 Tragetuch — 235

7.2.1	Arten des Tragens (Anwendungsbeispiele)	236

7.3 Autositz — 239

7.3.1	Grundsätzliche Überlegungen zur Versorgung mit einem Autositz	240
7.3.2	Kriterien, die eine Autositzversorgung beeinflussen	240
7.3.2.1	Kiddy-Autositz	241
7.3.2.2	Römer-King-Autositz	242
7.3.2.3	Lars-Autositz	243
7.3.2.4	Loyds-Autositz	245

8 Hilfsmittel zur Bewegungserleichterung ___ 246

8.1	Bewußte Erfahrung mit Bewegung	246
8.1.1	Wellenreiter	248
8.1.2	Pflummiball	249
8.1.3	Hängematte/Schaukel	251
8.1.4	Halbierte Papprolle	256
8.1.5	Rollbrett	257
8.1.6	Holzauto	259
8.1.7	Abduktionsrolle	260
8.1.8	Spezial-Fahrrad	262
8.1.9	Fahrradanhänger	267

8.2 Aktiv-Rollstuhl ___ 269

8.2.1	Grundsätzliche Überlegungen zur Versorgung	269
8.2.2	Was die Mobilität des Rollstuhls bewirkt	270
8.2.3	Kriterien der Versorgung	271
8.2.4	Zurüstungsmöglichkeiten	272
8.2.5	Grenzen der Versorgung und alternative Fallbeispiele	273

Literatur ___ 279

Sachregister ___ 280

Geleitwort

Kinder mit zerebralen Bewegungsstörungen und anderen Körperbehinderungen, insbesondere bei schwerer und mehrfacher Behinderung, stellen große Anforderungen an die therapeutischen Fähigkeiten und die Einfühlungsbereitschaft der Fachleute. Unter den Maßnahmen, die für die Lebensqualität der Kinder und die Ausschöpfung ihrer verbliebenen Möglichkeiten von entscheidender Bedeutung sind, spielt eine bestmögliche Versorgung mit Hilfsmitteln eine ganz besonders wichtige Rolle.
Dieser Aufgabe können Hilfsmittel nur dann gerecht werden, wenn sie aus einem neurophysiologischen Verständnis zerebraler Bewegungsstörungen und ihrer Auswirkungen auf die funktionellen Fähigkeiten und die Befindlichkeit des Kindes angewandt werden. Die Rücksichtnahme auf die Befindlichkeit, das heißt auf die emotionale Situation des Kindes, erfordert wiederum ein großes Maß an Beobachtungsfähigkeit und Empathie.
Auf der Grundlage einer außergewöhnlichen Befähigung auf diesem Gebiet und vieljähriger beruflicher Erfahrung hat Frau Renate Holtz, Krankengymnastin und Bobath-Lehrtherapeutin, sich der Aufgabe gestellt, die wesentlichen Grundsätze der Hilfsmittelversorgung zerebralparetischer Kinder systematisch darzustellen und mit praktischen Beispielen zu verdeutlichen. Sie gibt damit zugleich auch einen Leitfaden durch das verwirrende Labyrinth der industriellen Angebote. Dabei wird deutlich, daß eine Versorgung »von der Stange« nie zu einem guten Ergebnis führt, sondern daß vielmehr die industriell vorgefertigten Produkte in jedem Fall einer individuellen Anpassung an das einzelne Kind bedürfen.
Es geht aber nicht nur um die Präsentation technisch aufwendiger Ausstattungen; vielmehr werden besonders auch die sogenannten »kleinen« Hilfsmittel gewürdigt, die sich mit nur minimalem Kostenaufwand (aber viel Fantasie und Fachkenntnis) von Eltern und Therapeuten herstellen und einsetzen lassen. Unabhängig von der Art und der Zielsetzung eines Hilfsmittels müssen folgende Grundsätze immer berücksichtigt und umgesetzt werden: Das Hilfsmittel darf die Möglichkeit der Eigenaktivität nicht einschränken, sondern muß sie erweitern; es muß in einem sinnvollen Bezug zur krankengymnastischen Behandlung stehen, und es muß den

Bedürfnissen des Kindes (seinen Kontakt- und Interaktionswünschen, seinen Fähigkeiten, seinem Wohlbefinden) gerecht werden. Und schließlich ist es unerläßlich, daß auch die Eltern praktisch und seelisch damit zurecht kommen.

Ihre einfühlsame Beobachtungsgabe hat Frau Holtz nicht nur mit ihren Augen, sondern auch mit ihrer Kamera eingesetzt und damit ihre therapeutischen Empfehlungen mit »sprechenden Bildern« versehen. Dadurch wird ihr Buch zu einer sehr informativen Hilfe für alle Fachkräfte, die in der Behandlung und Rehabilitation zerebralparetischer Kinder tätig sind. Die eingehend begründete Darstellung weckt Verständnis für unabweisbare Erfordernisse bei der Hilfsmittelversorgung (und für die oft damit verbundenen beträchtlichen Kosten). Ich wünsche deshalb dem Buch eine weite Verbreitung.

PROF. DR. HANS G. SCHLACK
Ärztlicher Leiter des Rheinischen
Kinderneurologischen Zentrums Bonn

Vorwort

Seit Jahren betreue ich in unserem Kinderneurologischen Zentrum zerebral bewegungsgestörte Kinder. Zunehmend mehr kommen zu uns die schwer mehrfachbehinderten Kinder.

In der Zusammenarbeit mit ihren Eltern, aber auch den Kollegen und Kolleginnen kristallisiert sich immer deutlicher der Wunsch heraus, Verständnis für die Besonderheiten dieser Kinder zu erlangen. So stellt sich immer wieder neben der Frage zu den verschiedensten Behandlungskonzepten der Wunsch nach Erleichterung des Alltags sowohl für das Kind wie auch für seine Eltern.

Die Unterstützung der Therapie durch Hilfsmittel, die Überlegung wann was unterstützend oder auch hinderlich ist, soll in diesem Buch erörtert werden. Dargestellt werden sollen der Sinn oder Unsinn einer Korrekturhilfe. Anhand von Fotobeispielen möchte ich zeigen, wie Bewegungserleichterung und damit häufig die Schaffung von Eigenaktivität für das Kind zu ermöglichen sind. Grundsätzlich sollten wir uns immer die Frage stellen: »Was will das Kind?«. Nur so helfen wir dem Kind ganz entscheidend, sich in seiner gesamten Persönlichkeit ohne allzu große Bewegungseinschränkung zu entwickeln.

Ich wünsche mir, daß dieses Buch als Einstieg betrachtet wird, konstruktiv mit Eltern und Therapeuten ins Gespräch zu kommen. Zum Wohle des Kindes sollten die vorgestellten Bewegungserleichterungen und Korrekturhilfen als eine von vielen Möglichkeiten betrachtet werden. Freuen würde es mich, wenn die Kollegen die eine oder andere Problemstellung bei ihren eigenen Therapiekindern erkennen und hiermit neue (andere) Handlungsideen bekämen.

Den Eltern soll es Mut machen, bei ihren Therapeuten (Arzt, Krankenschwestern) nachzufragen, ob dieses oder jenes für ihr Kind auch realistisch sein kann. Aus diesem Grund habe ich versucht, die Besonderheiten dieser Kinder zu beschreiben oder zu interpretieren, ohne daß ich allzuviele Fachausdrücke benutzt habe.

Ich bin mir sehr wohl bewußt, daß es andere Betrachtensweisen und Behandlungsansätze gibt, möchte dieses Buch also nur als meine jetzige

Vorgehensweise vorstellen, und wäre sehr froh und dankbar, wenn andere Kollegen oder Kolleginnen es mir gleichtun und wir alle, besonders aber die betroffenen Kinder, von der Vielfalt der Behandlungskonzepte profitieren könnten.

Den Therapeuten vor Ort wünsche ich auch viele solcher Eltern, die bereit waren und sind, mit mir zusammen zu überlegen, so daß es uns in aller Regel möglich war, die Wünsche und Bedürfnisse ihrer Kinder, aber auch ihr eigenes Umfeld zu berücksichtigen. Dies ermöglichte erst den Kompromiß, einerseits auf die Behinderung des Kindes einzugehen, andererseits aber auch den berechtigten Forderungen der Eltern nachzukommen. Ihnen und den Kindern herzlichen Dank, daß ich ihre Fotos veröffentlichen durfte!

Zum Schluß aber möchte ich meinen Mitarbeitern im Rheinischen Kinderneurologischen Zentrum Bonn danken, die mich in all den Jahren mit ihrem Fachwissen unterstützten. Ein ganz besonderer Dank gilt aber unserm Leiter, Herrn Professor Dr. H. G. Schlack, der für uns ein so kreatives Arbeiten an und mit den Kindern möglich gemacht hat. Der Herausgeberin, Frau Ingeborg Liebenstund, danke ich für die umsichtige redaktionelle Begleitung, dem Pflaum Verlag für die gute kooperative Zusammenarbeit.

RENATE HOLTZ

1 Zerebrale Bewegungsstörung als therapeutische Herausforderung

Die zerebrale Bewegungsstörung kann zwar nicht geheilt, aber günstig beeinflußt werden.
Durch früh einsetzende Behandlung wird den Eltern die Möglichkeit geboten, sich entsprechend mit ihrem Kinde zu beschäftigen und ihm so eine möglichst günstige Entwicklung zu gewährleisten. Dazu müssen die Eltern eine individuelle Anleitung durch uns Therapeuten erhalten.
Die Behandlung sollte sich an dem Alltag des Kindes orientieren. Wir tun dies in funktionellen Situationen, während das Kind spielt, selbständig ißt, gefüttert, gebadet oder an- oder ausgezogen wird.
Neben der fachspezifischen Therapie kommt dabei schon frühzeitig der Einsatz von Hilfsmitteln zum Tragen. Diese sollen die Behandlung – auch außerhalb der eigentlichen Therapiesituation – an dem Kind unterstützen.
Wenn wir herausgefunden haben, was bei dem jeweiligen Kind die Bewegung stört, was es veranlaßt, die Bewegung abnormal auszuführen, oder was die Bewegung blockiert, können wir die individuell angepaßte Hilfsmittelunterstützung zur richtigen Zeit und an der notwendigen Körperregion geben, um so dem Kinde möglichst oft die Gelegenheit zu bieten, eigenaktiv zu werden.
Wichtigstes Ziel solch einer Hilfsmittelversorgung muß also immer sein, dem Wunsch des Kindes, sich zu bewegen, nachzukommen. Keinesfalls darf ein Hilfsmittel Bewegungen des Kindes verhindern oder erschweren, sondern die Versorgung muß immer die Bewegungserleichterung für das Kind gewährleisten.
Notwendig ist es aber dabei auch, an die körperliche Entlastung für die Eltern zu denken. Sie müssen das Hilfsmittel einfach bedienen können und es muß möglich sein, das Kind mit dem Hilfsmittel zusammen gut in ihren Alltag integrieren zu können.

Um aber ein Hilfsmittel sinnvoll und therapeutisch gezielt einzusetzen, bedarf es, wie in der neurophysiologischen Behandlung, einer genauen Kenntnis der technischen Hilfen wie auch des Wissens um die typischen Entwicklungsverläufe der zerebralen Bewegungsstörungen.

1.1 Die wichtigsten Formen der Zerebralparese und ihre Besonderheiten für Therapie und Hilfsmittelbedarf

Die Zerebralparese im Kindesalter ist ein Sammelbegriff für viele Arten von Bewegungsstörungen.
Sie ist eine Folge der Schädigung oder Fehlentwicklung des Gehirns durch einen frühkindlich erworbenen nicht fortschreitenden Hirnschaden.
Je nach Lokalisation der Schädigung unterscheiden wir:
Spastische, ataktische oder dyskinetisch-athetotische Syndrome.
Die Kinder mit einer Spastik haben alle einen mehr oder weniger hohen Tonus (Hypertonie). Die Muskelspannung kann nicht den augenblicklichen Erfordernissen angepaßt werden. Die zu hohe Anspannung der Muskulatur erschwert jede Bewegung. Sie ist nur unter größter Anstrengung möglich. **Spastik**

Wenn diese Kinder nach einem Spielzeug greifen, so spannen sie gleichzeitig die Beuge- und Streckmuskeln des Armes zu stark an.
Ihr Bewegungsausmaß wird durch den hohen Tonus begrenzt. Er führt bei starker Steigerung zur totalen Bewegungsunfähigkeit.
Koordinierte Bewegungsabläufe sind durch diesen Mangel an hemmender (inhibitorischer) Kontrolle nicht möglich. Die Koordination, das harmonische Zusammenspiel der Muskelgruppen, wie im Beispiel des Greifens, ist erschwert. Isolierte, selektive Bewegungen sind dem Kinde nicht möglich, da die Massenbewegung sich ungehemmt auf weite Muskelbereiche ausbreitet.
Jede Bewegung oder Haltung des Kindes wird durch die nicht gehemmten pathologischen Reaktionen beeinflußt und führt in immer gleichbleibender Weise zu dem eingeschränkten schablonenhaften Bewegungsrepertoire dieser Kinder, weil sie ihren Muskeltonus nicht verändern können. Normale Haltungs- und Bewegungsabläufe können so nicht erlernt werden. Wil- BEISPIEL

lentliche Anstrengungen, hohe Konzentration, aber auch eine starke emotionale Beteiligung erhöhen die Muskelspannung und verstärken so die Spastik. Die Willkürmotorik des Kindes kann sich nicht weiter ausbilden, weil die Stell-, Stütz- und Gleichgewichtsreaktionen des Kindes ohne therapeutische Maßnahmen nicht entwickelt werden. Gesteigerter Tonus läßt diese fein abgestuften Balancereaktionen nicht zu.

Bei den spastischen Formen der Bewegungsstörungen unterscheiden wir:

Spastische Hemiparese Kinder mit einer **spastischen Hemiparese** haben die Schädigung an einer Körperseite, d. h. ein Arm und das gleichseitige Bein sind betroffen. Bedingt durch die Spastik und die mangelnde Aufrichtung der hemiparetischen Rumpfseite sind selektive Bewegungen in Hand/Schulterbereich und in Fuß/Beinbereich kaum möglich.

Zusätzlich zu der motorischen Störung leiden diese Kinder an sensorischen Störungen. Die hemiparetische Hand kommt nicht zur gesunden Hand. Die gesunde Hand erfährt keine Opposition. Das ist ein Grund, warum auch die gesunde Hand ein Erfahrungsdefizit erwirbt, später stärker kompensieren muß und schneller ermüdet.

Auf der hemiparetischen Seite ist die Körperwahrnehmung, das Gefühl für die Stellung der Gelenke im Raum, wie auch die Perzeption für taktile und propriozeptive Reize gestört.

Den Kindern fehlt die Orientierung zur Mitte und damit das Gefühl für die Körpermitte. Häufig kommt es mit zunehmendem Wachstum zu Kontrakturen und Deformitäten sowohl der Extremitäten als auch an der Wirbelsäule.

Spastische Tetraparese Bei **spastischer Tetraparese** ist der gesamte Körper des Kindes beeinträchtigt, d. h. es fehlen Kopf- und Rumpfkontrolle und die koordinierten Bewegungen der vier Extremitäten. Die Bewegungen dieser Kinder wirken unkoordiniert und mühsam, da erlernte Fähigkeiten mit primitiven und abnormalen Bewegungsmustern ausgeführt werden.

Die Kinder sind unfähig, sich zielgerecht zu bewegen, sich einem Wechsel von Körperhaltung anzupassen. Es fällt ihnen schwer, das Gleichgewicht zu halten. Sie neigen zu Kontrakturen (= Versteifungen) und Deformitäten (= Verformungen) aufgrund ihrer Bewegungsprobleme und der häufig asymmetrischen Muskeltonussteigerung.

Spastische Diparese Die **spastische Diparese** wird in der neueren Fachliteratur auch als beinbetonte Tetraparese bezeichnet (Michaelis). Der Begriff meint, daß schwerpunktmäßig die untere Rumpfhälfte und die Beine betroffen sind, oft verbunden mit einer Störung der Feinmotorik der Hände.

Diparetische Kinder kommen gewöhnlich in die Aufrichtung bis zum freien Laufen, indem sie ihre pathologischen Bewegungsmuster kompensatorisch zur Fortbewegung benutzen. Die Asymmetrie zeigt sich auch bei diesen Kindern in Haltung und Bewegung. Die pathologischen Bewegungsmuster führen dann später häufig zu Kontrakturen und Deformitäten.

Die Kinder mit einer **Ataxie** können die Kraft der Bewegung, das Bewegungsausmaß und die Richtung ihrer Bewegung nicht richtig einschätzen. Durch den Mangel an propriozeptiver Kontrolle »entgleisen« ihre Bewegungen, besonders bei asymmetrischen Bewegungsabläufen. Es ist diesen Kindern kaum möglich, einen Rhythmus in der Bewegung einzuhalten. Sie können ihren Kraftaufwand zu zweckangepaßten Bewegungen nicht einschätzen. Die Bewegungen sind unsicher, langsam, und es mangelt ihnen an der fein abgestuften, selektiven Bewegung. Die automatischen Mitbewegungen sind unkontrolliert, ihnen fehlt die Anpassung und die Variation der Bewegung.
Das Zusammenspiel zwischen Muskeln und nervalen Strukturen (Koordination) ist gestört. Die Anspannung der Muskulatur (Tonus) ist gering. So kommt es bei diesen Kindern dazu, daß sie nicht genügend Haltearbeit (besonders in den aufrechten Positionen) leisten können.
Der Gang ist breitbeinig, schwankend. Die Kinder haben ständig Angst umzufallen, sie »versteifen« sich dadurch willkürlich und vermeiden Drehbewegungen.

Ataxie

Kinder mit einer **Athetose** leiden häufig unter einer starken Bewegungsunruhe. Die Bewegungsunruhe wird durch rasche, unberechenbare Schwankungen des Muskeltonus hervorgerufen. Die Bewegungen sind daher eher unkontrolliert, extrem und bizarr. Sie schießen über ihr Ziel, gehen von übermäßiger Beugung zu übermäßiger Streckung über durch zu wenig Haltungsbewahrung. Die athetotischen Kinder können keine Körperstellung beibehalten, dies gilt besonders für solche mit Mittelstellung der Gelenke. Positionen gegen die Schwerkraft können nicht gehalten werden, das bedeutet für diese Kinder, daß keine Körperposition sicher ist, während sich ein anderer Körperabschnitt bewegt. Dieser Mangel an Fixation (Haltungskontrolle) macht es ihnen schwer bis unmöglich, gezielte und selektive Bewegungen auszuführen. So ist ihnen z. B. ein langsames, dosiertes Ausführen der Bewegungen, wie langsames Hinsetzen, sachtes Bewegen unmöglich.
Oft haben die Kinder Probleme mit der Atmung. Sie haben keine periodische (rhythmische) Atmung. Das erschwert ihnen den gleichmäßigen

Athetose

Sprachfluß. Durch die Tonusschwankungen leiden sie unter starkem Grimmassieren und einer unkoordinierten Stimmgebung.

Das Bewegungsverhalten wird beherrscht durch das Persistieren (= Bestehenbleiben) der primitiven und tonischen Reaktionen, was ihnen die symmetrische Körperausrichtung mit dem Kopf in Mittelstellung erschwert oder unmöglich macht.

Mischformen Mischformen der beschriebenen Typen der zerebralen Bewegungsstörung sind häufig, besonders von Spastizität mit Athetose, aber auch andere Kombinationen der drei Typen sind untereinander möglich.

Die Mischung der Symptome wirkt sich sehr unterschiedlich aus. So ist z. B. ein Kind mit einer leichteren Spastik und einer Athetose insgesamt beweglicher, aber bei feinmotorischen Arbeiten wirkt sich die Athetose erschwerender aus.

Kommt in aller Regel ein Kind mit einer leichten Spastik zum freien Gehen, so wird die Kombination mit einer Ataxie den Gang erst sehr viel später möglich machen. Insgesamt bleibt das Kind unsicherer.

Allen zerebralen Bewegungsstörungen ist gemeinsam Zerebrale Bewegungsstörungen sind Behinderungen der Bewegungsabläufe infolge eines Schadens, der das sich entwickelnde Gehirn getroffen hat und in seiner Funktion beeinträchtigt. Die Schädigung ist nicht progredient (fortschreitend), aber der funktionelle Schweregrad ändert sich (s. Kap. 1.5).

Die zerebrale Bewegungsstörung ist eine charakteristische Störung der zentralen Bewegungs- und Haltungskontrolle. Die Kinder zeigen Bewegungs- und Haltungsmuster, die für das erste Lebensjahr typisch sind. Infolge der Hirnschädigung kommt es nicht zur Ausreifung weiterer, übergeordneter Gehirnzellen. Höhere Bewegungsformen, wie z. B. Drehen, Gleichgewichthalten, isolierte Bewegungen können sich nicht oder nur ungenügend weiter entwickeln.

Diese pathologischen Bewegungs- und Haltungsmuster, auch tonische Massenbewegungen lassen sich aufteilen in:

- Spinale Reaktionen
- Tonische Reaktionen
- Assoziierte Reaktionen

Spinale Reaktionen Es handelt sich bei _spinalen Reaktionen_ um totale symmetrische sowohl als auch asymmetrische Bewegungsmuster. Sie sind über den ganzen Körper mit zu hohem Muskeltonus verteilt. Sie bestehen aus Beuge- und Streckschablonen.

Tonische Reaktionen

Tonische Reaktionen sind Haltungsreaktionen, die mit zu hohem Muskeltonus über den ganzen Körper des Kindes verteilt sind. Sie beeinflussen die Willkürmotorik der Kinder in starkem Maße. Sie erscheinen in unterschiedlichen Ausgangssituationen und auch in unterschiedlicher Ausprägung.

Die tonischen Reaktionen verstärken sich bei jeglicher Bewegung. Solch eine tonische Reaktion ist z. B. die Asymmetrische tonische Nackenreaktion (ATNR), auch Fechterstellung genannt; ebenso die Symmetrisch tonische Nackenreaktion (STNR). Die Kinder verharren in diesen Bewegungs- und Haltungsmustern.

Das Erfordernis, pathologische Haltungs- und Bewegungsmuster aufzulösen oder zumindest zu reduzieren, ist eine wichtige Indikation zum Einsatz von Hilfsmitteln.

Assoziierte Reaktionen

Ein besonders zu beachtendes Phänomen sind die assoziierten Reaktionen, d. h. eine »Verkrampfung« der stärker betroffenen Körperteile bei Betätigung der weniger beeinträchtigten.

BEISPIEL

Ein Kind mit einer Halbseitenlähmung sitzt am Tisch und schreibt. Während das Kind mit der nicht betroffenen Hand schreibt, verkrampft sich der betroffene Arm immer mehr. In manchen Fällen erschwert die allgemeine Tonuserhöhung sogar die Bewegung der gesunden Hand. Genauso kann es sich verhalten, wenn das Kind mit den Händen spielt. Beim Einsatz der Hände zu feinmotorischer Aktivität, wird das Bein zunehmend spastischer.

Bei den assoziierten Reaktionen handelt es sich also um unzweckmäßige Mitbewegungen oder Tonusverschiebungen, die einen Bewegungsablauf stören und die Haltung unzweckmäßig verändern. Sie breiten sich innerhalb des ganzen Körpers aus und begleiten die Willkürbewegung.

Die assoziierten Reaktionen zeigen sich bei allen Formen der Zerebralparese in den typischen Fehlhaltungen der tonischen Reflexaktivität. Genauso wie wir in der physiotherapeutischen Behandlung assoziierte Reaktionen verhindern oder durch günstigere Ausgangsstellung reduzieren, können wir durch den Einsatz von Hilfsmitteln dem Kinde zu Eigenaktivitäten verhelfen, ohne daß die Zunahme von assoziierten Reaktionen es behindern.

BEISPIEL

Sitzt ein Kind korrigiert in seiner Sitzschale, d. h. wird das Becken symmetrisch aufgerichtet und werden die Beine in leichter Abduktion angebeugt auf der Fußbank aufgestellt, kann das Kind eigenaktiv mit den Händen spielen oder allein essen. Der korrigierte Sitz läßt kaum assoziierte Reaktionen zu und verhilft somit zu einer besseren Aufrichtung des Rumpfes (Kopfkontrolle) und verbessert somit die funktionelle Situation für das Kind. Ohne therapeutische Intervention sind und bleiben die Bewegungen dieser Kinder Massenbewegungen. Sie erfolgen in bestimmten Bewegungsmustern, meist noch in Abhängigkeit von der Kopfstellung, die sie nicht selber auswählen können. Eine Anpassung an irgendeine Tätigkeit oder Situation ist so nicht möglich.

Sinn und Zweck der Therapie wie auch von Hilfsmitteln ist, vorrangig die Verbesserung der Kopfkontrolle für das betroffene Kind zu fördern, denn die Kopfkontrolle ist Voraussetzung für eine ungestörte Bewegungsentwicklung.

Sie ist die Grundlage all unserer Bewegungen. Bei jeder Bewegung, die ein gesundes Kind macht, paßt es die Haltung seines Kopfes immer der Bewegung an.

Anders erfolgt dagegen die motorische Entwicklung bewegungsgestörter Kinder. Hier ist die Kopfkontrolle immer gestört. Daraus folgt dann, daß falsche Reaktionsmuster des Körpers von Kopf, Hals und Wirbelsäule ausgehen, denn Kopfbewegungen lösen die tonischen Massenbewegungen aus und beeinflussen den Muskeltonus und damit die Haltung von Armen und Beinen ungünstig. Durch diese Tonusverschiebungen ist es den Kindern nicht möglich, den Kopf anzuheben oder ihn isoliert zu drehen. In einer Therapiesituation geben wir dem zerebralparetischen Kind mit asymmetrischer Kopfhaltung (Opisthotonus mit Seitwärtsneigung des Kopfes) Gelegenheit, den Kopf in der Mitte zu halten.

Durch die symmetrische Lagerung schaffen wir eine wirkungsvolle Kontrolle der falschen Bewegungsmuster, d. h. der Kopf ist für uns ein wichtiger Schlüsselpunkt, um aus dieser Position heraus:

- pathologische Bewegung und Haltung zu reduzieren,
- Tonus zu regulieren,
- dem Kinde Eigenaktivität zu ermöglichen.

Durch geeignete und individuell abgestimmte therapeutische Hilfsmittel ermöglichen wir diese Eigenaktivität bei den täglichen Verrichtungen wie Füttern, Waschen und beim Spiel. Das Kind erlebt dadurch während einer beträchtlichen Zeit des Tages normalere Haltungen und Bewegungen, und somit werden unsere therapeutischen Bemühungen für dieses Kind unterstützt. Wichtig ist dabei zu überlegen, unter welchen Gesichtspunkten das jeweilige Hilfsmittel zur Anwendung kommt, und welche Funktion es bei dem jeweiligen Kinde erfüllen soll.

Dem **spastischen** Kinde ermöglicht der Einsatz von Hilfsmitteln mehr Mobilität (u. a. Gymnastikball, Rolle). Dies verschafft ihm eine adäquate

Tonusanpassung. Durch das Bewegen in günstigeren Ausgangspositionen kann das Kind neue Haltungs- und Bewegungsmuster adaptieren, ohne wieder neuen Tonus aufzubauen.

Diese neue Körperpositionen und Lagerungen schaffen weiterhin die Möglichkeit, daß das Kind aus den häufig asymmetrischen Haltungen sich zur Mitte orientieren kann. Dies ermöglicht dann ein anderes, »besseres« Körpergefühl.

Dem **athetotischen** Kinde verhelfen die Hilfsmittel zu mehr Haltungsbewahrung. Indem wir eine stabile Begrenzung geben (u. a. Nackenrolle) unterstützen wir die Entlordosierung der Halswirbelsäule und schaffen somit eine Voraussetzung zur Verbesserung der Atmung und Nahrungsaufnahme.

Dem **ataktischen** Kinde läßt sich durch Einsatz von Hilfsmitteln (u. a. Bleiweste) die Rückinformation aus dem Körper (über die Körperlage und die Körperstellung im Raum) deutlicher erfahren. Es gelangt so zu mehr Stabilität, Rhythmus und auch selektiveren Bewegungen.

Bei den **schwer mehrfachbehinderten Kindern** hat der Einsatz der Hilfsmittel einen besonderen Stellenwert.

Bei diesen Kindern kommt man mit gutem Bewegungstraining wie Inhibition und Fazilitation allein nicht zurecht. Wichtig ist hier das Bemühen des Therapeuten, mit dem Kinde emotional wie körperlich in Kontakt zu treten. Diese soziale Interaktion läßt sich hierbei für das schwer mehrfachbehinderte Kind mit den Therapeuten/Bezugspersonen durch den Einsatz von Hilfsmitteln ermöglichen und/oder vereinfachen. Durch solche Hilfsmittel, die pathologische Bewegungen und Haltungen vermindern, (z. B. rumpfnahe Hilfen/Lagerungen), läßt sich für das Kind Interaktion aufbauen und weiterführen. Es kann eigenaktiv – seinen Fähigkeiten entsprechend – Kontakt aufnehmen und sich mit seiner nahen Umwelt auseinandersetzen.

Eine weitere wichtige Indikation der Hilfsmittel ist es, diesen stark bewegungseingeschränkten Kindern, Bewegungserfahrung (und damit Wahrnehmungserfahrung) zu ermöglichen.

Wenn wir den Kindern »Ersatz« bieten, daß sie Bewegung erfahren können (z. B. durch das Rumpftuch), so ermöglichen wir ihnen Einsicht in die Fähigkeiten ihres Körpers. Über subjektives Empfinden und Erleben wird das Kind angeregt, über Lageveränderung, Positionswechsel, korrigierende Lagerung zu physiologischen Eigenaktivitäten zu kommen.

Die von uns sogenannten Kleinen Hilfsmittel zeichnen sich dadurch aus, daß sie:
- schnell anzulegen sind
- gut vom Kinde toleriert werden

- einfach in der Pflege sind
- selber hergestellt werden können
- individuell nutzbar sind.

1.2 Auswirkung auf Körperwahrnehmung und Körperbewußtsein

Die Entwicklung des Kindes ist komplex. Sie geschieht aus einer Ganzheit heraus. Die einzelnen Funktionsbereiche sind nicht voneinander zu trennen und beeinflussen sich gegenseitig auf unterschiedliche Weise. Eine koordinierte Bewegung ist nicht nur die Muskelkontraktion allein, sondern es gehört die genaue Wahrnehmung des Spannungszustandes all dieser Muskeln dazu. Wir sprechen von sensorischer Kontrolle. Sie erfolgt über den Spannungszustand der Muskeln, die Gelenkstellungen zueinander, die Dehnung von Muskeln und Sehnen, sowie auch über die Sinneswahrnehmungen. Sobald die Sinne, so die taktil-kinästhetischen, vestibulären ihre spezifischen Aufgaben übernehmen, laufen Prozesse ab. Diese beeinflussen Sensorik, Motorik und Psyche gegenseitig.

Die exakte Wahrnehmung von den oben beschriebenen Spannungsveränderungen in den Muskeln und Gelenken ermöglicht eine normale sensomotorische Entwicklung des Kindes. Diese sensomotorischen Erfahrungen werden dann im Zentralnervensystem verarbeitet, abgespeichert und reaktiv beantwortet.

Durch aktives Handeln setzt sich schon der Säugling praktisch mit seiner Umwelt auseinander.

Körperbezogene Erfahrung — Das Kind kann sich selber in seinem Tun spüren. Es erlebt sich in dem Spannungsbogen zwischen An/Entspannung.

Emotionale Erfahrung — Seine Wünsche, seine Interessen sind für ihn in seinem eigenen Tempo und mit dem ihm eigenen Vermögen realistisch und durchführbar.

Kognitive Erfahrung — Indem das Kind spielt und greift, das Spielzeug von Hand zu Hand wechselt, lernt es (versteht es), daß bestimmte Bewegungen zu diesem oder jenem Erfolg führen.
– Greifen/Hinschauen/Begreifen.
Erst wenn dieser Kreis geschlossen ist, tritt ein »Automatismus« ein. Das Interesse des Kindes ist geweckt.

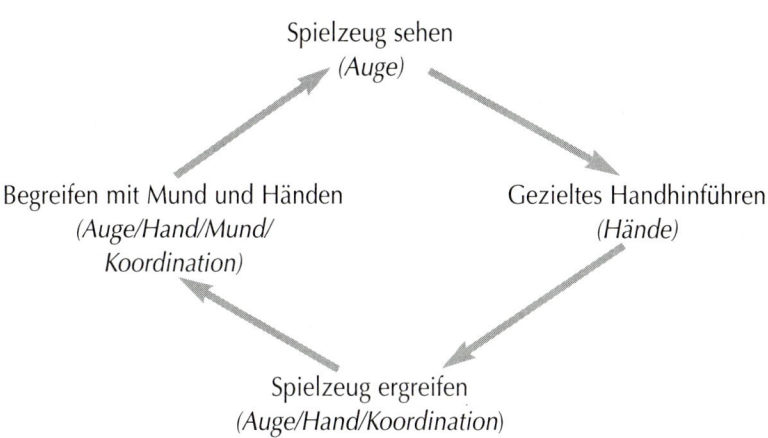

Diese vielen kleinen koordinierten Bewegungsabläufe führen dann zu einer motorischen Handlungsplanung. Zusammen mit adäquat angepaßter Tonusregulation wird eine komplexe Handlung für das Kind möglich. Es erlebt das Spannungsfeld und kann sich ständig mit neuen Spielsituationen/Umweltreizen auseinandersetzen. Dieses Spannungsfeld – der ständige Austausch mit seiner Umwelt – ist unverzichtbar.

Das Selbsterleben, das Körperschema, das ganzheitliche Erfassen von Situationen, versetzen das Kind immer mehr in die Lage, Zusammenhänge in seiner Umwelt zu erfahren, sie zu erkennen. Es lernt, was sie für es persönlich bedeuten und kann sie jederzeit durch Eigenaktivität wieder reproduzieren.

Das Kind lernt bald, wie weit es seine Arme ausstrecken muß, ob die Armeslänge ausreicht, noch einen Gegenstand zu erreichen, oder ob es das gar nicht erst zu versuchen braucht. Es lernt schnell, daß es sich den Finger (Daumen) in den Mund stecken muß, um sich zu beruhigen. BEISPIEL

Sind durch Behinderungen die Möglichkeiten zum eigenen Tun eingeschränkt, so wird deutlich, daß die Bewegungsstörung nie ein rein motorisches Problem sein kann. Ein so betroffenes Kind kann kaum oder nur ungenügende Erfahrungen von der Beschaffenheit und den Fähigkeiten seines Körpers machen, d. h. sein sensorisches Erleben bleibt eingeschränkt.
Bei einer stärkeren Beeinträchtigung hat das Kind allein keine Möglichkeit, räumliche Beziehungen wahrzunehmen und sie zu erforschen. Die Auseinandersetzung mit der Nahumwelt und der damit verbundene Erwerb der Körperbeherrschung wird dem körperbehinderten Kinde durch individuell angepaßte und auf die jeweiligen Bedürfnisse abgestimmte Hilfsmittel

erleichtert und ermöglicht ihm so häufig auch »elementares, sensomotorisches Ausgangsverhalten« (Piaget), das genau wie bei nichtbehinderten Kindern dann zu der Augen-Hand-Koordination führen kann. Voraussetzung für Koordination ist eine angepaßte Tonusregulation (Spannungsaufbau, Spannungsabbau).

Ein nicht behindertes Kind verfügt über große Variationsmöglichkeiten, Spannungen zu variieren (Wut, Freude, Lustlosigkeit). Ein zerebralparetisches Kind hat dagegen wenig Variationsmöglichkeiten. Bei ihm führen Fehlhaltungen und pathologische Reaktionen zur enormen Anstrengung und hoher Anspannung der Muskulatur. Dies gilt besonders für die Extremitätenmuskulatur.

Wenn wir es schaffen, durch den Einsatz von Hilfsmitteln die Spannungszustände zu verändern, so helfen wir dem bewegungsgestörten Kind über eine stabile bequeme symmetrische Position zentral Aufrichtung zu erlangen. Schon das Neugeborene ist fähig, sich auf der Unterlage allein »zurechtzuruckeln« und verschafft sich über diese Form der Rumpfkontrolle eine stabile Ausgangsposition, um Erfahrungen mit sich und seinem Körper zu sammeln.

Aus den genannten Gründen ist der Einsatz der Hilfsmittel von besonderer Bedeutung bei den schwer mehrfachbehinderten Kindern. Diese Kinder können ihre Spannungen nicht variabel oder auch teilweise überhaupt nicht verändern. Durch die Tatsache, daß schwer mehrfachbehinderte Kinder sich nicht oder nur wenig bewegen können, werden sie mit der Zeit immer steifer. Der Spannungsaufbau, der sich hauptsächlich in den Extremitäten vollzieht, ist als Kompensation von Seiten des Kindes her zu verstehen.

Es ist der Versuch, sich zu spüren. Er kann als Austauschprozeß mit sich und der Umwelt interpretiert werden.

Dabei bleibt der hypotone Rumpf nach wie vor schlaff und bewirkt, daß die Atmung des Kindes, die ohnehin flach ist, noch weiter abflacht. Durch den Spannungsaufbau in den Extremitäten wird jede Bewegung abgeblockt. Greift man in diesen circulus vitiosus nicht ein, so nehmen die Spannungszustände für das Kind in unangenehmer Ausprägung zu. Wenn wir uns überlegen, wie oft wir uns im Liegen hin und her bewegen (z. B. beim Schlaf im Bett), so ist nachvollziehbar, daß das zerebralparetische Kind, das sich im Schlaf selten oder kaum bewegt, häufig nachts aufwacht, weint und von den Eltern bewegt, umgedreht, gelockert werden muß.

In der physiotherapeutischen Behandlung setzen wir rumpfnahe Körperstimulationen ein. Sie bedeuten für das Kind massive taktil-kinästhetische Reize, mit dem Ziel, daß das schwer mehrfachbehinderte Kind trotz seiner motorischen/emotionalen und kognitiven Entwicklungsstörung nicht in eine Isolation gerät. Die ist häufig der Beginn von Stereotypien, also nichts anderes als der verzweifelte Versuch eines schwer beeinträchtigten Kindes, mit seinen geringen Möglichkeiten sich selber zu stimulieren. Für diese betroffenen Kinder gilt es, körperliches Empfinden durch grobe, wenig differenzierte Reize und/oder teilweise durch passive Stimulation zu erreichen. Indem das Kind sich durch seinen Körper erfährt, – erfahrbar über die Rückmeldung der taktil-kinästhetischen Sinne an das Zentralnervensystem – bekommt es ein Bewußtsein seines eigenen Körpers. Das Spüren seines Körpers als etwas »Ganzes« ist eine wesentliche Voraussetzung zum Finden der *Körper-Ich-Identität*. Somit gelingt auch dem schwerbehinderten Kinde z. T. die Abgrenzung von seiner Bezugsperson. Es erlebt seine eigenen Körpergrenzen. Die ersten Unterschiede zwischen »Ich« und »Du« können so erfahren werden.

Das Erleben eigener Körpergrenzen, das Erleben des Körpers als Ganzheit läßt sich durch individuell angepaßte und auch durch im Handel befindliche Hilfsmittel unterstützen (z. B. selbstgeknüpfte Schaukel oder Lagerungskissen).

Das vollständige körperliche Empfinden ist eine wichtige Voraussetzung für die Entwicklung von Gefühlen, wie Geborgenheit, Sicherheit.

Erleben die schwer mehrfachbehinderten Kinder durch solche Hilfen vermehrt somatosensorische Reizzufuhr, so heißt das für sie, daß im Sinne der Kompensation, ihre Muskelspannungen nachlassen können. Außerdem erfahren sie dadurch Rückmeldungen aus dem eigenen Körper über Körperlage und Stellung im Raum. Sie verlieren die Angst vor Bewegung und vor dem Bewegtwerden, was sonst wiederum zur Muskelspannung führt. Auch hier gilt es, über emotionale und körperliche Zuwendung sie an diese Veränderung zu gewöhnen, sie dabei als Partner zu akzeptieren, so daß das Kind mit uns zusammen überhaupt erst einmal erleben kann, daß nicht nur uns therapeutisch die Situation gefällt, sondern daß diese Veränderung auch für es selbst Gewinn bringt.

1.3 Auswirkung auf Vigilanz, Aufmerksamkeit und Kontaktnahme

Kinder mit einer starken Körperbehinderung, d. h. mit einer erheblichen Einschränkung der Spontanmotorik, lernen in einem sich gegenseitig negativ beeinflussenden Regelkreis.
Durch die ausgeprägte Bewegungsunfähigkeit kommt es zu:

```
            Mangel an Spontanmotorik
           ↗                        ↘
Mangel an                            Mangel an
Habituationsverhinderung             somatosensorischen Feedback
           ↖                        ↙
            Mangel an unspezifischen Reizen
```

Dieses trifft ähnlich auch für die hypotonen, bewegungsarmen (antriebsarmen) Kinder zu:

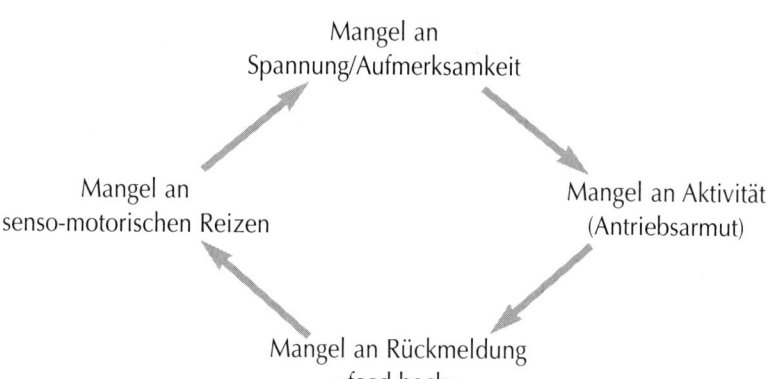

Diese beiden genannten Gruppen der so betroffenen Kinder haben also nur sehr geringe bis gar keine Möglichkeiten, sich selber zu aktivieren und somit eine Rückmeldung vom eigenen Körper zu haben. Die Therapie für

diese Kinder muß infolgedessen darin bestehen, ihnen Möglichkeiten zu schaffen, Körperwahrnehmung zu erlangen.
Dazu bedienen wir uns verschiedener Therapieformen:

- *Basale Stimulation* (A. Fröhlich)
- *Sensorische Integrationstherapie* (J. Ayres)
- *Inhibition, Stimulation und Fazilitation* (Bobath-Konzept)

In der physiotherapeutischen Behandlung nach dem Bobath-Konzept kommt der Körperstimulation ein besonderer Stellenwert zu. Durch sie erfahren Kinder mit schwerster Bewegungsbeeinträchtigung eine verbesserte Körperwahrnehmung. Einerseits erleben sie ein sensorisches Feedback von Bewegungen, die sie aus eigener Kraft nicht durchführen können, andererseits werden die Auswirkungen unerwünschter *Habituation* vermindert.

Unter Habituation versteht man das Nachlassen einer physiologischen Reaktion auf gleichbleibende Reize. Das ist für den Organismus grundsätzlich sinnvoll, um vorbereitet und frei für die Verarbeitung neuer Reize zu sein. Ein Zuviel an Habituation bzw. ein Zuwenig an neuen Reizen führt aber dazu, daß die Wachheit, Aktivität und Aufmerksamkeit abnehmen. Unter normalen Bedingungen trägt die Motorik sehr wesentlich zur Aufrechterhaltung von Wachheit und Aufmerksamkeit bei. Jede Bewegung führt zu einer Reizung von Rezeptoren (Sinneszellen) in Muskeln, Sehnen, Haut und Gleichgewichtsorgan. Diese Reizung wird von den Rezeptoren als aktivierende (»weckende«) Information an das Gehirn zurückgemeldet. Jeder kennt das aus eigener Erfahrung: Unerwünschte Ermüdung kann man durch Bewegung vermindern. Darüber hinaus sorgt die Motorik dafür, unerwünschte Habituation auf anderen Gebieten der Wahrnehmung zu verhindern. Richtet man z. B. den Blick ohne Augen- und Kopfbewegungen auf ein bestimmtes Ziel, dann führt das wegen der Habituation dazu, daß man dieses Objekt nach kurzer Zeit nicht mehr wahrnimmt, fast als ob man die Augen geschlossen hätte. Damit werden Reizaufnahme und Aktivierung herabgesetzt. *Normalerweise vermindern feine Kopf- und Augenbewegungen diese Habituation.*

Schwer körperbehinderte und in ihrer Motorik stark eingeschränkte Kinder haben deshalb nur sehr geringe Möglichkeiten, selbst zu ihrer Aktivierung und der Aufrechterhaltung ihrer Aufmerksamkeit beizutragen. Wegen ihrer eingeschränkten Wahrnehmung leben sie in einer »leblosen Welt«. Dadurch besteht die Gefahr, daß ihr Wachheitsgrad weiter absinkt und ihr ohnedies geringer motorischer Antrieb weiter vermindert wird [Schlack 1994].

Körperstimulation bedeutet also für die Kinder mit erheblicher Einschränkung ihrer Spontanmotorik oder der gravierenden Antriebsarmut eine teilweise Kompensation ihrer Spontanmotorik, eine Aufrechterhaltung ihrer Vigilanz, ihrer Aufmerksamkeit und damit eine positive Auswirkung auf ihre Körperwahrnehmung, also eine besondere Form der Kontaktnahme.

Dies ist besonders eindrucksvoll bei den Kindern mit einer schweren Tetraparese zu beobachten. Durch die eingeschränkte Spontanmotorik erleben sie wenig Feed-back. In dem Bemühen sich aber doch wahrzunehmen, (Austausch mit sich und der Umwelt) erhöhen sie die Spannung in ihren Muskeln und dies am wirkungsvollsten in den Extremitäten. Rumpfnahe taktile und kinästhetische Körperstimulation verschaffen dem Kinde die Aufmerksamkeit auf seinen Körper und hierbei besonders auf den Rumpf. Die Kinder werden lockerer, entwickeln Eigenaktivitäten und erhalten somit über intensive Körperstimulation neue Bewegungsmöglichkeiten.

Diese Körperstimulation setzen wir auch zur Unterstützung der Vitalfunktionen ein. Die rumpfnahe Körperstimulation löst bei den Kindern häufig vegetative Reaktionen aus, d. h. sie hat Auswirkung auf die Atmung, die Nahrungsaufnahme, die Verdauung, die Durchblutung und den Schlaf-Wach-Rhythmus des Kindes.

Die Anwendung, Durchführung und Dosierung der Körperstimulationen ist abhängig vom Befinden und Verhalten des Kindes. Sie lassen sich durch Hilfsmittel unterstützen und helfen somit den Eltern, sie häufig und vielfältig an und mit ihren Kindern anzuwenden. Dem Kinde helfen sie vornehmlich die Vigilanz, Aufmerksamkeit und Kontaktnahme aufrecht zu erhalten.

1.4 Zusätzliche Problemsituationen, die zu berücksichtigen sind

Störung der Nahrungsaufnahme und der Sprache

Die Tonus- und Koordinationsstörung eines zerebralparetischen Kindes zeigt sich auch in der senso-motorischen Beeinträchtigung der Nahrungsaufnahme. Abnormale Mundreflexe wie Saug/Suchreflex, Beißreflex und Würgereflex verhindern die Weiterentwicklung zur nächst höheren Stufe des Trinkens, Schluckens, Kauens und der Speichelkontrolle. Die Umstellung auf feste Nahrung wird so zu einem Problem.

Sie zeigen sich aber auch in der *Behinderung der Sprache, in der Mimik, der Gestik* und *dem Sprechen*.

Wichtig ist auch hier die Tonusregulation durch die angepaßte physiotherapeutische Behandlung. Der ganze Körper des Kindes muß in seiner Stellung und Bewegung in die Bewegungsbehandlung mit einbezogen werden. Nur so läßt sich der feinmotorische Bereich, *die Artikulation*, beeinflussen.

Der Einsatz von Hilfsmitteln geschieht hier unter folgenden Aspekten:

■ Hilfen für die Mutter:
- Kind in bequemen Positionen
- richtige Eßhilfen.

■ Hilfen für das Kind:
- zur Kopfkontrolle
- zur Stimulation im Mundbereich
- zur Erleichterung der Nahrungsaufnahme, beim Füttern sowohl als auch beim selbständigen Essen
- zur korrigierenden Lagerung und Stellung außerhalb der Essenssituation.

Ein ganz besonderes Problem stellen die mehrfach behinderten Kinder dar

Es handelt sich hierbei um Kinder mit erheblichen Anpassungsschwierigkeiten bei:

- der Atmung
- der Nahrungsaufnahme
- der Verdauung.

Die Kinder verfügen nur über geringfügige Bewegungsmöglichkeiten. Sowohl ihre Reaktionen auf das Bewegen als auch ihr Vermögen, auf das Bewegtwerden einzugehen, sind eingeschränkt.

Sie leiden an einer taktilen Über- oder Unterempfindlichkeit (apathisch – hyperexzitabel). Das ist der Grund, daß diese schwer mehrfachbehinderten Kinder Lagewechsel kaum oder nur ganz behutsam tolerieren können.

Die Betreuung dieser Kinder mit starken Bewegungsstörungen wird durch die Tatsache erschwert, daß diese schwer mehrfachbehinderten Kinder häufig unter einer mehr oder weniger starken Beeinträchtigung ihres Sehvermögens leiden. Das fehlende Sehvermögen aber verstärkt die ohnehin schon eingeschränkte spontane Aktivität des Kindes. Durch den Mangel an optischen Reizen kommt es zu einer schnelleren allgemeinen Ermüdbarkeit des Kindes.

Bei neuen Situationen ist es für diese Kinder viel problematischer Angstgefühle zu überwinden. Der Mangel an optischen Reizen führt auch dazu, daß aufkommende Unlustgefühle sich viel schwieriger hemmen oder auch in andere Aktivitäten umlenken lassen.

Bei der Hilfsmittelversorgung dieser schwer mehrfachbehinderten Kinder ist es wichtig, neben der Schalen/Rollstuhlversorgung auch an Hilfsmittel zu denken, die das Einhalten von normalen Haltungen und Bewegungen ermöglichen, dem Kinde in der stabilen Position viel Sicherheit/Geborgenheit vermitteln und die so die geringfügigsten Eigenaktivitäten des Kindes unterstützen.

Epilepsie Bedingt durch die Schädigung des Gehirns kommt es bei den Kindern mit einer Zerebralparese häufiger (etwa bis zu einem Drittel) zu *Epilepsien*.

Bei der Hilfsmittelversorgung dieser Kinder (vor allen Dingen bei schwer mehrfachbehinderten Kindern) ist dem Anfallsleiden insofern Rechnung zu tragen, daß die Kinder sich nicht in einem epileptischen Anfall an ihrem Hilfsmittel verletzen.

1.5 Entwicklungsdynamik und ihre Verschlechterungstendenzen

Die zerebrale Bewegungsstörung ist die Folge einer Schädigung eines noch unreifen, in der Entwicklung befindlichen Gehirns.

Das ist der Grund, daß ein solcher Hirnschaden nicht nur die Haltung und die Bewegung betrifft, sondern es kommt zu Beeinträchtigungen in der gesamten Entwicklung des Kindes. Die schädigende Einwirkung erfolgt zwar zeitlich begrenzt, d. h. es handelt sich also nicht um eine fortschreitende Erkrankung. Die Folgen aber, nämlich die abnormale zentrale Steuerung von Muskelspannung (Tonus) und Koordination, haben zumindestens ohne therapeutische Intervention eine erhebliche Tendenz der Verschlechterung.

Hauptziel muß es sein, der pathologischen statomotorischen Entwicklung entgegenzuwirken, indem man die pathologischen Bewegungs- und Haltungsmuster reduziert.

Tonische Reaktionen Bei den bewegungsgestörten Kindern beeinflussen die tonischen Reaktionen das Bewegungsverhalten dieser Kinder. Durch den Mangel an inhibitorischer Kontrolle nutzen die Kinder die tonischen Reaktionen aus zum funktionellen Gebrauch.

BEISPIEL Ein zerebralparetisches Kind kann nicht gut in der Bauchlage spielen. Es hat keine Möglichkeit sich zu stützen, weil es keine Gewichtsverlagerung (zur Seite und nach unten in Richtung Füße) beherrscht. Diese Gewichtsverlagerung, also selektive, angepaßte Bewegungen, sind durch das Vorhandensein der pathologischen Bewegungs- und Haltungsmuster erschwert oder ganz unmöglich. Um aber trotzdem spielen zu können, wird es pathologische Reaktionen ausnutzen, z. B. kann es unter Ausnutzung des STNR (Symmetrisch tonische Nackenreaktion) seinen Körper mit viel Kraftaufwand (Tonussteigerung) aufrichten. Ein Cirkulus vitiosus beginnt. Je mehr es über die pathologischen Bewegungsanteile in die Aufrichtung kommt, weil es Umwelterfahrung machen will, führt der Bewegungsdrang das Kind immer zu denselben abnormen Bewegungs- und Haltungsmustern (z. B. Zwischenfersensitz). Dies führt zu erheblichen Kontrakturen und Deformitäten. Die asymmetrischen Haltungs- und Bewegungsmuster bergen ebenfalls die Gefahr der Kontraktur in sich. Aber viel mehr sind hier die Luxation der Gelenke und die Verformung der Wirbelsäule zu befürchten.

Frühzeitig muß neben der Therapie der Einsatz von Hilfsmitteln zum Tragen kommen. Die Hilfsmittel müssen individuell angepaßt sein, und immer wieder ist es nötig, neu zu besprechen, warum und wann welche Maßnahmen geeignet sein können.

Die Hilfsmittel gehören zur Alltagssituation des Kindes und der Eltern und sollten die Maßnahmen beim Füttern, Trinken, Spielen, Liegen etc. unterstützen. Sie sollen dem Kind die Möglichkeit bieten, normalere sensomotorische Erfahrungen zu sammeln, sie zu adaptieren. Keinesfalls bedeutet eine Hilfsmittelversorgung nur ein »Verbot« dieser pathologischen Bewegungsanteile, vielmehr geben die angepaßten Hilfsmittel dem Kinde die Chance, normalere Haltungen und Bewegungsabläufe kennen zu lernen.

Assoziierte Reaktionen Treten bei zunehmender Aktivität des Kindes vermehrt assoziierte Reaktionen auf, so gilt es diese frühzeitig zu unterbinden. Sie bergen sonst die Gefahr der Deformität und der zunehmenden Verspannung des ganzen Körpers in sich. Sie müssen dann durch andere Aktivitäten ersetzt werden. Hier ist ein wichtiges Moment in der Hilfsmittelversorgung.

BEISPIEL Einem sehr mühsam laufenden Kind, bei dem wir ständig assoziierte Reaktionen beobachten, sollten wir »Ersatz« anbieten, z. B. Fahrradfahren. Manchmal hilft es auch, die jeweilige Aktivität nur durch eine bessere Ausgangsposition zu verändern (z. B. Abduktionsrolle).

2 Konzeptioneller Hintergrund der Versorgung mit Hilfsmitteln

Hilfsmittel werden immer individuell ausgesucht, verordnet und nur bei genau definierten Indikationen eingesetzt.
Genau so wie sich in der neurophysiologischen Behandlung nach dem Bobath-Konzept die Übungsbehandlung nach der Behinderung des Kindes richtet, ist auch der Einsatz von orthopädischen oder/und therapeutischen Hilfsmitteln nach genau festzulegenden Kriterien anzuwenden.

- Sie sollten helfen einer drohenden Behinderung vorzubeugen.
- Sie sollten eine körperliche Behinderung ausgleichen.
- Sie sollten die neurophysiologische Behandlung nach dem Bobath-Konzept unterstützen. Dazu gehören:
  - Reduzieren und/oder Hemmen von pathologischen Bewegungs- oder Haltungsmustern
  - Anbahnen von physiologischen Bewegungs- und Haltungsmustern
  - Bewegungserleichterung
  - Hilfen für den Alltag.

2.1 Das Bobath-Konzept als Grundlage

Ziel der Behandlung ist es, dem Kinde über Bewegungserfahrung motorisches Lernen zu ermöglichen, anders ausgedrückt, ihm bei der »Selbstorganisation« zu helfen.

Durch gezielt angewandte Berührungs- und Bewegungsreize wird die Regulation des Muskeltonus unterstützt. Tonusregulation bedeutet veränderte und/oder angepaßte Haltungs- und Bewegungsmuster. Die physiologischeren Bewegungen und Haltungen des Kindes werden unter anderem dadurch ermöglicht, daß die einzelnen Gelenke sich in physiologischeren Stellungen zueinander befinden. Für den Therapeuten bedeutet das Hemmung der pathologischen Reaktionen (Inhibition). Erst durch die behutsame Entspannung der spastischen Muskeln wird dann fundamentale Bewegung provoziert, d. h. die Aufrichtungs- und Gleichgewichtsreaktionen bei dem Kinde werden aktiviert (Fazilitation). Dies führt dann zur besseren Haltungskontrolle und bedeutet für das Kind eine Ausweitung seiner eigenen Möglichkeiten.

Die (auch noch so geringe) Eigenaktivität des Kindes gilt es aufzugreifen, evtl. durch Hilfsmittel zu modifizieren und somit für das Kind optimale Voraussetzungen zu schaffen, daß es seine sensomotorischen Störungen verbessern oder ausgleichen kann oder daß bei den schwer behinderten Kindern zumindest Verschlechterungen vermieden werden können.

Die Behandlung nach dem Bobath-Konzept sollte weitestgehend alle Bereiche des täglichen Lebens erfassen. Lernen die Bezugspersonen, wie solch ein bewegungsgestörtes Kind am sinnvollsten gefüttert, gebadet, an- und ausgezogen, gelagert, getragen etc. werden soll, so erhält das Kind eine optimale Entwicklungsstimulation, die das motorische Lernen des Kindes und damit seine Gesamtentwicklung fördert.

Die Vorgehensweise wird bestimmt durch drei Überlegungen.

- Das Kind soll sich wohl fühlen.

Wir müssen immer die momentane Befindlichkeit von Kind und Eltern beachten. Der größte momentane »Störfaktor« muß gesehen werden und an diesem wird, so gut es geht, gearbeitet.

Häufig sind das nicht nur die emotionalen sondern schon die vitalen Bedürfnisse. Wenn wir die Basis schaffen, auf der das Kind sich verändern kann, sich wohler fühlt und bereit ist, eigenaktiv zu werden, so kommen wir gemeinsam zum zweiten Schritt.

- Die Möglichkeiten sollen erweitert werden.

Unser Ziel muß es sein, die motorischen Fähigkeiten im Hinblick auf bestmögliche motorische Selbständigkeit bzw. Handlungsfähigkeit anzuregen.

- Verschlechterungen sind zu verhindern.

Je nach Schweregrad der Behinderung des Kindes ist dies nur bedingt zu erreichen. Bei zunehmendem Wachstum wird es auch ein Ziel sein, den Status quo zu halten. Hier wird zusätzlich zur jeweiligen Therapiesituation im physiotherapeutisch/ergotherapeutisch/logopädischen Bereich das therapeutische Angebot durch den gezielten Einsatz von Hilfsmitteln unterstützt. Die Effektivität der Therapie wird dadurch vergrößert, vor allen Dingen dann, wenn sie im häuslichen Bereich, im Kindergarten, in der Schule, bei den Alltagsverrichtungen mit eingesetzt werden. Immer aber sollen die Hilfsmittel Erleichterung verschaffen, die Förderung des zerebralparetischen Kindes unterstützen und den drohenden Sekundärschäden entgegenwirken. Indem sie tonische Reaktionen und assoziierte Reaktionen hemmen, unterstützen sie die physiologische Haltung und Bewegung und helfen somit, Kontrakturen und Deformitäten entgegenzuwirken.

2.2 Grundsätzliche Überlegungen zum Einsatz von Hilfsmitteln

- Hilfsmittel werden in jedem Entwicklungsstand und Alter des Kindes eingesetzt.
  - Wenn wir absehen können, daß die physiotherapeutische Behandlung (nach dem Bobath-Konzept) allein nicht ausreichend ist.
  - Wenn trotz intensiver Therapie fehlende oder beeinträchtigende Körperfunktionen eine Verschlechterung des Zustandes zur Folge haben können.

  So soll z. B. ein schon älteres Kind, das noch nicht über genügend Kopfkontrolle verfügt, eine Hilfe zur symmetrischen Aufrichtung des Kopfes bekommen. Dies erleichtert die Nahrungsaufnahme für das Kind und läßt therapeutisch günstigere Essenssituationen zu.
- Hilfsmittel sollen nur so viel Hilfe geben wie unbedingt nötig.
  Dies setzt voraus, daß das Hilfsmittel immer wieder nach kurzer Zeit überprüft werden muß, ob es in diesem Umfang noch immer nötig ist oder ob weniger ausreicht.
- Hilfsmittel sollten nur kurzfristig benutzt werden.
  - Durch das kurzfristige Weglassen der Hilfsmittel ist es möglich zu überprüfen, ob das Kind teilweise oder wenigstens für kurze Zeit die Kontrolle selbst übernehmen kann.
  - Durch zu lange Benutzung der Hilfsmittel kann es zu Funktionseinschränkungen kommen.

- Hilfsmittel sind keine einmalige Anschaffung für mehrere Jahre.
  - Sie sollten der jeweiligen momentanen Funktion angepaßt sein, d. h. Veränderungen müssen praktikabel sein.
  - Sie sollten nur so lange verwendet werden, wie sie zu dieser Funktion unbedingt nötig sind.
  - Sie müssen dem Wachstum des Kindes anzupassen sein.
- Hilfsmittel sollten die Haltungen und Bewegungen korrigieren.
  - Die Möglichkeiten des Kindes sollten verbessert, d. h. pathologische Bewegungen reduziert werden können und somit dem Kinde zu mehr oder besserer Eigeninitative verhelfen (z. B. verbesserte Kopfhaltung läßt die Augen in die gewünschte Richtung gehen; dies ermöglicht erst das Spiel!).
  - Die Hilfsmittel dürfen nicht physiologische Aktivitäten erschweren oder sie sogar unterbinden.
  - Das Hilfsmittel sollte so angepaßt sein, daß orthopädische Komplikationen vermieden werden (Skoliose/Hüftluxation/etc.).
- Hilfsmittel sollten in Form, Farbe und Aussehen (Design) dem kindlichen (familiären) Alltag angepaßt sein.
  - Die Praktikabilität und gute Verwendbarkeit im Alltag sind entscheidend für den Einsatz der Hilfsmittel.
  - Der ästhetische Aspekt ist ein wichtiger Punkt für die Akzeptanz durch die Betroffenen und die Umgebung.
  - Die Verordnung eines Hilfsmittels richtet sich nach der psychischen und sozialen Wirkungsweise, die das verordnete Hilfsmittel auf das Kind oder die Eltern hat.
- Hilfsmittel müssen individuell ausgewählt, gemeinsam abgesprochen und vor der Verordnung anprobiert werden.

Damit ein Hilfsmittel in einem ausgewogenen Verhältnis zu
- Kosten,
- Funktionalität,
- Praktikabilität und Verwendbarkeit

steht, ist es notwendig, die
- Wünsche der Eltern,
- Bedürfnisse des Kindes,
- medizinischen und therapeutischen Ziele,
- Angebot des Herstellers und
- Möglichkeiten des Technikers (Hilfsmittelberater/Schuster/Bandagist) zusammenzutragen, um einen möglichst optimalen Einsatz des Hilfsmittels zu gewährleisten.

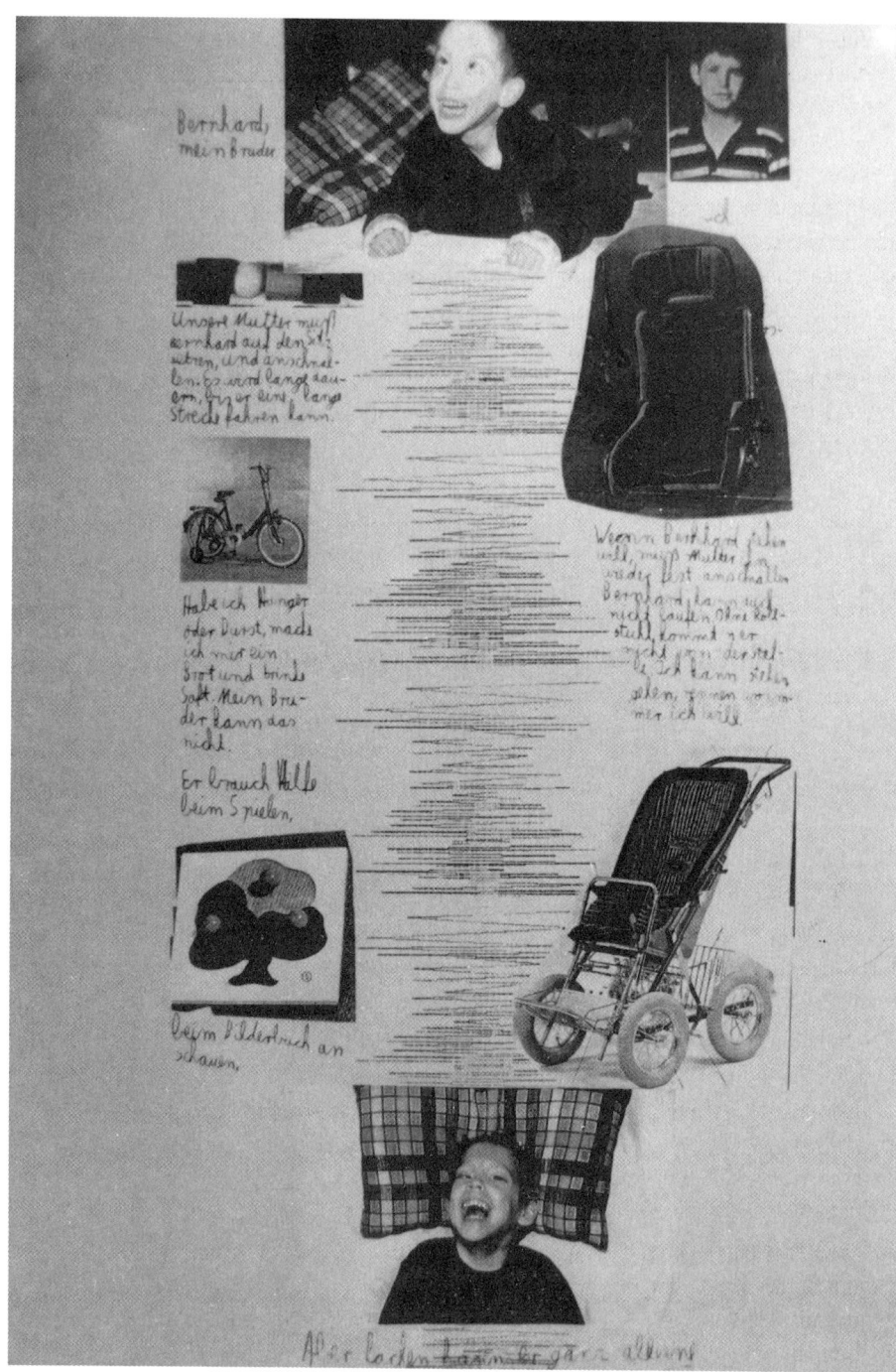

Abb. 1

Die Auswahl und die Anprobe darf nicht allein dem Fachhändler überlassen bleiben. Besonders bei den schwer mehrfachbehinderten Kindern sind unbedingt die fachspezifischen Überlegungen des Arztes und des Therapeuten erforderlich. Genauso brauchen die Eltern die spezifische Information über die therapeutischen Wünsche des Therapeuten.
Der Therapeut braucht das Einverständnis der Eltern, damit das Hilfsmittel auch zu Hause Anwendung findet.
Die Zeichnung des »großen Bruders« macht deutlich, daß ein Hilfsmittel häufig Erschwernisse, aber auch Möglichkeiten für das Kind schafft (Abb. 1).
Deswegen gilt es, eine Kompromißlösung zu finden, bei der aber immer die positiven Aspekte der Bewegungserleichterung, der Selbständigkeit des Kindes überwiegen sollten!

BEISPIEL

2.2.1 Beziehung der Hilfsmittel zu den Prinzipien der Inhibition, Fazilitation, Stimulation

In der Behandlung nach dem Bobath-Konzept kennen wir drei Prinzipien:

- Stimulation,
- Inhibition und
- Fazilitation.

Inhibition bedeutet: Auflösung oder Verhinderung von pathologischen Haltungen und Bewegungen zugunsten einer normalen Ausgangsstellung. Durch den Einsatz der Hilfsmittel läßt sich frühzeitig die Voraussetzung dafür schaffen, daß Bewegungen und Haltungen von dem Kinde selbst kontrolliert werden können.

Fazilitation bedeutet: Erleichtern, Ermöglichen und Aktivieren der Aufrichtung und der Gleichgewichtsreaktionen unter Beachtung der Bewegung in Verbindung mit der Haltearbeit. Der Einsatz der Hilfsmittel unterstützt die Gewichtsverlagerung mit Rumpfaufrichtung um und über die Körpermitte.

Stimulation bedeutet: das Bewußtmachen des taktil-kinästhetischen Wahrnehmens beider Körperseiten.
Sie unterstützt die Inhibition, indem sie ein anderes (verbessertes) Körpergefühl für das Kind ermöglicht.

BEISPIEL   Bei einem athetotischen Kinde gilt es, die ausfahrenden Bewegungen und Haltungen einzugrenzen.
Indem wir stabile Begrenzung schaffen, erfährt das Kind eine symmetrische Körperausrichtung mit dem Kopf in der Mittelstellung. Die symmetrische Kopfhaltung wird unterstützt durch die Hilfsmittel (z. B. Nackenrolle, Rumpftuch, Lagerungskissen etc.).
Stimulation bedeutet in diesem Falle für das athetotische Kind das Bewußtmachen der Symmetrie.
Sie unterstützt die Fazilitation, indem sie überhaupt erst einmal das Gefühl für eine Bewegung schafft.

BEISPIEL   Stellen wir uns wieder das Kind mit einer Athetose vor. Wenn es uns durch den Einsatz der Hilfsmittel gelingt, das vorhandene Körpergefühl zu verändern, also aus der Asymmetrie in die Symmetrie hinein zu kommen, so machen wir dem Kinde über die neue Haltung die symmetrischere Bewegung überhaupt erst möglich.

Die Mittel, die wir nach dem *Prinzip der Inhibition, Fazilitation* und *Stimulation* einsetzen, sind in aller Regel *Hilfsmittel*. Durch sie können wir:

▪ *Begrenzung geben*

Einerseits geben sie Begrenzungen, lassen andererseits aber in der Begrenzung graduierte Bewegungen des Kindes zu.
Dies erklärt die hohe Toleranz bei den Kindern.

▪ *Entspannung vermitteln*

Indem das Hilfsmittel am Rumpf des Kindes eingesetzt wird, kommt es in Anbindung an die Körperwahrnehmung zur Verbesserung der Kopfkontrolle. Das Kind erlangt eine bessere (symmetrische) Rumpfaufrichtung. Damit werden die pathologischen Haltungs- und Bewegungsanteile im Kopf/Nackenbereich und den Extremitäten geringer.
Der reaktive Anteil der Muskelhypertonie läßt nach. So erhält das Kind neue Bewegungsmöglichkeiten.

▪ *Vitalfunktion unterstützen*

Durch Hilfsmittel können wir Einfluß auf die Verbesserung der Vitalfunktion nehmen. Diese Hilfsmittel müssen dem Kinde viel rumpfnahe Unterstützung (Stabilität) geben. Die Reduzierung der pathologischen Haltungs- und Bewegungsanteile schafft Voraussetzungen zum Finden der Körpermitte. Die bessere Rumpfkontrolle gibt dem Kinde die Möglichkeit sich auf der Unterlage entspannter ablegen zu können; die Körperspannung läßt nach, der eigene Rhythmus wird wahrgenommen.

■ *Stabilität geben*

Ein tetraparetisches Kind kann z. B. bei gut fixierter Beckenaufrichtung auf einem Therapiestuhl seinen Oberkörper allein aufrichten (= aktive Kopf- und Rumpfkontrolle). Beim Spiel mit den Händen werden durch die bessere Beckenaufrichtung nicht an den Beinen/Füßen vermehrt assoziierte Reaktionen ausgelöst.

■ *höhere Positionen zulassen*

Somit werden Bewegung und Haltung erleichtert.
Höhere Ausgangspositionen helfen manchmal die Aufrichtemechanismen der unteren Positionen zu verbessern. Stellt man z. B. ein athetotisches Kind in einen Stehständer, heißt das für das Kind, einen symmetrischen Stand einnehmen zu können. Dieser wird durch die Fixierung gehalten und ermöglicht somit eine symmetrische Rumpfaufrichtung (Kopfkontrolle). In aller Regel hat ein Stehständer einen integrierten Tisch. Dieser ist dem Kind eine weitere Hilfe, einen symmetrischen Armstütz zu üben.
Diese so gewonnene Symmetrie verhilft dem Kind dann zu einer besseren Atmung, zum Mundschluß, zur Augenkontrolle. Das Hilfsmittel dient also dazu, um in einer höheren Position weiterhin an den Basisfunktionen zu arbeiten.

2.2.2 Handling

Das Handling ist neben der Technik der Stimulation, Inhibition und Fazilitation ein wichtiges Behandlungsprinzip der Therapie nach dem Bobath-Konzept. Es ist ein wesentlicher Bestandteil der Behandlung und ein bedeutsamer Bezug zur Alltagssituation des Kindes.
Unter Handling verstehen wir das adäquate Umgehen der Bezugsperson mit dem Kinde in allen Situationen. Durch den engen Kontakt mit der Mutter, durch das ständige Spüren des mütterlichen Körpers, erlebt das Kind eine Vielzahl von Bewegungserfahrungen und Bewegungsgefühl, d. h. auf das »Hantiertwerden« durch der Umwelt reagiert das Kind mit angepaßten Bewegungen.
Erst durch diese ständigen taktil-kinästhetischen Rückmeldungen in dieser Symbiose zwischen

- Bewegen: sich selber bewegen
- Bewegt werden

entwickelt das Baby allmählich seine sensorischen und motorischen Bewegungserfahrungen. Sein eigenes Körperschema entsteht.

Handling beim zerebralparetischen Kind

Bei der Entwicklung seines Körperschemas fehlen dem zerebralparetischen Kinde viele eigene Erfahrungen (z. B. Hände in den Mund nehmen zu können), d. h. sein Körperschema wird sich nur lückenhaft entwickeln. Seine Rückmeldungen spiegeln pathologische Bewegungsmuster wieder, die motorischen Bewegungsabläufe werden davon mitbestimmt und deren Pathologie verstärkt. (z. B. Hemiparese-Hinwendung zur »gesunden« Seite). Handling bedeutet in diesem Falle vorhandene Auffälligkeiten, Asymmetrien und pathologische Bewegungsmuster hemmen und nahtlos überleiten in physiologischere Bewegungen und Haltungen.

Das Kind wird aktiv, indem es die inhibitorische Handhabung tolerant und sich den verschiedenen kleinen und größeren Bewegungsabläufen am Körper der Mutter anpasst, d. h. *die Mutter arbeitet beim zerebralparetischen Kinde fehlende sensomotorische Eigenerfahrungen nach, ohne die das Körperschema des Kindes lückenhaft bliebe.*

Zur Unterstützung des Handlings, bei zunehmendem Alter und Schwere des Kindes, setzen wir zusätzlich die verschiedenen Hilfsmittel ein. Sie dienen als Unterstützung der Behandlung, aber auch zum Ausgleich der fehlenden oder fehlerhaften Körperfunktionen. Der Einsatz richtet sich nach mehreren Gesichtspunkten.

2.2.3 Kriterien für die Auswahl von Hilfsmitteln

Ein großer Personenkreis gehört zur Planung, Ausführung und Benutzung des Hilfsmittels. Und nicht alle haben zu Recht die gleichen Ansichten dazu.

Der Personenkreis setzt sich zusammen aus

- dem Kinde
- den Eltern
- den Ärzten/Therapeuten
- den Hilfsmittelherstellern/Hilfsmittelvertreibern.

Was ist bezogen auf das Kind zu bedenken?

■ Das jeweilige Bedürfnis, Interesse und die momentane Motivation und Akzeptanz des Kindes.
- Womit/wobei fühlt es sich am wohlsten?
- Was möchte es am liebsten?
- Wo hält es sich am liebsten auf?
- In welcher Umgebung lebt es?

- Der Grad und das Ausmaß der Behinderung.
  - Wie ist die motorische und geistige Entwicklung?
  - Wie stehen Lebensalter und Entwicklungsalter zueinander?
- Die Entwicklungsmöglichkeiten des Kindes.
  - Sind es fixierte Krankheitsbilder
  - Oder handelt es sich um fortschreitende Erkrankungen?
- Welche motorischen Möglichkeiten hat das Kind?
  - Das zerebralparetische Kind verfügt nur über wenige und unzureichende Bewegungen. Behält das Kind diese fehlerhaften Bewegungsmuster bei, so verhindert es normale Entwicklung.
  - Es gilt diesem Kind motorische Aktivitäten zu ermöglichen, aber gleichzeitig pathologische Aktivitäten zu reduzieren.
    Also soll das Kind über genügend Fähigkeiten verfügen, seine Bewegung in etwa seinen Wünschen und Interessen anzupassen und nicht nur stereotype Bewegungsmuster einzuschleifen.
- Gibt das Hilfsmittel zum richtigen Zeitpunkt die richtige Hilfe?
- Fördert das Hilfsmittel die Selbständigkeit des Kindes
  - Hier geht es vorrangig darum, die vorhandenen Fähigkeiten zu nutzen, um ein möglichst hohes Maß an Unabhängigkeit und Eigenverantwortung zu erwerben.

Positive Aspekte

- Verbesserung der Teilnahme am Leben.
  - Das Kind hat günstigere Möglichkeiten zur Interaktion und Kommunikation.
  - Es kann Dinge erfahren, die es sonst nicht kann.
- Die Selbständigkeit, auch wenn sie noch so gering ist, wird gefördert.
- Durch das Hilfsmittel verändert sich die Belastung. Dies wirkt sich hemmend auf die pathologischen Reaktionen aus.
- Die Atmung, der Kreislauf und der Stoffwechsel werden günstig beeinflußt.
- Die therapeutische Esssituation wird dadurch häufig erst ermöglicht, bzw. selbständige Nahrungsaufnahme kann erfolgen.
- Das Kind erfährt eine andere Wahrnehmung. Indem es sich wohler und sicherer fühlt, ist es bereit, auch andere Wahrnehmungen aufzunehmen und zu erfahren.
- Die Konzentration des Kindes nimmt zu.

Negative Aspekte
- Oft ist das Hilfsmittel ein Hindernis, um dicht oder direkt am Geschehen zu sein.
- Ein schwer behindertes Kind kann sich in höheren Positionen nicht selber halten, es muß fixiert werden.
- Seine eigenen Bewegungsmöglichkeiten werden unter Umständen eingeschränkt. Ganz besonders gilt das bei athetotischen Kindern.
Sie brauchen z. B. zur Aufrechterhaltung ihrer Kommunikation häufig einen Teil des pathologischen Bewegungsmusters.
Diese total zu unterbinden bedeutet, ihre Lautäußerungen zu verhindern.

Zusammenfassend bedeutet die Hilfsmittelversorgung für das Kind

Bei einer angemessenen Hilfsmittelversorgung sollten die positiven Anteile der Haltungsverbesserung:
- der Abbau der pathologischen Bewegungen
- die Förderung der Eigenaktivität und
- die Durchsetzung der Bedürfnisbefriedigung
in der überwiegenden Mehrheit gegeben sein.

Was ist bezogen auf die Eltern zu bedenken?

- Die Wohnverhältnisse der Familie.
  - Größe der Wohnung?
  - Hat die Wohnung Treppe und/oder Aufzug?
- Lebt das Kind allein mit seinen Eltern. Gibt es noch mehrere Kinder, die zu versorgen sind?
- Wie steht es mit der Praktikabilität und Handhabbarkeit in dieser speziellen Familiensituation?
- Welche Hilfsmittel sind bereits vorhanden. Könnten evtl. Umbau und/oder Veränderung eine Neuanschaffung ersetzen?
- Wie ist das Verhältnis zwischen der Pflegbarkeit und der Anwendung des Hilfsmittels?
- Ist die Ästhetik des Hilfsmittels in Relation zum Umfeld der Eltern beachtet?
Auch hier gilt es zu überlegen, was ein Hilfsmittel für Eltern bedeutet.

Positive Aspekte
- Mit zunehmendem Alter des Kindes tritt das Hilfsmittel immer mehr an die Stelle des »mobilen« Handlings durch die Eltern.
- Es bringt diesen dadurch körperliche Entlastung und ermöglicht – bei weiterhin gutem Angebot für das Kind – eine Zeitersparnis für die Eltern.

- Es erleichtert die Pflege, die alltäglichen Verrichtungen an und mit dem Kinde.
- Es vergrößert die Mobilität nicht nur des Kindes, sondern auch die der Eltern und der ganzen Familie.
- Es ermöglicht einen Zusammenschluß der Familie:
  - Verbesserung der Integration des Kindes in die Familie.
  - Verbesserung aber auch des Anschlusses der Eltern selber an das Leben in der Öffentlichkeit.
- Es trägt schließlich zur Verbesserung der Kommunikation bei.

Negative Aspekte

- Die Hilfsmittel erfordern häufig ein langwieriges Anlegen der Gurte oder einen Zusammenbau von Einzelteilen.
- Eine genaue Kenntnis über die therapeutische Funktion des Hilfsmittels und über die jeweilige Technik des Hilfsmittels wird verlangt.
  - Wo soll der Gurt aufliegen, wohin soll er ziehen?
  - Wann ist das Becken aufgerichtet/symmetrisch etc.?
- Wieviel Hilfe gibt das Hilfsmittel wirklich. Macht es am Ende noch mehr Arbeit?
  - Die technische Wartung,
  - der Pflegeaufwand des Hilfsmittels,
  - der Zeitaufwand, das Kind darin zu lagern.

  Alles dies muß in einer vernünftigen Relation zueinander stehen.
- Neben dem vermehrten Aufwand bedeutet es für die Eltern ein Bewußtwerden der Behinderung
  - bei sich selber
  - in der Umwelt (Verwandtschaft/Bekanntschaft etc.)

Diese psychische Situation der Eltern gilt es zu beachten, denn wenn die Ängste, Zweifel und Fragen nicht an- und ausgesprochen werden, stehen häufig die neuen Hilfsmittel ungenutzt herum.

Bei einer ausgewogenen Hilfsmittelversorgung erleben die Eltern positive und negative Aspekte.

Zusammenfassend bedeuten Hilfsmittel für die Eltern

Sitzt ein schwerbehindertes Kind in einem normalen Kinderwagen, so muß es dauernd, da es seinen Körper nicht alleine beherrscht, von der Mutter wieder richtig in den Kinderwagen zurechtgesetzt werden. Mit einem Spezialkinderwagen zeigen die Eltern zwar deutlich die Behinderung des Kindes nach außen, erleben dabei aber auch, daß ein gut korrigiert sitzendes

BEISPIEL

Kind länger sitzen bleiben kann. Die Mutter wird infolgedessen mit einem Kinde, das besser gehalten wird, länger fahren können. Das Kind hat Spaß am Spaziergang. Somit kann ein geregelter Familienalltag stattfinden.

Was haben wir als Therapeuten zu beachten?

- Das Abwägen der Vor- und Nachteile eines Hilfsmittels
  - Wann helfe ich mit einem Hilfsmittel?
  - Welche Kompromisse muß oder darf ich eingehen?
  - Welche Gefahren bringt das Hilfsmittel mit sich?

  Im Vordergrund aber steht die Frage: »*Was will das Kind?*«
- Eine gute Kenntnis von
  - dem Angebot der Hilfsmittel
  - den Funktionen der Hilfsmittel
  - der Technik der Hilfsmittel
  - den (langen) Lieferzeiten der Hilfsmittel.
- Intensivster Austausch mit den Eltern und dem Kinde
  - über die Verfügbarkeit schon vorhandener Hilfsmittel und das Miteinbeziehen der »praktischen« Ideen von den Eltern.
  - Das Kind muß sich mit dem Hilfsmittel anfreunden, es muß sich daran gewöhnen.
  - Den Eltern gilt es deutlich Rückmeldung zu geben, über das, was man sieht, über die Dauer der jeweiligen Benutzung zu reden, d.h. über Funktion, Einsatz und Wirkung verständliche Erklärungen zu äußern.
  - Die Eltern sollten wissen, daß es überhaupt Hilfsmittel gibt, die ihnen die pflegerischen Maßnahmen erleichtern.
  - Sie sollten evtl. den Unterschied beim eigenen Kind vorgeführt bekommen, z. B. Baden mit und ohne Badehilfe, Spielmöglichkeiten mit und ohne Lagerungshilfen etc.
- Ein Hilfsmittel sollte immer erst an und mit dem Kinde ausprobiert werden! Ein Aussuchen nur nach Katalog ist niemals befriedigend.

Wir haben im Kinderneurologischen Zentrum eine kleine Tauschbörse von »alten« zurückgegebenen Hilfsmitteln. Diese Probierstühle sind oftmals der Einstieg zur Versorgung. Sie geben uns die Möglichkeit, den Eltern die Vor- und Nachteile vorzuführen. Wenn wir aber Spezielles gebrauchen, so sind auch die meisten Hilfsmittelvertreiber bereit, das Produkt für eine Weile auszuleihen.

- Die Beratung durch und mit dem Hilfsmitteltechniker.

  Mit seiner Hilfe lernen wir einerseits die technischen Möglichkeiten des

Hilfsmittels kennen, andererseits müssen wir die mögliche Gefährdung des Kindes sehen und somit dem Hilfsmitteltechniker helfen, die richtigen Hilfen und/oder Korrekturen vorzunehmen.

▪ Der Austausch mit den Kostenträgern.

Einerseits müssen die Kosten einer Versorgung in einem bestimmten finanziellen Rahmen gehalten werden. Andererseits gilt es den Kostenträgern gegenüber zu begründen, warum dieses oder jenes therapeutisch unbedingt notwendig ist.

Erfüllung des Wunsches nach einer optimalen Versorgung.
Unser Ziel muß sein, zum einen pathologische Haltungen und Bewegungen zu vermeiden (Gefahr der Kontrakturen und Deformitäten), zum anderen sind physiologische Körperhaltungen zu fördern.
Dabei müssen wir immer wieder erfragen und beobachten:

Zusammenfassend bedeutet eine Hilfsmittelversorgung für den Therapeuten

- Was sind die wirklichen Wünsche, Bedürfnisse und Anliegen des Kindes und seiner Eltern?
- Was ist unter diesen gegebenen Umständen realistisch und überfordert weder Kind noch Eltern?

▪ Der Hilfsmittelvertreiber muß einen guten, umfassenden Überblick über den Hilfsmittelmarkt haben.

▪ Er sollte gewisse Grundkenntnisse über die Erkrankung haben.

▪ Er muß eine hohe Bereitschaft mitbringen,
- Wünsche der Kinder
- Überlegungen der Eltern
- Therapieziele des Therapeuten zu hören und umzusetzen.

Was ist bezogen auf den Hersteller und Hilfsmittelvertreiber zu bedenken?

▪ Er muß, wenn möglich, verschiedene Lösungen des speziellen Problems anbieten können, damit Kind, Eltern und Therapeut Vergleichsmöglichkeiten haben.

▪ Er muß sie technisch umsetzen können und in seinem Angebot berücksichtigen.

▪ Insbesondere bei der Hilfsmittelversorgung für das schwer mehrfachbehinderte Kind gilt es,
- technische Vielfalt zu beherrschen
- Phantasie und Erfindungsgabe einzusetzen
- Bereitschaft zu besitzen, am serienmäßigen Produkt viele individuelle Besonderheiten einzubauen oder zu verändern.

▪ Das Hilfsmittel muß technisch praktikabel sein.

- Das Hilfsmittel sollte im Rahmen des Machbaren vielfach verwendbar sein.
  Die Sitzschale mit Adapter
    - als Schaukel
    - als Autositz
    - als Spielmöglichkeit
    - zur Essenssituation.
- Das Hilfsmittel sollte kindgerecht und ansehbar sein.
- Das Hilfsmittel muß sicher sein.
  Zu Hause, in diversen Verkehrsmitteln, aber auch in der Kindergruppe.

Zusammenfassend erfordert die Hilfsmittelversorgung vom Hersteller und Vertreiber Einerseits Beherrschung des momentanen Hilfsmittelangebots, andererseits aber auch die Notwendigkeit sich individuell und immer wieder einer Veränderung des Problems zu stellen. Aus dem oben Gesagten wird klar, daß

- viele Wünsche, Bedürfnisse und Notwendigkeiten an ein Hilfsmittel gestellt werden
- gute Kenntnisse vom Hilfsmittel und dessen Möglichkeiten vorhanden sein müssen, um nicht über- oder unterzuversorgen
- viel Kenntnis und Verständnis des betroffenen Personenkreises füreinander und voneinander erforderlich sind.

Werden diese Punkte aber weitgehend beherrscht, so ist gewährleistet, daß ein *Hilfsmittel* wirklich eine *Hilfe* bedeutet. Nach unseren Erfahrungen hat es sich bewährt, nach ca. 6–8 Wochen Gebrauch des Hilfsmittels zu Hause das Kind im Hilfsmittel wieder anzuschauen und die Eltern nach Anwendbarkeit und wirklichem Einsatz etc. zu befragen.

Nur so ist gewährleistet, daß wir als Therapeuten Informationen bekommen über das, was wirklich machbar ist. Es ist andererseits noch Zeit genug, Schwachstellen, Umständlichkeiten, ja sogar Gefahrenpunkte rechtzeitig zu verändern.

2.2.4 Anwendungsbereiche der Hilfsmittel

Neben der frühen und gezielten, intensiven Therapie auf neurophysiologischer Grundlage, läßt sich die Behandlung der zerebralparetischen Kinder durch Hilfsmittel unterstützen. Deren Einsatz dient sowohl der Unterstützung der Behandlung, als auch dem Ausgleich der noch nicht vorhandenen Körperfunktionen. Gleichzeitig soll der Einsatz der Hilfsmittel pathologische Haltung und Bewegungen reduzieren, um so physiologische Stellungen und Fortbewegung für das Kind zu erreichen.

Wir unterscheiden folgende Anwendungsbereiche:

- **Hilfsmittel zur Unterstützung der spezifischen Therapie**

Diese Hilfsmittel unterstützen die Physiotherapie, die Ergotherapie, die Logopädie und andere spezifische Therapien. Sie fördern die motorischen Aktivitäten des Kindes (z. B. schiefe Ebenen oder weiche, bewegliche Unterlagen) und unterstützen so die Bewegungsbehandlung.

- **Erleichterung des Alltags für das Kind**

Sie sollen aber auch dem bewegungsgestörten Kinde zu Bewegungen verhelfen, indem sie bestimmte motorische Funktionen erleichtern, wie u. a. die Nackenrolle bei der Nahrungsaufnahme. Diese sind die von uns so genannten »Kleinen Hilfsmittel«.

- **Erleichterung des Alltags für die Eltern**

Hilfsmittel werden verwendet, um den Eltern dieser Kinder Erleichterungen zu verschaffen und somit deren körperlichen Einsatz zu reduzieren. So hilft z. B. das Füttern in einer dem Kinde angepassten Sitzschale der Mutter, sich dabei bequem hinzusetzen. Dem Kinde verhilft es zu einer therapeutisch gelenkten Nahrungsaufnahme. Nur so ist überhaupt bei einem schwer betroffenen Kinde eine vergnüglichere Mahlzeit für beide möglich!

- **Hilfsmittel zur korrigierenden Lagerung**

Wegen des Persistierens der pathologischen Haltung und Bewegungen müssen wir in der Behandlung dieser Kinder versuchen, die eingeschränkten Möglichkeiten ihrer Bewegungen und Haltung zu variieren und zu modifizieren.

Die Effektivität der gezielten Übungsbehandlung läßt sich entscheidend durch Hilfsmittel unterstützen, indem diese auch außerhalb der Therapieeinheit störende Haltungs- und Bewegungsmuster zu verhindern helfen, und somit dem Kinde die Möglichkeit verschaffen, normale Bewegungsabläufe zu erfahren.

- **Hilfsmittel zum Sitzen**

Da das freie Sitzen für viele zerebralparetische Kinder nicht möglich ist, werden häufig spezielle Sitzhilfen nötig. Für die Gesamtentwicklung des Kindes (Kindergarten, Schule) ist es daher in aller Regel erforderlich, die Kinder in eine aufrechte Position zu bringen.

- **Hilfsmittel zum Transport der Kinder**

Damit die Kinder an dem Alltag der Eltern teilhaben können, ist frühzeitig eine Versorgung mit Hilfsmitteln zum Transport (z. B. Kinderwagen) nötig. Ebenfalls gehört dazu die Versorgung des Kindes mit einem Autositz, der den Sicherheitsansprüchen genügt, gleichzeitig aber die Haltungskorrektur des Kindes ermöglicht.

- **Hilfsmittel zur selbständigen Fortbewegung**

Schon frühzeitig gilt es, nach Hilfsmitteln zu suchen, die es dem bewegungsgestörten Kinde ermöglichen, sich selbständig fortzubewegen.

Nur so kann es räumliche Erfahrungen sammeln und seinen Handlungsspielraum allmählich erweitern. Es sind nicht grundsätzlich, pathologische Haltung und Bewegung zu verhindern, sondern durch den Einsatz von Hilfsmitteln so zu reduzieren, daß Fehlhaltungen und damit Sekundärschäden, wie Deformität und Kontrakturen, möglichst verhindert werden. Bei gut ausgesuchten, d. h. den individuellen Bedürfnissen und der Behinderungsart angepaßten Hilfsmitteln, läßt sich in aller Regel die Fortbewegung des Kindes ermöglichen und erleichtern. Sie verhelfen ihm auf diese Weise, seinen Aktionsraum zu vergrößern.

Hilfsmittel zur Unterstützung der Therapie 3

Die Ziele der physiotherapeutischen Behandlung, wie
- Tonusregulation
- Einnahme von physiologischen Haltungs- und Bewegungsmustern
- Anbahnung von Stell/Stütz- und Gleichgewichtsreaktionen

lassen sich durch Hilfsmittel unterstützen.
Ich möchte hier nur einige Beispiele stellvertretend für andere nennen, weil die übrigen therapeutischen Ansätze das Thema dieses Buches überschreiten würden.

3.1 Gymnastik-Therapieball

Beschreibung

Ein großer Physioform-Gymnastikball von 1,20 m Durchmesser wird nur zu einem Teil aufgeblasen. Dadurch erhält man die Möglichkeit, daß man mit den Händen eine große Mulde in den Gymnastikball hineindrücken kann.

Funktion und Auswirkung

Diese Ausbuchtung verhilft zu dem therapeutischen Effekt, den man erreichen möchte. Der nicht ganz aufgeblasene Ball läßt sich zur Bewegungsanregung, zur Entspannung, aber auch zur besseren Körperwahrnehmung einsetzen.

Zielgruppen

- Sehr bewegungsunfähigen Kindern dient er bei inhibitorischer Lagerung als Bewegungsanregung.
- Für das hyperexzitable Kind ist es oftmals eine große Hilfe, über sehr viel Begrenzung (die der Ball durch die Mulde gibt) kleine rhythmische Bewegungen zuzulassen.
- Kinder, die überempfindlich gegen Berührung und Bewegung sind, können von uns in die Ballmulde gelegt werden. Wenn wir als Therapeuten dann den Ball festhalten, kann das Kind sich in seinem eigenen Tempo ablegen. Ohne daß wir das Kind anfassen, kann es sich wahrnehmen (Herzschlag, Atmung etc.). Es kann so eigenaktiv werden.

Ganz besonders effektiv ist
- der Einsatz bei den schwer mehrfachbehinderten Kindern durch die Mobilität bei gleichzeitiger Inhibition.

Anwendungshinweise Dieser Junge hat eine schwere Tetraparese. Er hat starke Streckspasmen und ist dadurch bewegungsunfähig.
In einer gebeugten Ausgangsstellung erhält er eine deutliche Unterstützung des Körperbewußtseins *(Abb. 2)*.
Er erfährt:

- seinen Körper auf der Unterlage
- sein Eigengewicht
- die Bewegung des Körpers im Raum
- die Eigenbewegung am/im Körper (Ein/Ausatmen, Symmetrie/Asymmetrie, Spannung/Entspannung).

Hier heißt Körperwahrnehmung:

- Lösungen von Spannungen
- sich anvertrauen zu können
- sich auf eine Sache zu konzentrieren
- mehr Aufmerksamkeit für sich und damit Einsichten in die »anderen« Fähigkeiten seines Körpers *(Abb. 3a)*.

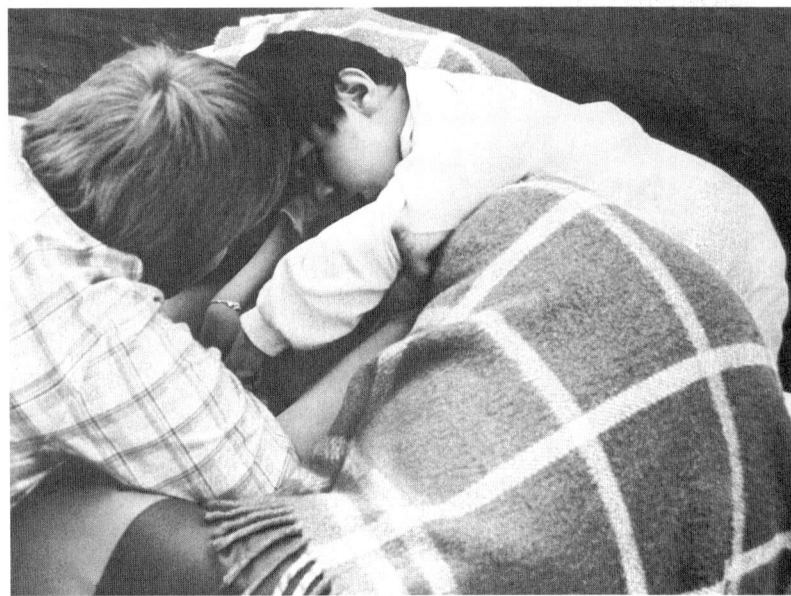

Abb. 2

Neben den Körperwahrnehmungen erlebt er:
- gehalten zu werden
- akzeptiert zu werden
- Sicherheit
- Selbständigkeit
- Bewegung/Energie, die Spaß macht *(Abb. 3b)*.

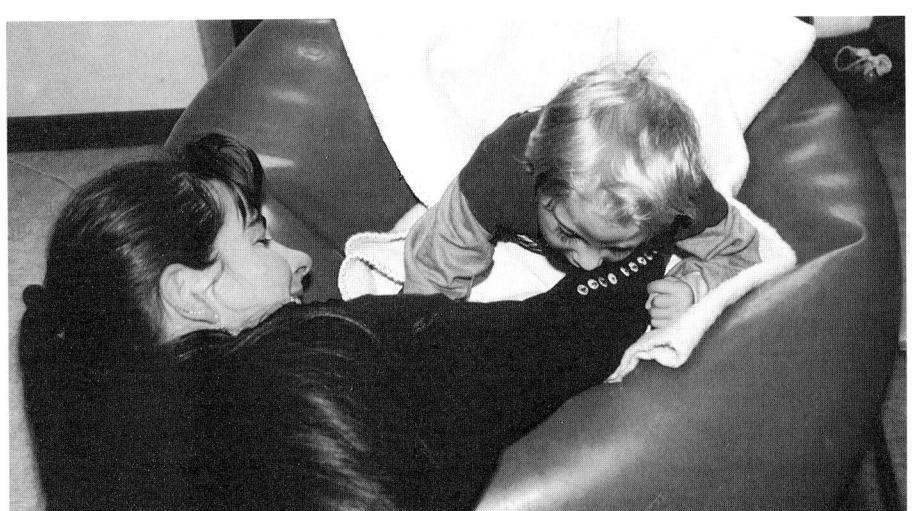

Abb. 3a △

Abb. 3b ▽

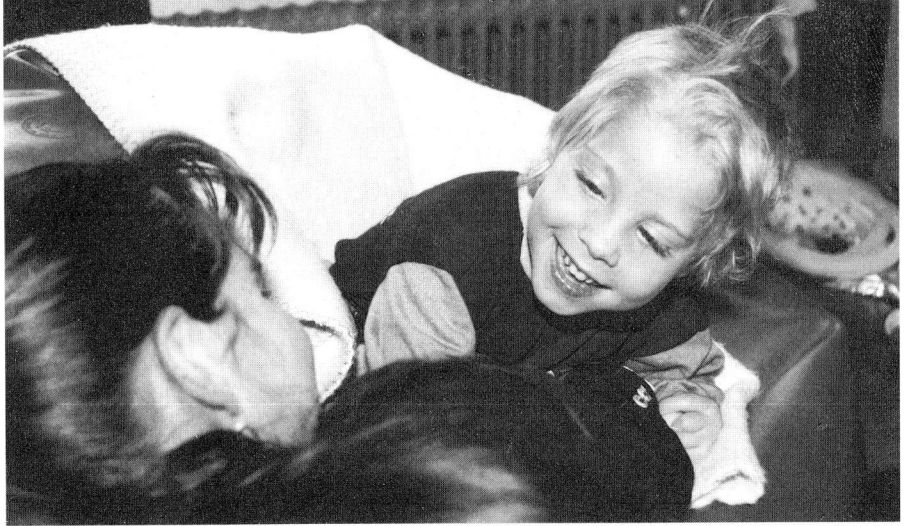

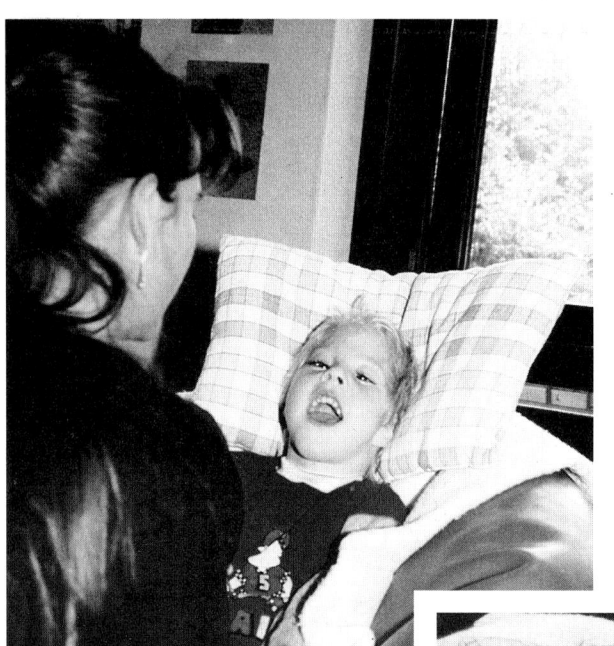

In dieser Position erhält der Junge vorrangig inhibitorische Lagerung gegen seine asymmetrischen Streckbewegungen und Haltungen *(Abb. 3c)*.
Der vertiefte Entspannungs- und Ruhezustand reduziert die Muskelspannung. Diese ganzheitliche Entspannung wirkt sich – über das vegetative Geschehen – positiv auf das Körperinnere aus *(Selbstorganisation)*.

Abb. 3c

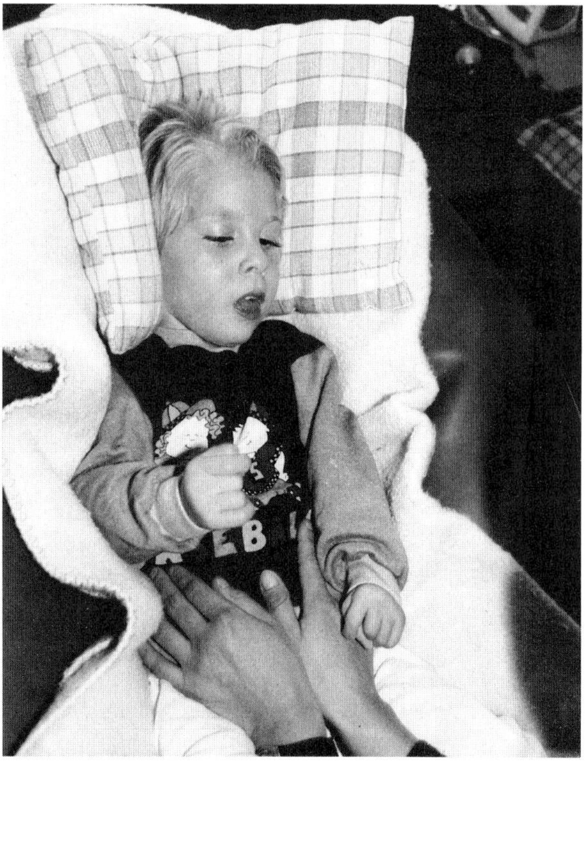

Abb. 3d

Zu sehen sind:

- Die entspannte Mimik
- Der Kopf ist in Mittelstellung
- Die Nackenmuskulatur entspannt sich
- Der Kopf wird angebeugt
- Die Augen wandern von »oben« nach »unten« (Beugung).

Hohe Konzentration *(Innehalten)* des Kindes *(Abb. 3d).*

3.2 U-form Polster

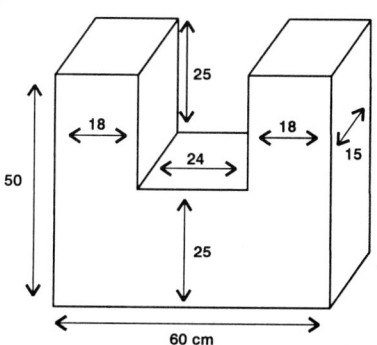

Beschreibung

Aus festem Schaumstoff wird ein Polster in U-form hergestellt und anschließend mit Kunstleder überzogen.
Die Maße:

Dieses Polster ist vielseitig einzusetzen. Es läßt sich zur Lagerung (besonders zur Kopfkontrolle) einsetzen (auch 5.1). Es unterstützt unsere Therapie, da es den Kindern Möglichkeiten bietet, bei inhibitorischer Lagerung eigenaktiv zu spielen.
Stellt man das U-Polster mit seinen seitlichen Schenkeln in die Senkrechte, ist es auch geeignet, Stell/Gleichgewichts- und Balancereaktionen zu üben, indem die Kinder in der Mitte der U-Form sitzen und auf dem U in alle Richtungen bewegt werden.

Funktion und Auswirkung

Kindern mit einer schweren Bewegungsstörung dient es als Lagerung zur Verbesserung der Kopfkontrolle. Zerebralparetischen Kindern hilft es bei inhibitorischer Lagerung zur Aktivierung der Stell/Stütz- und Gleichgewichtsreaktionen.
Eine besondere Hilfe ist es für die Kinder, die ständig Angst haben, nach vorne zu fallen, weil ihnen das Stützen noch schwer fällt (Athetose). Diese feste Umrandung zur Seite und nach vorne, aber auch die weichere Schaumstoffunterlagerung läßt sie »mutiger« die Aufrichtung und den Stütz ausprobieren.

Zielgruppe

Anwendungs- Dieser Junge dreht sich mit Überstreckung des Kopfes, die Beine bleiben
weise gestreckt, sind dicht aneinander gepreßt *(Abb. 4a und b)*.

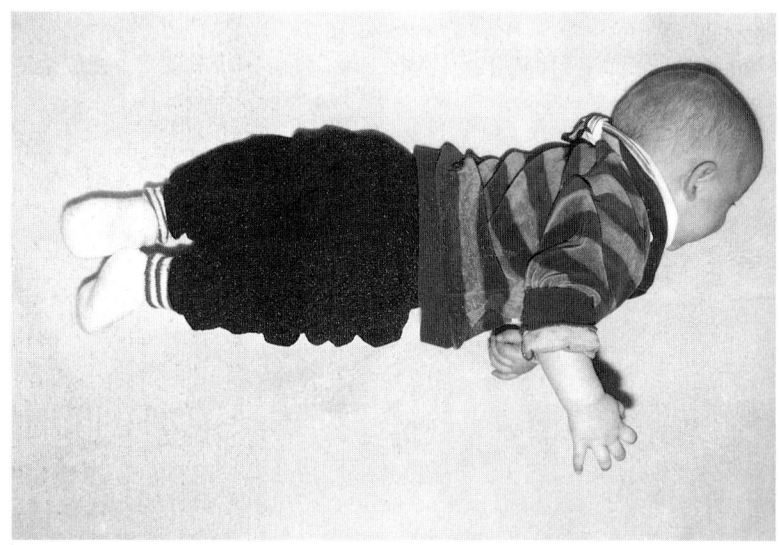

Abb. 4a

Abb. 4b

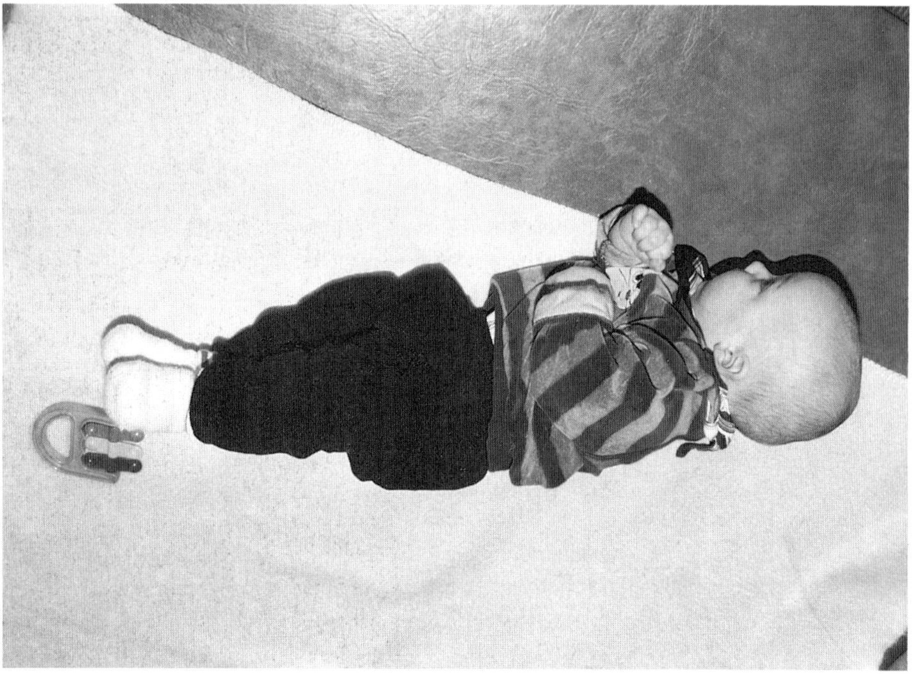

Ihm hilft beim Spiel u. a. der U-Block.

Seine Mutter inhibiert auf diese Weise die Tendenz, seine Beine zu strecken, während der Junge sich stützt und nach einem Spielzeug greift *(Abb. 5a)*.

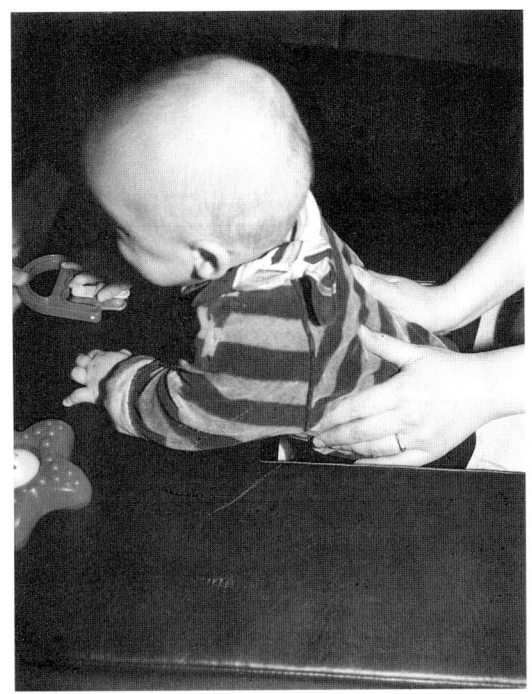

Abb. 5a

Der Junge sitzt im Seitsitz im U-Block.

Wenn er jetzt spielt und den Kopf zum Spielzeug dreht, oder es von der anderen Seite herholt, löst das über die Kopfbewegung Stell- und Gleichgewichtsreaktionen aus *(Abb. 5b)*.

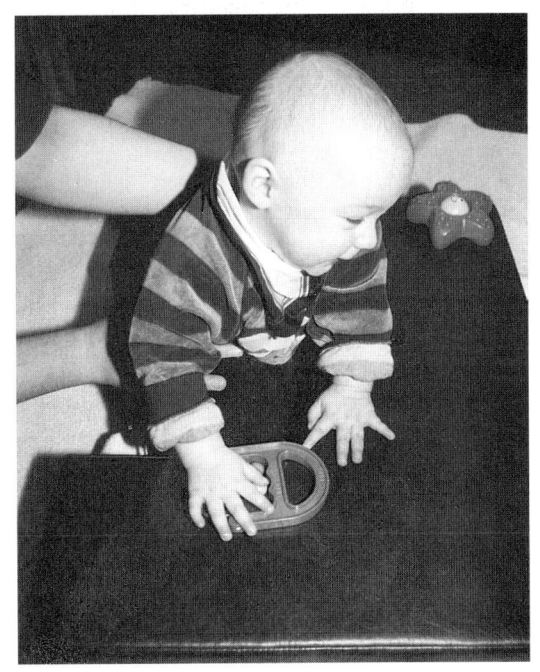

Abb. 5b

3.3 Papprolle

Beschreibung In unserem Zentrum haben wir eine große Anzahl von Papprollen in verschiedenen Längen. Der Durchmesser bei allen Längen ist 60 cm. Die Dicke der Rollenwand ist unterschiedlich. Die Wicklung der Pappen ist zwischen 1 cm und 2 cm stark.
Schneidet man eine Papprolle in der Länge durch, so läßt sich der Einsatz damit noch einmal um ein Vielfältiges erweitern.

Funktion und Auswirkung Die stabile Wickelung macht es möglich, daß man mit dem Kind zusammen auf ihr sitzen kann. So lassen sich gut Gleichgewichtsreaktionen üben ganz gleich, ob das Kind darauf sitzt oder liegt. Sie hat aber auch einen hohen Motivationscharakter für die Kinder. Indem sie hineinkrabbeln, schaukeln etc., üben sie wieder Gleichgewichts- und Balancereaktionen. Die halbierte Papprolle dient auch zur Lagerung von schwer mehrfachbehinderten Kindern.

Zielgruppen
- Die Schwere der Rolle ist oftmals auch eine große Hilfe. So können z. B. ataktische Kinder, indem sie die Rolle vorwärts schieben, die ersten selbständigen Schritte tun. Zum Festhalten beim Hin- und Herschaukeln braucht man beide Hände. Der feste Rand der Pappe macht es z. B. der betroffenen hemiparetischen Hand einfacher, sie einzusetzen.
- Zur Lagerung der schwer mehrfachbehinderten Kinder:
In dieser Position können sie Bewegungen bei guter Lagerung erfahren (s. Kap. 8.3.4).
- Zur Unterstützung der Atemtherapie:
Zur Sekretlösung liegt der gesamte Körper des Kindes quer auf der Papprolle, mit dem Kopf nach vorne unten. Zur Abpolsterung legt man unter den gesamten Körper des Kindes eine Schaumstoffmatratze.

Anwendungsweise Ohne Hilfen liegt der Junge in asymmetrischen Streckmustern. Hier liegt die Intervention in der symmetrischen Haltung, verbunden mit Beugung. In dieser Position kann der Junge sich ausruhen *(Abb. 6)*.
Soll die Atemtherapie (Sekretlösung) im Vordergrund stehen, ist es möglich, nur die Schaumstoffmatratze wieder nach vorne zu ziehen, so daß der Kopf des Kindes tiefer liegt. Für beide, Kind und Eltern, ein einfaches Vorgehen, das mehrmals – je nach Intention – geändert werden kann, ohne daß die Mutter das Gesamtgewicht des Kindes tragen muß.

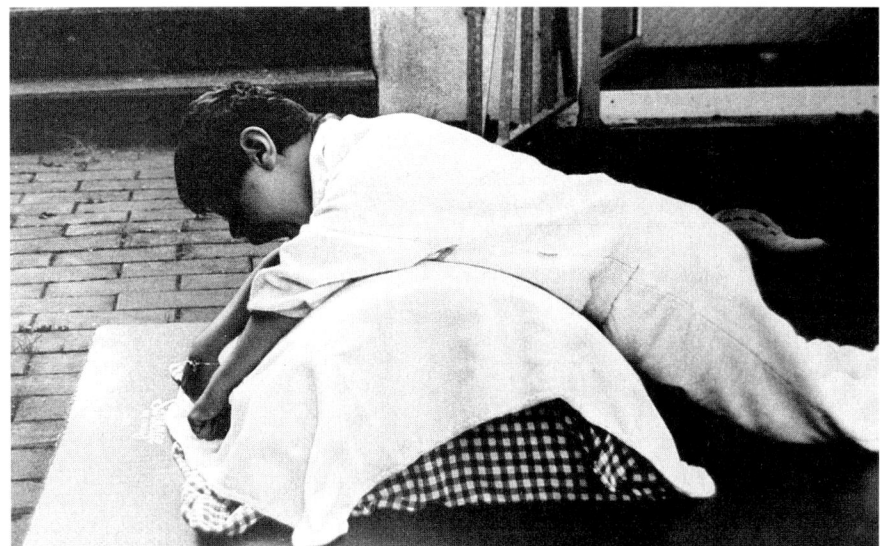

Abb. 6

Auf die halbierte Rolle haben wir ein Holzbrett gelegt *(Abb. 7)*. Bei guter Inhibition der Füße übt der Junge mit viel Spaß die Beweglichkeit seines Beckens (Beckenaufrichtung).
Gleichzeitig hat die halbierte Papprolle einen hohen Aufforderungscharakter:

- Stell/Gleichgewichtsreaktionen zu üben
- Bewegungserleichterung zu erfahren
- Beweglichkeit der Gelenke zu verbessern
- die Kraft zu regulieren.

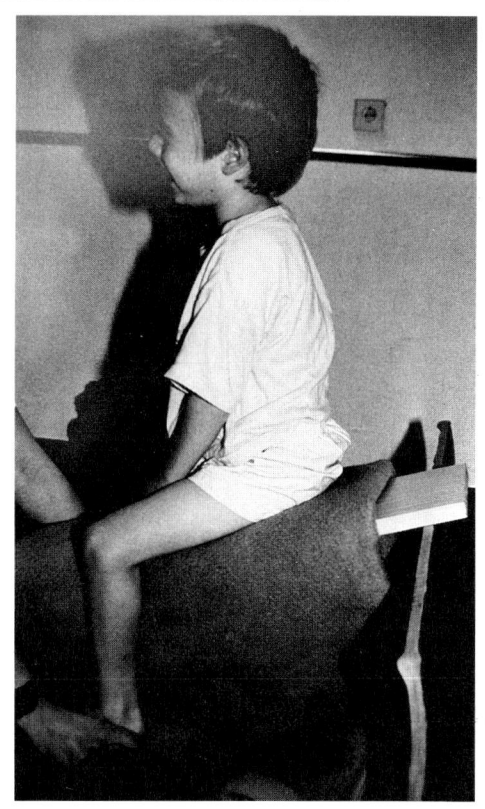

Abb. 7

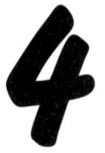

4 Hilfsmittel zur Erleichterung des alltäglichen Umgangs, »Kleine Hilfsmittel«

Neben den im Fachhandel erhältlichen Hilfsmitteln gibt es solche, die in jedem Haushalt vorhanden, einfach und schnell herstellbar oder aber sehr preiswert zu haben sind.

Indem die Eltern erleben, daß wir in einer therapeutischen Situation nach spontanen Bewegungserleichterungen suchen, werden sie interessiert und fragen uns dann um Erleichterungen ihres spezifischen Problems beim alltäglichen Handling und der Therapie.

Ziel dieser Hilfsmittel soll also sein:

- Fehlhaltungen zu einer physiologischeren Ausgangshaltung zu modifizieren
- Eigene Körpererfahrungen zu sammeln
- Atmung- und Nahrungsaufnahme zu erleichtern
- Eigenaktivität des Kindes zu ermöglichen
- Kontaktaufnahme zu begünstigen
- Kontrakturen und/oder Deformitäten zu verhindern.

Die Erleichterung ergibt sich dadurch, daß sie unabhängig von den Wohnverhältnissen und den jeweiligen Aktivitäten der Familie eingesetzt werden können (Urlaub, Verwandtenbesuche etc.). Dies bedeutet eine erhebliche Verbesserung der Kommunikation und bessere Integration in Familie und Freundeskreis.

Erleichterungen bringen diese »Kleinen Hilfsmittel« aber auch deswegen, weil die Bedürfnisse des Kindes individueller berücksichtigt werden können. Diese selbst herzustellenden »Kleinen Hilfsmittel« sind ein gut geeignetes Bindeglied zwischen dem Zugestehen völlig freier Bewegungsmöglichkeiten einerseits und der Bewegungserleichterung andererseits, um gezielte, zweckgerichtete (d. h. kindgerechte) Bewegungen zu ermöglichen.

4.1 Das Schultertuch

Das Schultertuch ist so ein »Kleines Hilfsmittel«. Entlastend empfinden die Eltern:

- das weniger therapeutische Aussehen
- das schnelle An/Ablegen
- die einfache Handhabung/Pflege.

Das Kind kann mit diesem Schultertuch eigenaktiv werden.

BEISPIEL

Ein Kind mit einer ausgeprägten Athetose bewegt sich fast nur mit pathologischen Reaktionen. Wenn es den Kopf zur Seite legt, bewegen sich schablonenhaft die Arme mit. Zu der Seite, zu der das Kind schaut, wird der gesamte Arm gestreckt (ATNR). Dieses pathologische Bewegungsmuster hindert das Kind alleine zu lutschen, sich etwas an den Mund zu führen etc.

Nur über Eigenaktivität sammelt das Kind

- Körpergefühl
- Bewegungsfähigkeit
- Bewegungsgefühl
- Umwelterfahrung.

Die Variabilität läßt für das Kind aber auch noch andere Bewegungen zu. So erlaubt das Schultertuch: sämtliche Armbewegungen (außer der Retraktion). Es kann im Liegen, Sitzen, Stehen getragen werden. Bewegungen, z. B. das Drehen sind damit möglich.

Durch die Variabilität auch im Einsatz kommt es zum häufigen Gebrauch. So ist ein *großes quadratisches Tuch*

- ein *Accessoire* passend zur Garderobe (der Mutter, des Kindes)
- ein *Schultertuch* in der Esssituation
- ein *Rumpftuch* beim Fahrradfahren
- ein *Beintuch* zur Unterstützung der Eigenaktivität
- eine *Sitzhose* als Sitzhilfe im Restaurant.

Anfertigung

Ein viereckiges Tuch (ca. 90 cm x 90 cm)

wird zum Dreieck gefaltet.

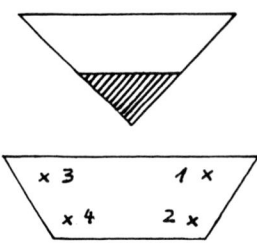
Der untere Zipfel kann abgenäht werden. Dies muß funktionell nicht sein, aber wenn es sich bei dem Kinde bewährt, läßt sich das Tuch einfacher anziehen.

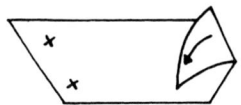
Um die Retraktion der Schulter zu verhindern, muß man jetzt die beiden oberen Ecken des Tuches jeweils zur unteren Ecke herunterklappen und dabei darauf achten, daß sie (wie in der Zeichnung) Punkt 1 auf Punkt 2 festgenäht werden.

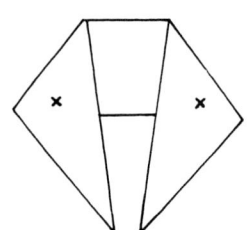
Der Abstand der jeweiligen Fixpunkte zwischen Punkt 1 und Punkt 2 ergibt sich durch die Armdicke des Kindes.

Inwieweit die Fixpunkte 1 und 2 von der Außenkante nach innen eingerückt werden müssen, ergibt sich aus dem therapeutischen Wunsch, die Retraktion (das nach hinten Ziehen der Arme) zu verhindern und natürlich der Toleranz des Kindes.
Genauso verfährt man auf der anderen Seite (Punkt 3 auf Punkt 4).

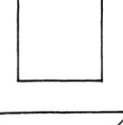
Fertigt man zum ersten Mal so ein Schultertuch an, so faltet man am einfachsten das viereckige Tuch zum Dreieck.

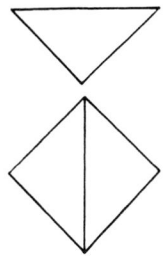
Das dreieckige Tuch wird dann noch einmal und zwar zu einer Raute zusammengelegt.

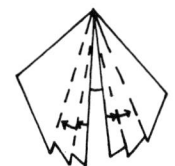
Jetzt geht man mit den beiden oberen Stoffseiten wieder soweit nach außen, bis die Rundung um die Schulter des Kindes stimmt, und der Arm hindurch gesteckt werden kann.

Zum Probieren reicht es anfänglich, die zusammengesteckten Punkte 1 und 2 vorerst durch eine Sicherheitsnadel zu fixieren.
Dieses läßt ein Anfertigen und Anprobieren am Kinde zu.

Worauf ist beim Anziehen des Schultertuches zu achten?

Sind die beiden Stoffseiten auf beiden Seiten miteinander fixiert, so läßt sich das Schultertuch wie ein Hemd anziehen. Der etwas größere Abstand zwischen den eingenähten Fixpunkten des Schultertuches muß oben liegen, er wird über die Schultern des Kindes geführt.
Der kürzere Abstand zwischen den Fixpunkten ist im unteren Teil des Tuches und wird über die Ellenbogengelenke des Kindes gelegt. Die beiden losen Zipfel, die sich vorne durch die Fixierungspunkte ergeben haben, werden zum Verknoten des Tuches benötigt.

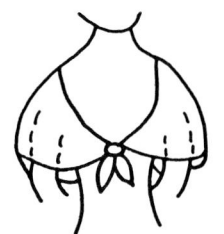

Funktion und Auswirkung

Das Schultertuch unterstützt das »Nach-vorne-holen« der Schultern bei gleichzeitiger Bewegungsfreiheit der Arme. Es ist ein Hilfsmittel, das es dem hypertonen Kinde erleichtert (evtl. überhaupt erst ermöglicht) auf angenehme Art und Weise die störenden Haltungen und Bewegungen zu überwinden.

BEISPIEL

Im Kinderwagen hält es die Arme des Kindes im Sportwagen. In der Hängematte unterstützt es die symmetrische Beugung.
Das Kind wird dadurch lockerer, kann damit seine Spannungszustände überwinden und Eigenaktivitäten erlangen. Es verhilft den Kindern zur Verbesserung der Kopfkontrolle und somit zur Symmetrie.
Das Schultertuch hilft aber auch dem hypotonen Kinde mit inaktiven Haltungen und Bewegungen, eigenaktiv werden zu können und damit vitale Bedürfnisse für sich zu befriedigen.
In der Normalentwicklung machen schon die kleinen Säuglinge Erfahrungen mit ihrem Körper, wie

- Greifen
- Saugen
- Lutschen
- Füße gegen den Schoß der Mutter stemmen

mit dem Ziel:

- Körperteile wahrzunehmen
- Körperenergie zu erleben
- Kraft einzusetzen
- Widerstand zu spüren.

Zielgruppen
- Das zerebralparetische Kind ist häufig nicht in der Lage, beide Hände an das Gesicht zu bekommen, entweder
  - weil sie so einen starken Spasmus haben (Retraktion der Schulter), daß sie die Spannung nicht alleine auflösen können (Spastiker), oder
  - weil sie »beherrscht« werden von tonischen Reaktionen, d. h. sie liegen immer in asymmetrischer Stellung (ATNR) und sind alleine nicht fähig, die Hand dem Mund zu nähern (Athetose), oder
  - weil sie so schlaff sind, daß sie die Arme nicht gegen die Schwerkraft anheben können (hypotone Krankheitsbilder).
- Auch dem hyperexzitablen Kinde hilft es, häufiger Ruhe zu finden!

Anwendungsweise
- Das Schultertuch ist in vielen Positionen und mit anderen Hilfsmitteln zusammen einsetzbar.
- Es läßt die verschiedensten Aktivitäten und Bewegungen zu.
- Durch das engere oder weitere Zusammenknoten des Tuches ist ein individuelles Eingehen auf die Spannung des Kindes möglich.
- Kinder, die sich drehen, können dies auch mit dem Schultertuch. Die Drehung wird dann deutlicher mit der Kopfbeugung eingeleitet.
- Das Kind kann seine Arme im Ellenbogengelenk beugen und/oder strecken.
- Die Kinder können die Arme wechselseitig benutzen.
- Wenn »alte« Spannungszustände auftreten (z. B. Retraktion der Schulter) kann das Kind durch die Flexibilität des Stoffes geringfügig »zurückgehen«. Nur die totale Retraktion ist nicht mehr möglich.

Seit vielen Jahren benutzen wir in unserem Zentrum das Schultertuch, und wir sind immer wieder erstaunt, daß viele Kinder die symmetrische Haltung ohne Schwierigkeiten tolerieren.

So hat es sich auch gezeigt, daß das Schultertuch ein Hilfsmittel darstellt, das immer wieder vorübergehend Verwendung finden kann, z. B. dann, wenn das Kind in eine höhere Position gelangt und dort wieder unter erschwerten Bedingungen arbeiten möchte.

BEISPIEL Wenn das größere Kind anfängt, an der Schreibmaschine o. ä. zu schreiben, ist es ratsam, die anfänglichen assoziierten Reaktionen durch das Schultertuch zu mindern.

Mit der Fotoserie *(Abb. 8a–d)* stelle ich einen schwer mehrfachbehinderten Jungen vor. Er hat eine ausgeprägte Tetraparese. Er hat für sich allein keinerlei Möglichkeit, sich selbständig zu bewegen. Er hat eine starke Retraktion der Schultern (Nachhintenziehen der Arme). Am liebsten liegt er auf

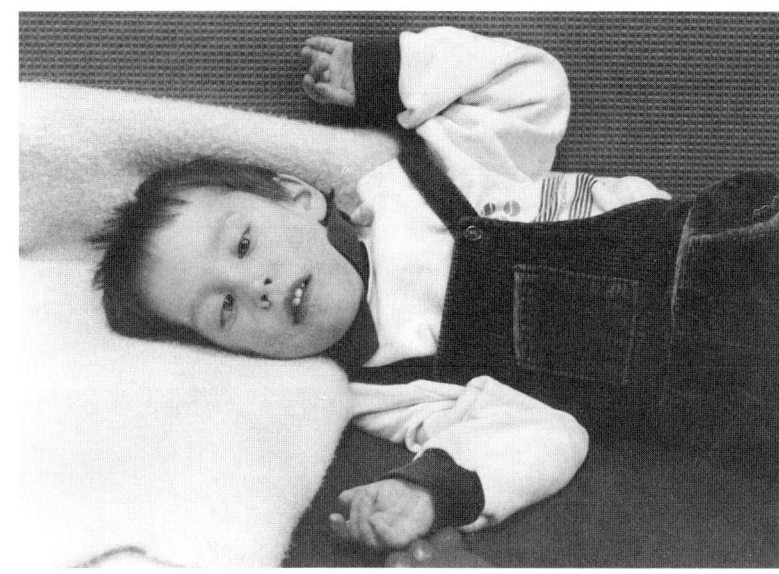

Abb. 8a

dem Rücken, und er »wehrt« sich gegen das Bewegt-werden. Wenn die Mutter ihr Tun mit immer ein und demselben Lied begleitet, wird er ruhig, und dann kann sie ihn bewegen. Sein Sehvermögen ist erheblich eingeschränkt, und erschwerend kommt hinzu, daß er ein nicht einzustellendes Anfallsleiden hat. Wenn er im Kreis seiner Familie ist, ist er zufrieden. Soll er sich aber alleine beschäftigen, dann fehlen ihm dazu sämtliche Voraussetzungen.
Ich zeige jetzt den *erfolgreichen Einsatz des Schultertuches. (Abb. 8a)*
Der Junge wird hier in Seitlage gelagert. Die Wolldecke unterstützt die Kopfhaltung. (Symmetrische Aufrichtung des Nackens). Trotz günstigerer Ausgangsstellung ist der Junge unfähig, den obenliegenden Arm wegen der starken Schulterretraktion an den Körper zu holen. Er kann weder seine Hände zum Munde führen, noch das Spielzeug ergreifen. Die Augen können die Hände nicht anschauen. Mangelnde Augen-Hand-Koordination.
In dieser Position habe ich dem Jungen das Schultertuch angezogen *(Abb. 8b)*. Durch die Führung des Tuches kommen seine Schultern mehr in die Aufrichtung. Der untere Teil des Schultertuches hält beide Ellenbogen und bringt somit beide Unterarme näher zum Körper des Kindes.
Das Schultertuch verhindert die Retraktion. Die vorhandene Spannung kann sich zumindestens etwas abbauen. In dieser entspannteren Position konnte ich ihm ein Spielzeug anbieten. Der generalisierte Spannungsabbau

läßt es zu, daß der Junge sich den Gegenstand an den Mund führt. Wie schwer aber insgesamt noch diese anfängliche Aktivität ist, kann man an der gefausteten untenliegenden Hand sehen. Auch der Kopf zeigt wieder die Tendenz der Überstreckung bei dem Versuch zuzubeißen. Während das Spielzeug schon dicht am Mund ist, sind die Augen des Jungen an dem Gegenstand noch »unbeteiligt«.

Wie man deutlich sieht, toleriert der Junge das Tragen des Schultertuches *(Abb. 8c)*. Der untenliegende Arm »fällt« der Schwerkraft nach etwas weiter nach unten. Der untenliegende Arm ist auch entspannter, die Hand nicht mehr so stark gefaustet.

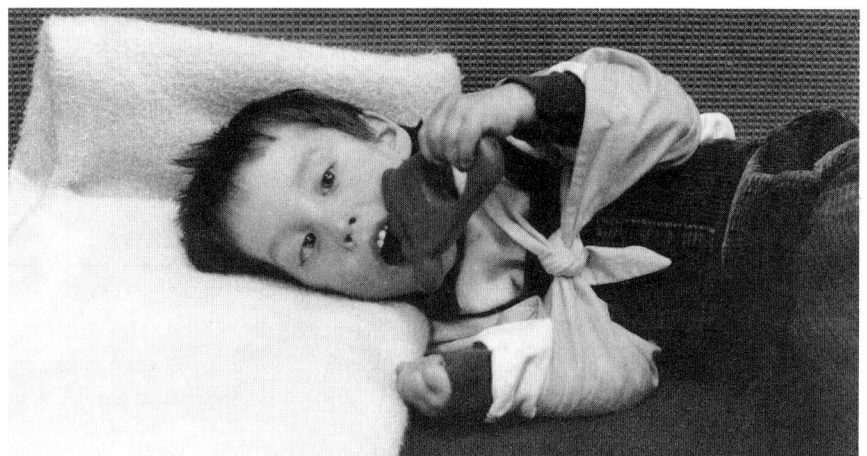

Abb. 8b

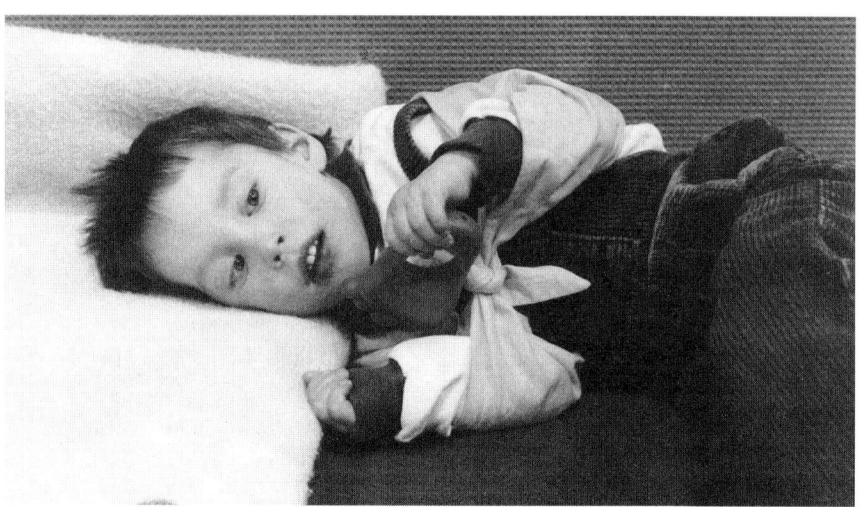

Abb. 8c

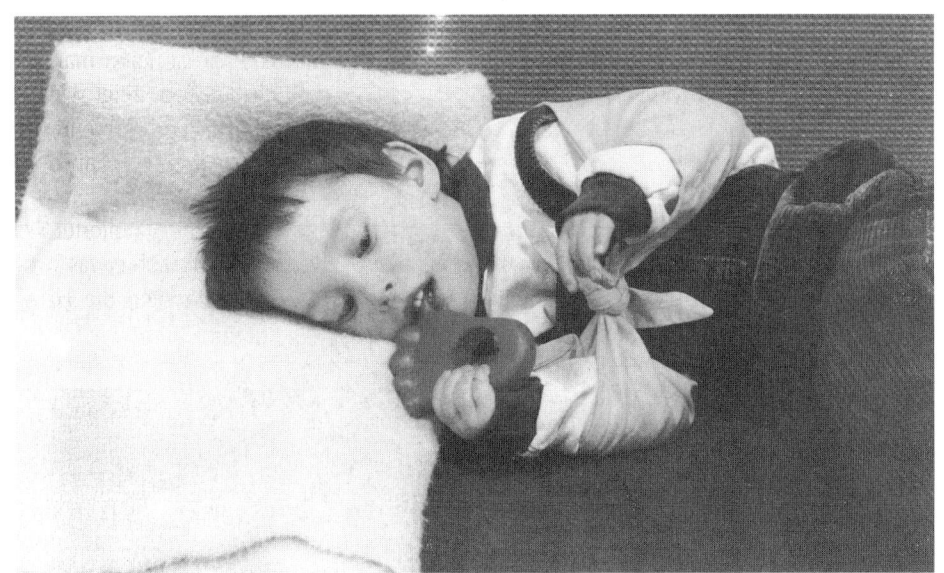

Abb. 8d

Durch diese anhaltende Entspannung, erreicht durch das Schultertuch, wird für den Jungen eine neue Situation geschaffen. Er erhält für sich eine andere (angenehmere) Körperwahrnehmung. Diese verbesserte Körperwahrnehmung gibt dem Jungen überhaupt erst Gelegenheit, Erfahrungen für sich zu erwerben oder nachzuholen, die er bisher nicht (oder wenig) allein machen konnte. Durch die Berührung des Spielzeugs, auch zum Mund, wird er aufmerksam. Die Augen werden in die Aktivitäten mit »eingeschaltet« und lassen eine Augen-Hand (Spielzeug) kontrolle zu.
Die zunehmende Schulteraufrichtung läßt immer mehr ein Nachgeben des Tonus der Nackenstrecker zu. Für den Jungen bedeutet dieses Nachgeben in der Spannung den Abbau der opisthotonen Haltung seines Kopfes (Abb. 8d).
Jetzt ist der »neue Regelkreis« für ihn geschlossen. Das Anlegen des Schultertuches führt ihn in seinem eigenem Tempo und mit seinem eigenem Vermögen zur Körperentspannung, und diese wiederum läßt für ihn eine neue Körperwahrnehmung zu.
Das Spiel mit dem Gegenstand macht ein Wechselspiel der Hände (greifen/loslassen) möglich.
Den Wechsel hat er alleine geschafft! Somit verschafft er sich eine Augen-Hand-Mundkontrolle! Die andere, im Moment unbeteiligte Hand, bleibt locker, und der Junge ist gebannt in seinem Tun. Die Entspannung der Muskulatur, das so möglich gewordene eigenständige Spiel des Jungen bedeutet den notwendigen Austausch mit der Umwelt.

Dieses Mädchen hat eine ausgeprägte hypotone Bewegungsstörung *(Abb. 9a)*. Sie wird am liebsten herumgetragen. In der Rückenlage kann sie nicht einmal geringfügig ihre Arme von der Unterlage abheben.
Wenn die Mutter sie trägt, versucht das Mädchen, sofort an den Fingern zu lutschen.
Mit dem Schultertuch möchte ich hier versuchen, ihr das Lutschen an den Fingern zu ermöglichen *(Abb. 9b)*. Sie toleriert das Schultertuch. Der Versuch, die Hände an den Mund zu führen, bringt wie bei ihr deutlich zu sehen ist, den Kopf in die Mittelstellung. Hier wirkt das Schultertuch deutlich im Sinne der besseren Kopfkontrolle (Symmetrie mit Aufrichtung).

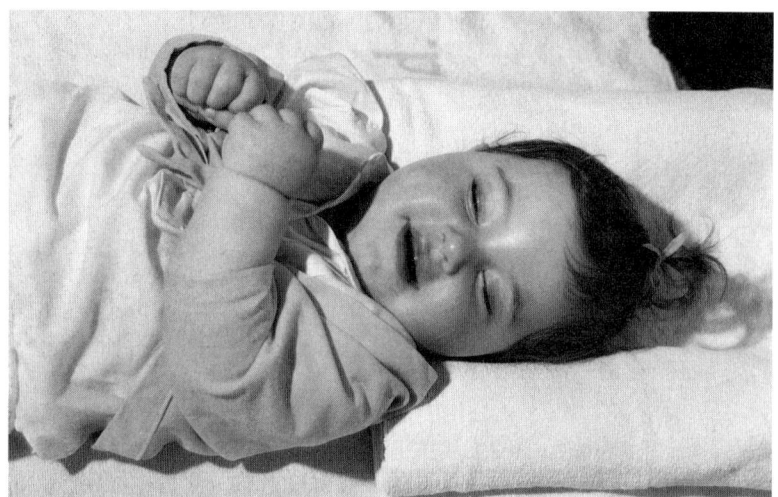

Abb. 9a

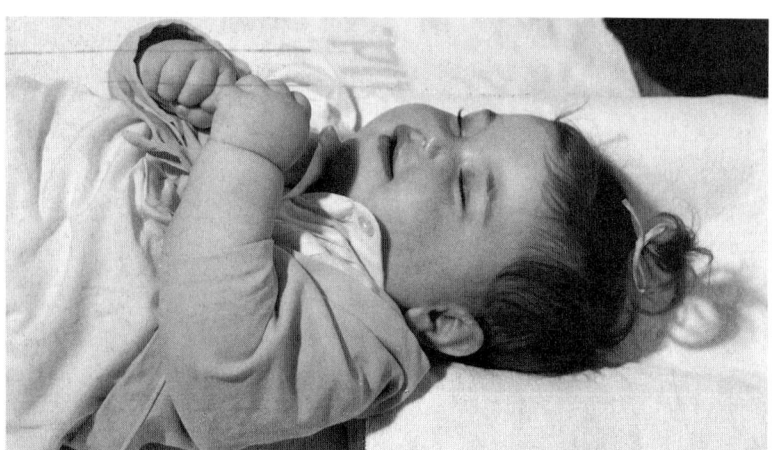

Abb. 9b

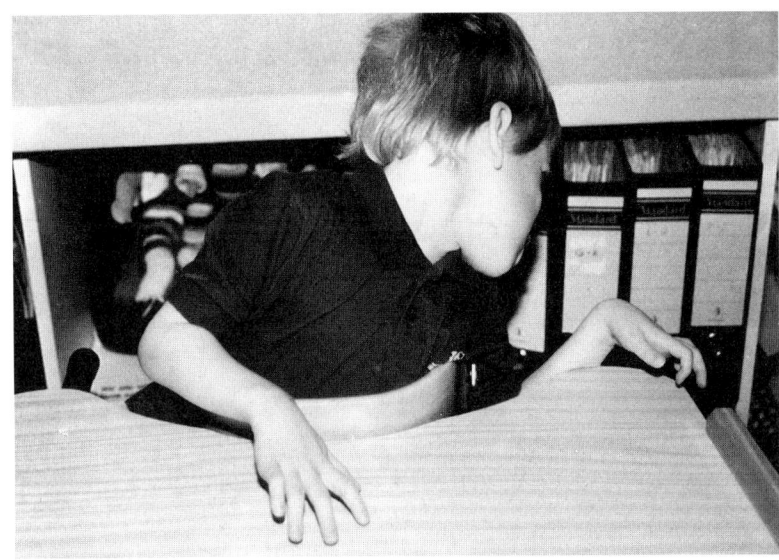

Abb. 10a

Das **Schultertuch** zur Unterstützung des Standes im Stehständer.
Dieser Junge soll nach einer Hüftoperation häufig stehen. Ohne Hilfen für den Oberkörper »zieht« sein Arm immer wieder in ein asymmetrisches Muster *(Abb. 10a)*.

Mit dem Schultertuch rutscht der Arm nicht mehr zur Seite. Eine Mittelstellung wird gehalten. In dieser Position kann er lange spielen und braucht nicht dauernd einen Erwachsenen, der ihn ständig wieder »zurückholt«. Nur so ist Spiel möglich und somit auch sein Spaß, im Stehen aktiv zu sein *(Abb. 10b)*.
Bewegungen des Oberkörpers/Kopfes sind möglich. Ebenso das Beugen und Strecken der Arme.

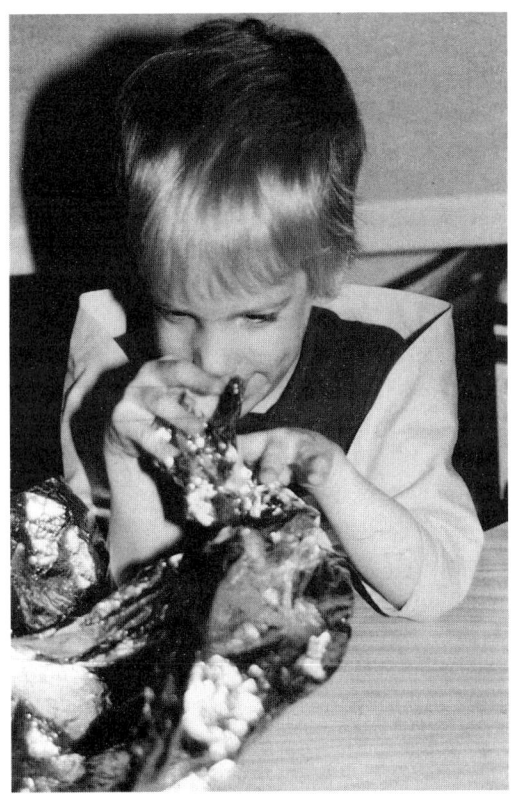

Abb. 10b

4.2 Nackenrolle

Anfertigung

Ein quadratisches Tuch wird zu einem Dreieck gefaltet.

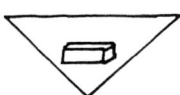

Ein Stück Schaumstoff wird in das Dreieckstuch eingewickelt.

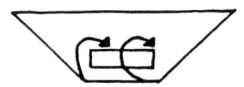

Von der Spitze des Dreiecktuches wird der Schaumstoff eingedreht.

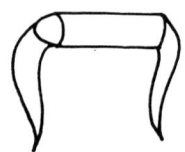

Der Stoff, der durch den Schaumstoff Stabilität erfährt, legt sich von hinten um den Hals des Kindes.
Die Länge der Nackenrolle richtet sich nach der Größe des Kindes. Sie sollte sich um den Nacken herumlegen und von einem Ohr bis zum anderen reichen. Keinesfalls darf die Nackenrolle die Ohren bedecken.
Insgesamt sollte sich die Dicke der Nackenrolle nach der »Halsmulde« des Kindes richten.

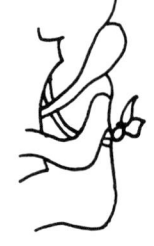

Der rechts und links herunterhängende Stoff wird nach vorne auf den Brustkorb des Kindes gelegt. Der Kreuzpunkt des Tuches liegt vorne auf dem Sternum (Brustbein). Mit dem sich dadurch bildenden runden »Schlauch« wird der Kopf des Kindes nach vorne gezogen.

Durch langsames, vorsichtiges »Nach-vorne-ziehen der beiden Stoffenden erreicht man eine gute Ausgangsposition (Toleranz des Kindes beachten). Wenn das Kind die gewünschte Aufrichtung im Nacken erreicht hat, werden die beiden Zipfel des Tuches im Verlauf des Rippenbogens nach hinten gebunden und dann auf dem Rücken zusammengeknotet.

Wenn die Nackenrolle sich bewährt z. B. während der Essenssituation, ist es ratsam, auch ein größeres Tuch zu nehmen (ein quadratisches Tuch in der Größe 1,40 x 1,40 Meter). Jetzt wickelt man das Tuch der Nackenrolle, wie vorher beschrieben, um den Brustkorb herum und kann dann aber das Tuch wieder nach vorne zurückholen, da es sich hier einfacher verknoten läßt. Eine weitere Vereinfachung in der Handhabung der Nackenrolle kann man erreichen, indem die beiden vorderen Zipfel des Tuches jetzt mit Klettbändern versehen werden. Dies ermöglicht ein schnelles An- und Ablegen der Nackenrolle. Auch das Kind erfährt dabei keine allzu großen Positionswechsel.

Funktion und Auswirkung

- Die Nackenrolle ist eine gute Unterstützung, um die Kopfkontrolle zu erreichen.
- Dem athetotischen Kind ist oft erst so ein symmetrischer Stütz möglich.
- Durch dieses Hilfsmittel wird die Aufrichtung der Halswirbelsäule, des gesamten Nackenbereiches, ermöglicht.
- Das weiche Material, das Anlegen an den Hals (Nacken), der Druck nach unten vorne in Richtung Sternum (Brustbein), führt nach unserer Erfahrung nicht zu der Reaktion, daß die Kinder sich erst recht nach hinten »bohren«, eine häufige zu beobachtende Reaktion, wenn wir mit der Hand direkt am Hinterkopf korrigieren (abstützen).
- Im Gegenteil, es verhilft dem Kinde zu einer deutlichen Entspannung.
- Symmetrie der Kopfhaltung läßt sich hierdurch erreichen.
- Durch die verbesserte Aufrichtung wird dem Kinde die Atmung erleichtert.
- Auch die Nahrungsaufnahme wird hierdurch entscheidend vereinfacht und verhilft dadurch den Eltern und dem Kinde zu vergnüglicheren Mahlzeiten. Ganz besonders gilt das bei einem athetotischen Kind.
- Die logopädische Behandlung läßt sich hiermit desgleichen besser durchführen. Neben der therapeutischen Essenssituation läßt sich so auch die Sprachanbahnung wirkungsvoll unterstützen.
- Die physiotherapeutische wie auch die ergotherapeutische Behandlung werden entscheidend damit unterstützt. Durch die Nackenrolle wird der Kopf in einer aufrechteren Position gehalten, was die Erarbeitung der Tonusregulation im Rumpfbereich ermöglicht.

Zielgruppen

Zerebralparetische Kinder mit mangelnder Kopfkontrolle.
- Hypotone Kinder, die den Kopf nicht in der Verlängerung der Wirbelsäule (= Aufrichtung) halten können.
- Hypertone Kinder, die den Kopf in opisthotone Haltung zurückziehen, im Sinne des totalen Streckmusters oder aber als asymmetrische Kopf-Seitwärtsdrehung.

- Dieses asymmetrische Gesamtmuster bewirkt ein zusätzliches Abweichen des Kiefers und der Zunge zu einer Seite.
- Fehlende Kopfkontrolle bedeutet hier, daß das Kind nicht die nötige Stabilität besitzt, um Kiefer, Zunge und Lippen koordiniert arbeiten zu lassen.

Nach dem jeweiligen Krankheitsbild richtet sich auch die Dicke/Stärke/Festigkeit der Nackenrolle.

- Das spastische Kind mit opisthotoner Kopfhaltung toleriert meistens eine normale, dem Halse angepaßte Rolle am besten.
- Das mehr athetotische Kind (Streckspasmus mit Asymmetrie) nimmt diese Hilfe häufig besser an, wenn die Rolle groß und sehr weich gewickelt wird.
- Dem hypotonen Kind hilft eine große/festgewickelte Rolle.

Anwendungsweise

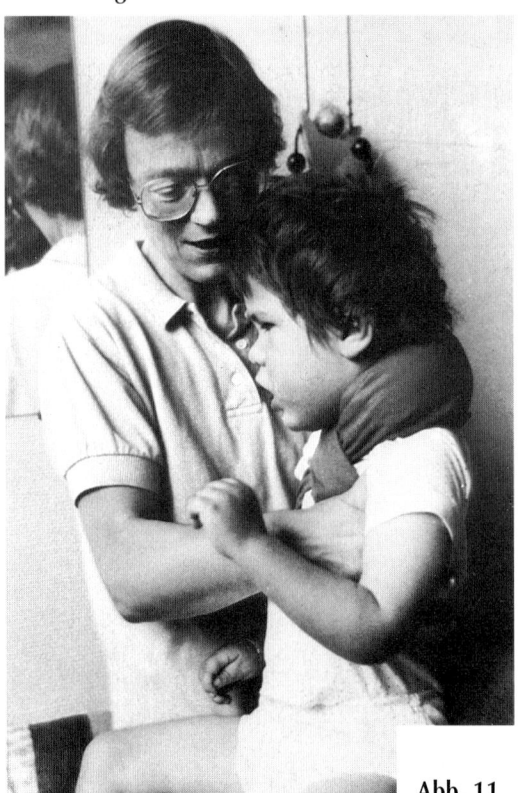

Abb. 11 zeigt ein Beispiel innerhalb einer Therapiesituation. Während der Junge mit dieser Nackenrolle seinen Kopf in der Mitte aufrecht hält, ist es der Therapeutin möglich, auch bei so einem schwer körperbehinderten Kinde rumpfnahe Tonusregulation in einer aufrechteren Position zu stimulieren.

Weiterführend wird so auch Gewichtsverlagerung und damit die Fazilitation von Gleichgewichtsreaktionen möglich.

Auf der Fotoserie (Abb. 12a–e) ist ein Junge mit einer Mischform einer schweren Spastik mit Athethose zu sehen. Ohne das Anlegen einer Nackenrolle ist ihm eine physiologische Eigenbewegung nicht möglich. Mit diesem Beispiel möchte ich zeigen, wie mit Hilfe der Nackenrolle sich die Kopfkontrolle des Jungen verbessert. Die Eigenaktivität wird ihm auf diese Weise möglich gemacht. Das hat dann eine entscheidende Auswirkung auf seine Mimik und seine Kieferkontrolle.

Abb. 11

Durch die Lagerung im U-Block liegt er in einer günstigeren Ausgangsstellung *(Abb. 12a)*. Die Form des U-Blocks verschafft ihm eine erhöhte Bauchlage. Die Beine sind symmetrisch angebeugt. Das Kissen zwischen den Beinen bewirkt eine Abduktion. Durch die seitliche Begrenzung des Blockes können seine Beine nicht zur Seite wegrutschen.

Trotz der so erhöhten Lage (Gewichtsverlagerung nach unten, in Richtung Becken/Füße) ruht das Eigengewicht des Jungen vorrangig auf dem Brustkorb. Das asymmetrische Streckmuster läßt ihm, trotz verbesserter Ausgangsposition, noch keine physiologischen Eigenbewegungen zu.

Der Kopf des Jungen ist opisthoton und zur Seite geneigt, der Mund weit geöffnet, der Kiefer asymmetrisch verzogen. Es ist ihm so keine Mimik möglich!

In dieser Position habe ich dem Jungen eine dicke, aber weich gewickelte Nackenrolle angezogen *(Abb. 12b)*.

Sofort kann er in seiner gesamten Rumpfspannung nachlassen. Ohne weiteres Zutun von mir, richtet sich sein Rumpf von alleine symmetrischer

Abb. 12a **Abb. 12b**

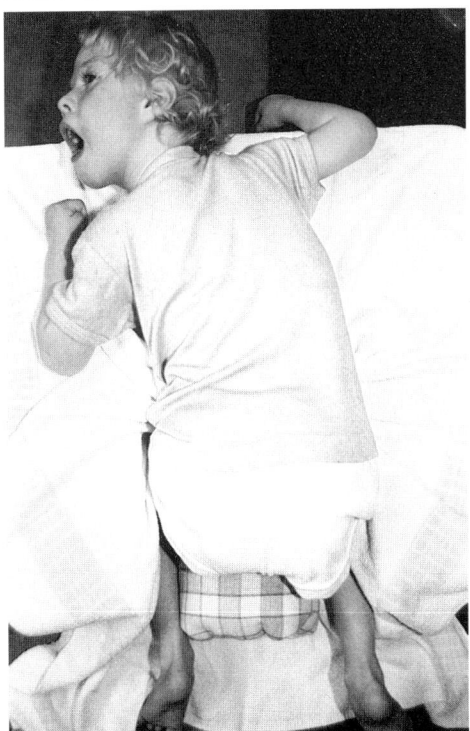
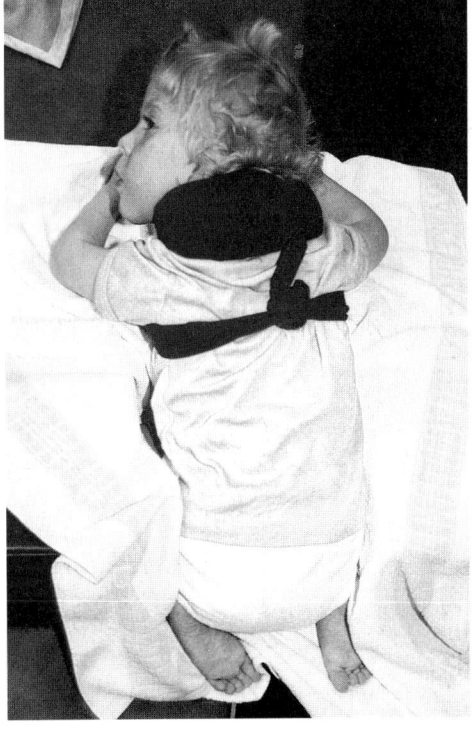

aus. Die Tatsache, daß die Nackenrolle die opisthotone Haltung des Kopfes nicht weiter zuläßt, andererseits aber Entspannung im Schulter-Nackenbereich erwirkt, macht dem Jungen überhaupt erst physiologischere Bewegungen möglich.

Durch die Hemmung der pathologischen Haltungen und Bewegungen kann er seinen Kopf jetzt isolierter bewegen. Indem er nun versucht, den Kopf anzuheben, zieht er ihn nicht ausschließlich in die opisthotone Haltung. Durch das Anheben des Kopfes aber bewirkt er selbständig eine Gewichtsverlagerung in Richtung nach unten zum Becken. Das Gesäß rutscht herunter bis auf die Fersen.

Die Gewichtsverlagerung kam alleine durch ihn, darum habe ich das Kissen wieder entfernt.

Die Gewichtsverlagerung bewirkt das Freierwerden der oberen Extremität. Beide Schultern liegen jetzt mit einer guten Schulteraufrichtung und auch symmetrisch auf dem U-Formblock. Dies hat auch eine sichtbare Entspannung im Gesichtsbereich zur Folge. Der Kopf wird bis an die Nackenrolle angelehnt. Der Unterkiefer zieht nicht mehr so stark zur Seite. Der Mund wird mehr geschlossen.

Die Tatsache, daß mit der Nackenrolle nicht jeder Bewegungsansatz in totaler Streckung endet, gibt dem Jungen hier die Möglichkeit, die Bewegung auszuüben, ohne daß sie woanders hingelenkt wird *(Abb. 12c)*.

Der Kopf wird in Mittelstellung (Symmetrie) eingestellt.

Man sieht dem Jungen an, wie anstrengend es ist, in dieser Stellung den Kopf aufrecht in der Mitte zu halten.

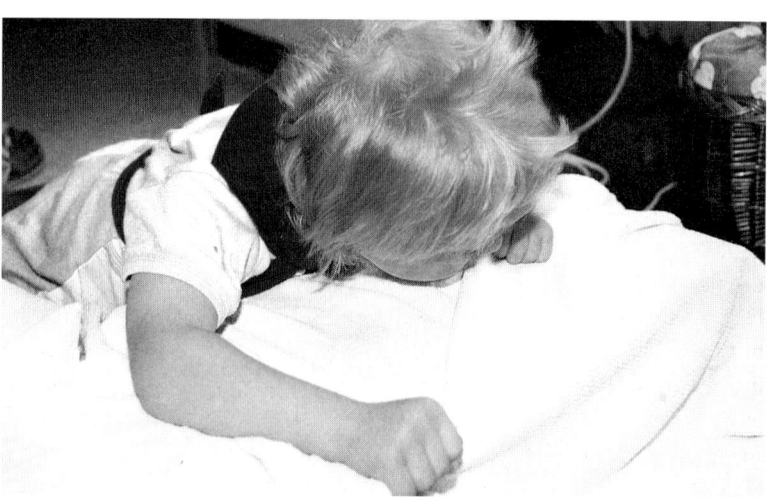

Abb. 12c

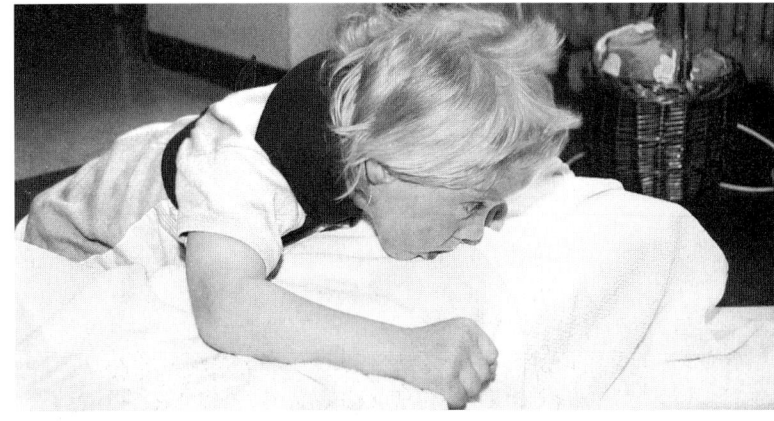

Abb. 12d

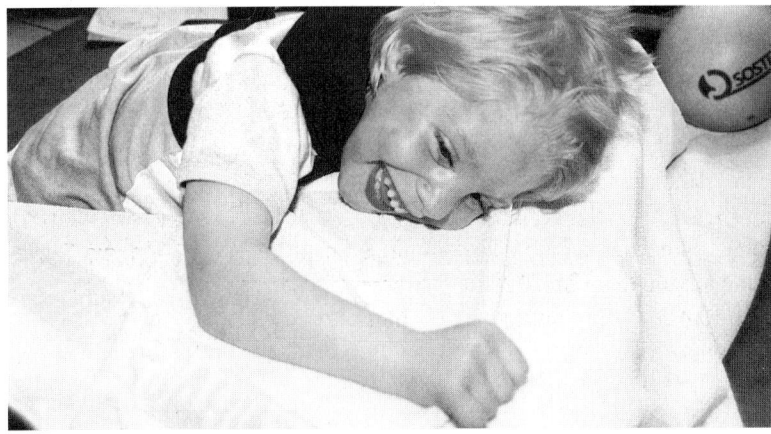

Abb. 12e

Hohe Konzentration und Motivation des Jungen, aber: Die Mitte ist geschafft *(Abb. 12d)*!

Mit dieser Nackenrolle, die das totale Streckmuster verhindert, kann der Junge sich sogar auf die andere Seite drehen. Die Falten auf der Stirn sind weg. Die Augen schauen nicht nach oben, sondern sind nach unten/vorne gerichtet. Glücklich über sich, kann er sich sogar auf der ihm sonst »fremden« Seite ablegen *(Abb. 12e)*.

Dies ist ein wichtiges Moment in der Versorgung mit den »Kleinen Hilfsmitteln«. Die Kinder können eigenständig, nach ihrem eigenen Bedürfnis, ihrem eigenem Tempo und mit ihren eigenen Möglichkeiten Bewegungserfahrungen sammeln. Diese Selbstbestimmung, bei gleichzeitigem guten Angebot, erklärt meines Erachtens die hohe Toleranz der Kinder gegenüber Hilfsmitteln.

4.3 Elastische Binde

Anfertigung In der Apotheke gibt es die elastischen Binden. Kauft man die größte Breite von ca. 25 Zentimeter, ist das Umwickeln relativ schnell und einfach zu erledigen. Wenn die elastische Binde von den Kindern toleriert wird und zu positiven Ergebnissen führt, so ist es ratsam, ein Rumpfmieder aus Drell im Sanitätshaus anfertigen zu lassen. Da ein Rumpfmieder aus Drell von einem Sanitätshaus hergestellt werden muß, ist es aber zu empfehlen, vorher auszuprobieren, ob eine elastische Binde diese beschriebene Wirkung zeigt, denn die Anschaffung eines Drellmieders bedeutet einen erheblichen Kostenaufwand für die Kostenträger. Andererseits aber ist das häufige Wickeln der elastische Binde um den Rumpf des Kindes eine erhebliche Irritation und erfordert viel Kraft- und Zeitaufwand seitens der Eltern, so daß bei positiver Wirkung der elastischen Binde eine korrekte Anpassung eines Rumpfmieders an den Thorax/Rumpf unbedingt zu empfehlen ist. Nur so ist ein schnelles An- und Ablegen möglich und läßt den individuellen, pflegeleichten Einsatz zu.

Funktion und Auswirkung In der Therapie der schwerst behinderten Kinder stellen wir immer wieder fest, daß extrem hypertone, stark tetraparetische Kinder unter der Stimulation zur Körperwahrnehmung deutlich lockerer werden. Dieses Phänomen versuchen wir durch das Anlegen einer elastischen Binde (und später Rumpfmieder, s. unten, Kap. 4.4) auch außerhalb der Therapiesituation zu unterstützen.
Durch die anhaltende Veränderung des Spannungszustandes werden sie aufmerksam, wacher und somit eigenaktiv (s. auch Kap. 1.3).

Zielgruppen ■ Kinder mit einer hypotonen und/oder hypertonen Bewegungsstörung.
■ Kinder, die sehr bewegungsunruhig sind.

Anwendungen Dieses Mädchen liegt auf dem Rücken *(Abb. 13a)*. Es ist unfähig, auch nur einen Moment still und ruhig liegen zu bleiben. Ständig sind die Beine und die Arme in Bewegung und lassen infolgedessen nicht zu, daß der Rumpf (Rücken) ruhig auf der Unterlage auf/abgelegt werden kann. Die Hauptpunkte der Belastung liegen auf den beiden Fersen, den Schulterblättern und teilweise den Händen. Mit dem Rücken, besonders mit dem unteren Teil der Brustwirbelsäule und der Lendenwirbelsäule, liegt das Mädchen kaum ruhig auf der Wolldecke.
Es braucht eine Verbesserung der Rumpfkontrolle, um zu einer anderen Körperwahrnehmung zu gelangen. Es braucht körperliche Ruhe, also ein Innehalten zwischen Spannungsaufbau und Spannungsabbau. Innehalten

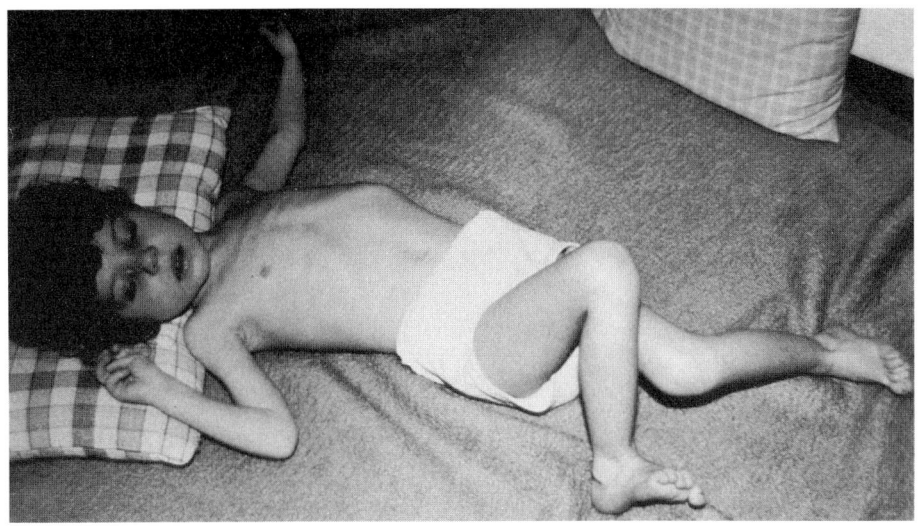

Abb. 13a

bedeutet hier »sich ablegen können«. Mit dem Anlegen der elastischen Binde bekommt es eine Hilfe, sich rumpfnah besser zu organisieren.

Das Umwickeln des Rumpfes mit einer elastischen Binde bewirkt für das Mädchen eine veränderte Bedingung *(Abb. 13b)*. Es bekommt so die Möglichkeit, seine eigenen Spannungszustände zu verändern. Durch das Nachgeben des Verbandes bei dem Einatmen und das Wiederzusammenziehen bei dem Ausatmen schaffen wir mit diesem Hilfsmittel eine bewußtere rhythmische Wiederkehr der rumpfnahen Körperstimulation.

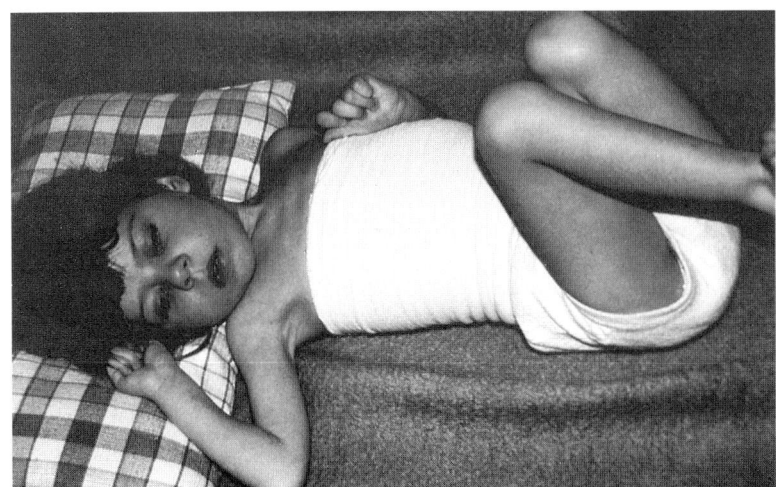

Abb. 13b

Mit der verbesserten Rumpfwahrnehmung erwirbt es eine stabilere Rumpfkontrolle und sammelt so neue Erfahrungen an und mit seinem Körper. Mit diesen veränderten Bedingungen kann das Mädchen seinen Körper als etwas »Zentrales« spüren. Es kann sich mit dem ganzen Gewicht besser auf der Unterlage ablegen. Die Arme werden von ihm näher an den Rumpf/Kopf herangeholt. Die verbesserte Rumpfkontrolle verhilft dem Mädchen auch zu einer verbesserten Beckenaufrichtung. Das ist die Voraussetzung, daß es jetzt beide Beine anbeugen kann.

Das Kind hält still. Der Wert des Innehaltens ist deutlich zu sehen: Lange blieb das Mädchen so liegen, aufmerksam und ruhig in sich hineinhorchend!

4.4 Rumpfmieder aus Drell

Anfertigung

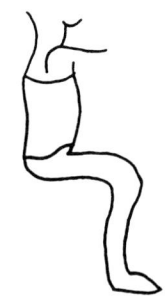

Die seitliche Länge des Mieders ist 2 cm unterhalb der Achselhöhle bis hinunter zum Trochanter major.
Das Mieder darf beim Sitzen des Kindes nicht auf den Oberschenkel drücken, d. h. es muß vorne eine kleine Ausbuchtung nach oben haben, deswegen wird das Mieder auch im Sitzen anprobiert.

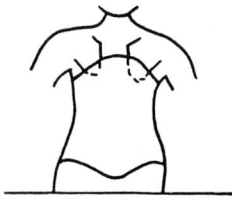

Im Rücken geht das Mieder über die Mitte der Schulterblätter. Zwischen den Schulterblättern kann das Mieder höher zugeschnitten werden. Beim Becken hört das Mieder seitlich am Trochanter auf und verläuft mit einer Ausbuchtung nach unten über das Kreuzbein wieder hoch bis zum Trochanter major.

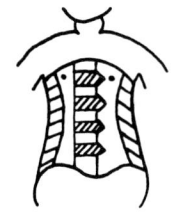

Vorne verläuft das Mieder (aus der Achselhöhle kommend) ca. 3–4 cm oberhalb der Brustwarzen.
Die Länge nach unten richtet sich nach der Sitzhöhe (s. oben).

Das Gummi wird senkrecht als breiter Streifen, seitlich am Brustkorb eingearbeitet.

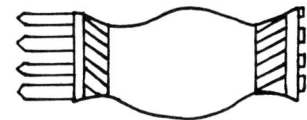

Das Rumpfmieder aus Drell wird körpergerecht ausgemessen. Nach dem Nähen durch den Bandagisten wird bei der Anprobe noch einmal exakt am Kind die Paßform (Länge, Taillenbereich, Aussparung unter der Achselhöhle und am Oberschenkel etc.) nachkorrigiert. Dies wird auf den Stoff eingezeichnet. Danach wird das Rumpfmieder fertig vernäht. Erst nach der letzten Anprobe wird die Unterfütterung unter den Verschlüssen eingearbeitet.

Man kann in das Rumpfmieder leichte biegsame Stäbe einnähen. Sie lassen Bewegungen zu, aber verhindern ein »Zusammenknautschen« des Drellstoffes.

Bei deutlichen Asymmetrien bekommt das Rumpfmieder aus Drell keinen eingearbeiteten Streifen aus Gummi. Dieses Rumpfmieder soll fest um den Rumpf anliegen. Evtl. läßt man an den Seiten (auf den jeweiligen Nahtstellen) orthopädische Stäbe mit einnähen. Sie gibt es in unterschiedlicher Stabilität. Sie lassen sich der jeweiligen Körperform bei der Anprobe anbiegen und werden beim endgültigen Vernähen in das Rumpfmieder mit eingearbeitet, ebenso die Unterfütterung unter dem Klettverschluß.

Das Rumpfmieder ist aber auch dann noch kein starres Korsett, und soll es auch nicht sein.

Das Anlegen eines Rumpfmieders (Abb. 14)

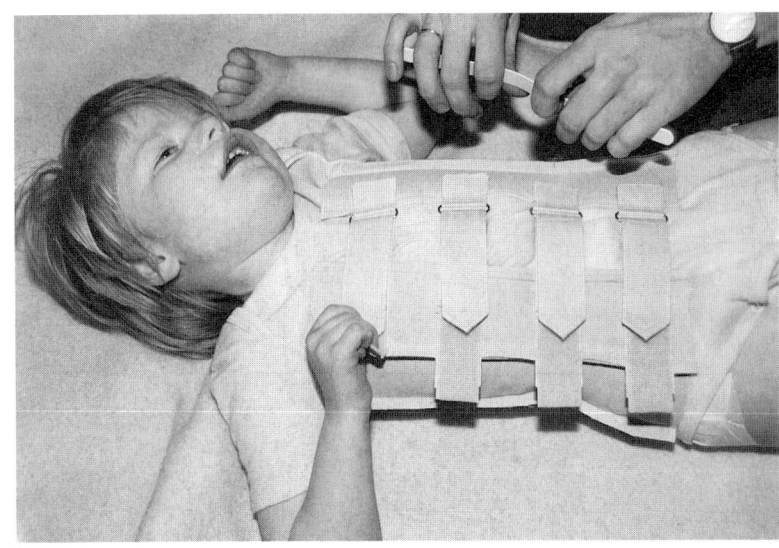

Abb. 14

Funktion und   Häufig wird das Rumpfmieder bei dem Kinde in anderen Hilfsmitteln, wie
Auswirkung
- dem Kinderwagen
- dem Stehständer
- und beim Fahrradfahren verwendet,

indem es dafür andere Zusatzgurte oder Extraanfertigungen unnötig macht. Das Rumpfmieder ist *kein Stützkorsett,* wie man es z.B. zur Skoliosebehandlung einsetzt. Es wird auch unter anderen Gesichtspunkten vom Bandagisten für uns gefertigt.

Das Rumpfmieder hat vorne an jeder Körperseite ein eingearbeitetes Spezial-Gummi. Es ist diagonal gewirkt und kann so in alle Richtungen gedehnt werden, zieht sich danach aber wieder zusammen. Dies ist ein wesentlicher Therapieansatz. (s. auch Kap. 1.3)

Durch das ständige Nachgeben und Zusammenziehen bei jedem Atemzug, wird der drohenden Habituation vorgebeugt. Das kann ein neurophysiologischer Erklärungshintergrund sein, warum die Kinder das Rumpfmieder oft so gut tolerieren.

Diese langanhaltende Körperstimulation, unterstützt durch elastische Binde, Rumpfmieder etc., verschafft dem Kinde die Aufmerksamkeit auf den Körper und hierbei ganz besonders auf seinen Rumpf.

Durch die andersgerichtete Aufmerksamkeit kommt es zur:

Aktivierung der   Die normale Atmung bedeutet rhythmische Bewegung des Brustkorbes,
Atmung   rhythmische Wechsel zwischen Spannung und Entspannung.

Da die Kinder ohne Hilfe nicht ruhig und richtig ausatmen können, bleibt zuviel Körperspannung. Bei Atemhilfen hören wir häufig ein betontes Ausatmen oder auch einen Stoßseufzer, evtl. kann das Kind durch solche Hilfe kräftig abhusten. Durch unsere rumpfnahe Atemhilfe schaffen wir in dem Spannungsbogen – Spannung/Entspannung – ein adäquates Erregungsniveau. Die Körperspannung läßt nach, der Rhythmus wird wahrgenommen. Das verschafft dem Kind Sicherheit; es fühlt sich wohl.

Diese muskuläre Entspannung ist eng verbunden mit einer Gefäßentspannung.

Aktivierung der   Veränderung der Gesichtsfarbe.
Durchblutung   Nach einiger Zeit werden manchmal die Beine, Füße und die Hände warm.

Aktivierung der   Die Kinder bewegen die Zunge und die Lippen. Häufig beginnen sie dabei
Nahrungsaufnahme   zu schlucken.

Aktivierung der   Durch die so gewonnene Entspannung kommt es zur Entspannung des Dar-
Verdauung   mes (Erleichterungsmöglichkeit der Ausscheidung).

Zielgruppen

■ Kinder mit einer zerebralen Bewegungsstörung, die einen hypotonen Rumpf haben. Dies hindert die Kinder, sich zu bewegen, eigenaktiv zu werden. Jedes Kind aber möchte sich bewegen, sich »spüren«. Diese so betroffenen Kinder »holen sich ihren Spannungsaufbau«, indem sie in den Extremitäten immer fester werden. Dabei bleibt der hypotone Rumpf nach wie vor schlaff, die Vitalfunktionen werden noch mehr eingeschränkt, und die Spannungszustände nehmen dadurch für das Kind bedrohlicher zu. Ein Rumpfmieder aus Drell greift in diesen Circulus vitiosus ein.

■ Eine andere Gruppe sind Kinder, die sehr bewegungsarm sind.
Ihre Antriebsarmut und die Hypotonie hindern sie daran, sensomotorische Erfahrungen zu sammeln. Ein Rumpfmieder aus Drell, hier aber auf jeden Fall mit dem seitlichen Spezial-Gummi eingearbeitet, verschafft diesen Kindern z. T. ein sensorisches Feed-back und ermöglicht so evtl. die Verhinderung der Habituation.

Anwendung

Zum Schließen des Rumpfmieders zieht man in der Regel nicht sofort alle Gurte fest an. Häufig machen die Kinder nach dem ersten und zweiten Nachziehen einen großen Ausatmungszug oder auch manchmal ein »Bäuerchen«. Erst nach diesem Lösen der Spannung kann man das Rumpfmieder richtig mit allen Bändern fest verschließen.

Das Rumpfmieder wird nicht direkt auf den Körper angezogen. Am besten geht es über einen »body« Anzug, da er sehr rumpfnah geschnitten ist. Häufig sind auch dünne T-Shirts so eng geschnitten, daß es darüber angelegt werden kann. Dies ist wichtig, denn dann ist gewährleistet, es nur zu bestimmten Anlässen anzuziehen durch die einfache, schnelle Handhabung.

Die Zeitdauer des Tragens richtet sich nach dem, was man für das Kind erreichen möchte:

- Kinder mit einer Muskelerkrankung tragen gerne und »länger« das Mieder. Sie genießen es, fester gehalten zu werden, tiefer durchatmen zu können. Sie können dadurch auch schon häufig besser ihren Kopf aufrichten.
- Bei den schwer mehrfachbehinderten Kindern sollte man (unter dem Gesichtspunkt der Verhinderung der Habituation) das Mieder über mehrere Stunden anziehen.
  Ist das Mieder zur Beeinflussung der Nahrungsaufnahme gedacht, kommt man zum Erfolg meistens dadurch, daß man das Mieder erst eine kurze Zeit vorher anlegt. Durch das verbesserte Körperbewußtsein kann das Kind jetzt besser schlucken.
- Regelmäßig wiederkehrendes Anlegen hilft den Kindern oft bei der Darmentleerung.

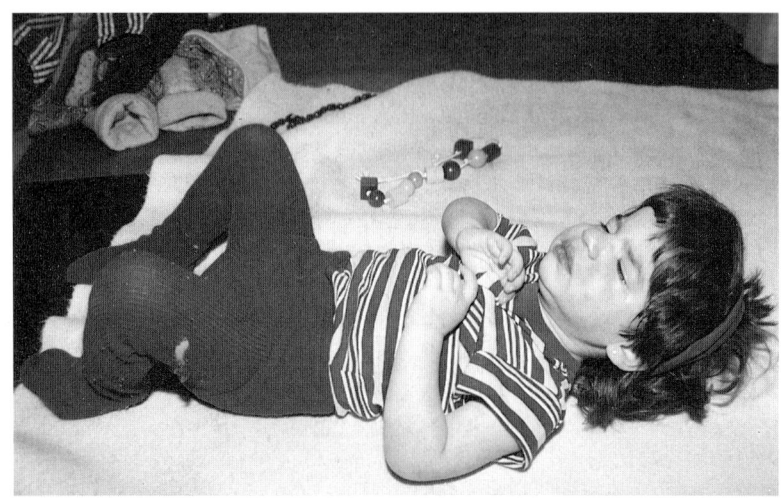

Abb. 15a

Dieses Mädchen kann noch nicht alleine sitzen oder sich umdrehen *(Abb. 15a)*. Wenn es auf dem Rücken liegt, ist es ihr nicht möglich, mit einem Gegenstand zu spielen. In dieser Position ist es fast nur damit beschäftigt, sich nach vorne in die Beugung hochzuziehen. Selten legt es seinen Kopf ab, und wenn, dann nur ganz kurzfristig, um ihn sofort wieder hochzuziehen. Auf die Dauer zieht dann die so eingeleitete Beugung die Schultern nach vorne (Beugespastik). Die Augen sind in aller Regel in dieser Phase geschlossen. Die Hände »nesteln« aneinander oder auch an

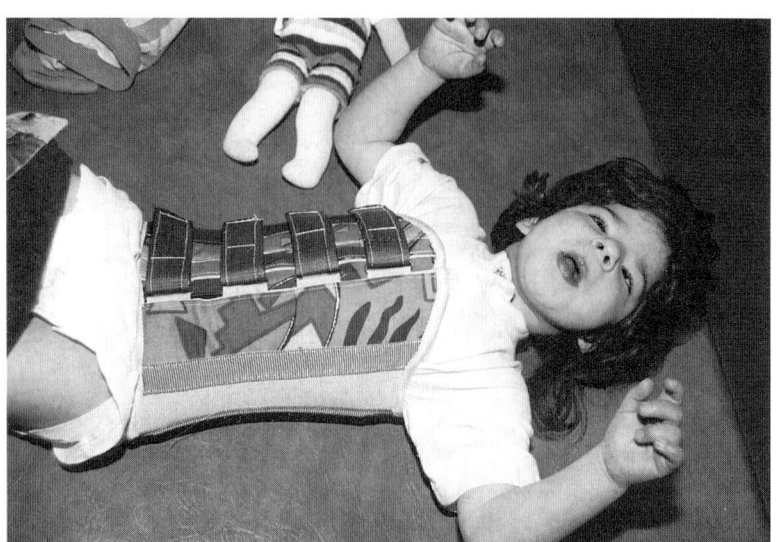

Abb. 15b

ihrem Pullover herum. Insgesamt ist das Mädchen, so alleine auf der Matte, sehr unzufrieden.
Wir haben ihm ein Rumpfmieder aus Drell anfertigen lassen.
Beim ersten Anlegen des fertigen Rumpfmieders hielt es inne. Mit einem Stoßzeufzer »fiel« der Kopf auf die Unterlage herunter. Die Arme, die sonst an ihrem Bauch herumnestelten, gingen zur Seite und wurden, weit vom Körper abgespreizt, auf der Matte abgelegt *(Abb. 15b)*.

4.5 Rumpftuch

Ein großes quadratisches Tuch in einer Breite zwischen 1,20 m bei 1,40 m Länge, wird so zusammengefaltet, daß es sich genau um den Rumpf des Kindes (zwischen Achselhöhle und Hüfte) möglichst fest wickeln läßt.
In meinem Fotobeispiel ist es ein großes Baumwolltuch, das in jedem Kaufhaus zu erhalten ist.
Wenn es sich bewährt hat und häufig gebraucht wird, ist es ratsam, sich aus einem Drellstoff das Rumpftuch anfertigen zu lassen, denn es ist relativ mühselig, so ein Rumpftuch anzulegen. Die Längenmaße sind ähnlich zu nehmen wie beim Rumpfmieder. Wichtiger aber ist hier der Verschluß. Die beiden Enden des Rumpftuches sollten sich weit überlappen (jeweils eine Seite Klette, die andere Flausch), damit genügend Variabilität der Festigkeit erreicht werden kann.

Anfertigung

Das Rumpftuch schafft Voraussetzungen für ein anderes (besseres) Körpergefühl.
Das Kind kann sich wahrnehmen, es registriert sich nicht nur mit den Extremitäten. Seine Aufmerksamkeit wird auf seinen Rumpf gelenkt. Rumpfkontrolle ist hier die Voraussetzung zum besseren Empfinden seines Körpers zur Unterlage, im Raum = Körperwahrnehmung. Sein Gewicht wird ihm bewußter, es kommt zum deutlichen Nachspüren seiner Atmung. Spüren des Rhythmus (Stimulation des Körperinnendruckes).

Funktion und Auswirkung

■ Kinder mit einer *Ataxie*.
 Sie sind unfähig eine Stellung ruhig zu halten. Im Sinne der Kompensation versuchen sie, sich »festzumachen«. Diese sind dann die Kinder, die so hypoton im Rumpf sind, daß sie im Sinne des Spannungsaufbaues mit den Zähnen knirschen, sich auf die Finger beißen etc.
 Dies ist auch der Grund, daß das Rumpftuch stabil und fest um den Körper gewickelt werden muß, nur so erhält das Kind die notwendige Stabilität.

Zielgruppen

- Die andere Gruppe sind Kinder mit einer s*chweren Spastik und Athetose.*
  Das sind Kinder die häufig in streckspastischen/asymmetrischen Mustern liegen, und die sich ohne Korrektur immer weiter in ihre pathologische Haltung und Bewegung hinein bewegen.
- Andererseits aber auch Kinder, die nicht so eine auffallende Hypotonie haben, aber zusätzlich blind sind. Ihnen hilft dann der »feste« Rumpf, die Hände zum Tasten und Spüren etc. gezielter einzusetzen.

Anwendung Der Junge hockt auf seinen Fersen und liegt mit seinem Oberkörper auf dem U-Block *(Abb. 16a)*.

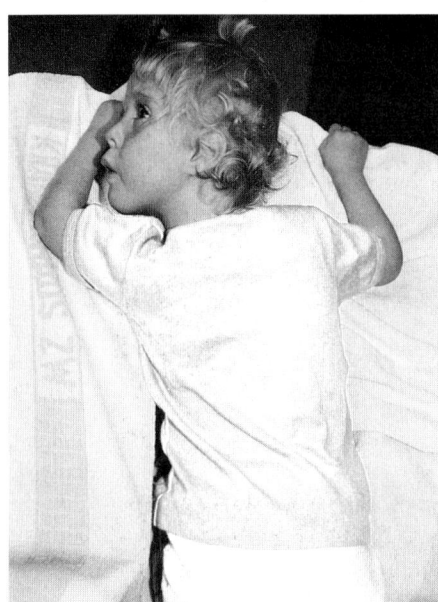

Das bedeutet eine schon günstigere Ausgangslage als die tiefe Bauchlage. Seine Beine und das Becken sind symmetrisch angebeugt.
Diese Lagerung reicht noch nicht aus, daß er die starke Asymmetrie allein auflösen könnte. (Beachte die Falten auf dem Handtuch, aber auch auf seinem T-Shirt.)

Abb. 16a

Der Kopf kann nicht bequem auf dem Polster abgelegt werden, sondern wird starr gehalten. Ohne weitere Hilfen ist es dem Jungen selber nicht möglich, sich aus dieser asymmetrischen Haltung zu verändern.

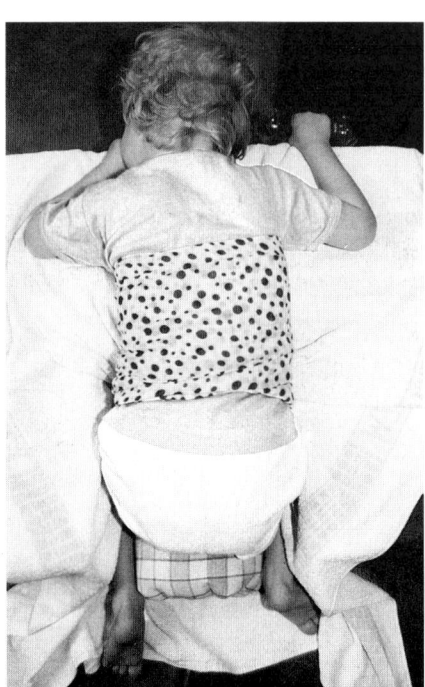

Abb. 16b

Mit dem Tuch wird der Brustkorb fest umwickelt *(Abb. 16b)*. Der »starke«, sich nicht verändernde Zug hilft dem Jungen, seinen Rumpf zu spüren. Das wiederum aktiviert seine Rumpfmuskulatur. Er kann sich allein aus seinem asymmetrischen Muster herausbewegen.

Anstrengend ist es, den Kopf zur anderen Seite zu drehen. Die Augen und sein Mund sind weit geöffnet. Der Unterkiefer zieht noch in die Asymmetrie, und die Zunge ist herausgestreckt *(Abb. 16c)*.

Durch die anhaltende Information (Lenken der Aufmerksamkeit auf die Rumpfaktivität) gewinnt das Bewußtmachen seines Rumpfes die Überhand. Mit der verbesserten Rumpfkontrolle kann er den Kopf ablegen, den Mund besser schließen *(Abb. 16d)*.

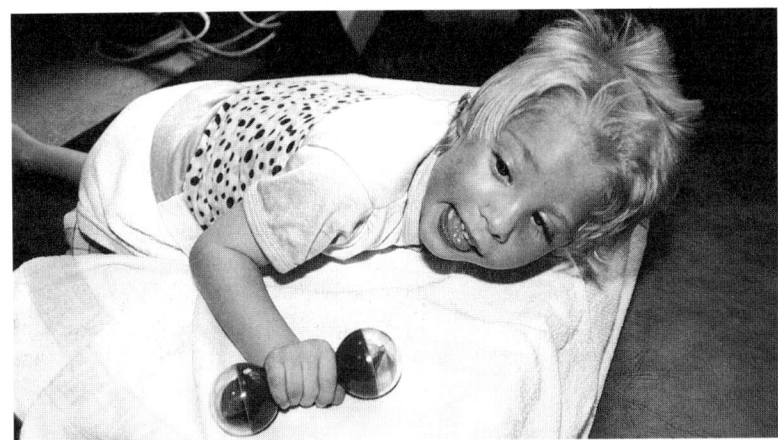

Abb. 16c

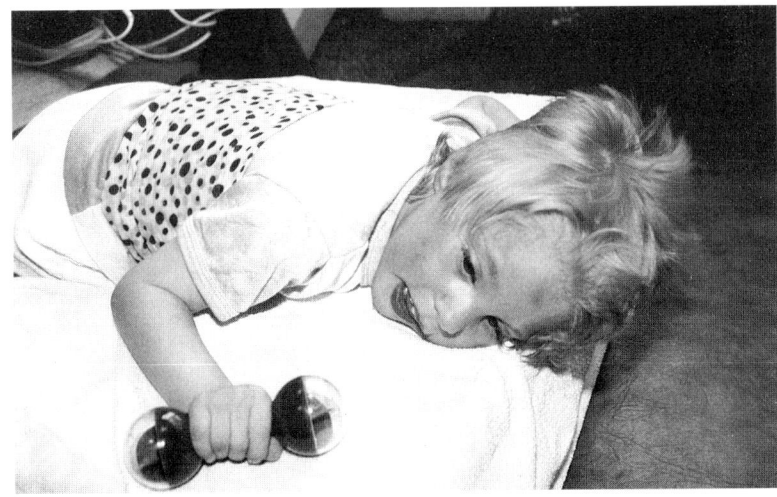

Abb. 16d

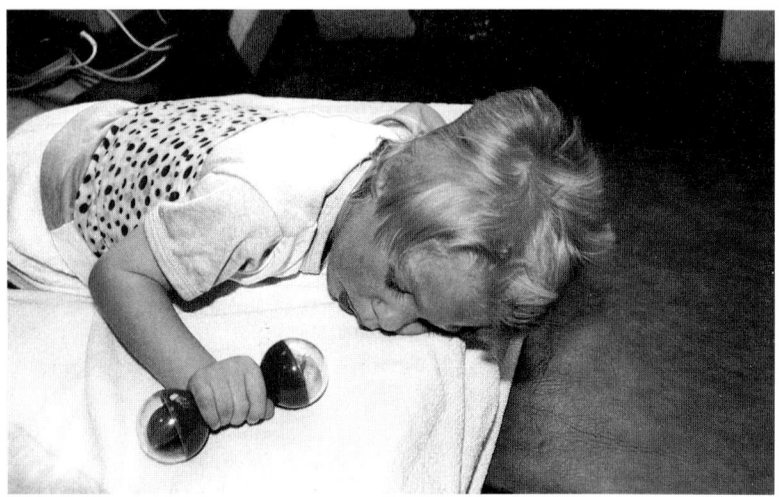

Abb. 16e

Die Augen sind geschlossen. In dieser - ihm sonst ungewohnten - Situation nimmt der Junge sich neu wahr *(Abb. 16e)*. Die Halswirbelsäule und die rechte Schulter haben sich beide etwas mehr aufgerichtet, d. h., Mund und Hand werden näher zueinander gebracht!

So entspannt liegen zu bleiben (Innehalten) ist für diesen Jungen »aktive Arbeit«, und es verbietet sich, diesen Jungen jetzt in seiner Konzentration und Aktivität zu stören!

4.6 Bleiweste

Anfertigung Auf das Rückenteil wie auch die beiden Vorderteile der Weste werden kleine Taschen aufgenäht. Dies gewährleistet, dem jeweiligen Gang eines Kindes entsprechend, die Gewichte (Bleiplatten) je nach therapeutischer Zielsetzung unterschiedlich einzuschieben. Diese so wenig fixierte Lösung ermöglicht ein langsames Gewöhnen und auch wieder dosiertes Reduzieren der Gewichte.

Das Rückenteil wird an der Seite nur durch Klette und Flausch mit dem Vorderteil verbunden. Dies ermöglicht ein Eingehen auf Sommer und Winterbekleidung. Außerdem überdauert so eine gefertigte Weste einige Wachstumsschübe. Vorne wird die Weste geschlossen.

Funktion und Auswirkung Die Kinder können durch eine Bleiweste besser Spannung aufbauen. Der Druck von den Schultern herunter zu den Füßen bewirkt den Tonusaufbau (Arbeit gegen Widerstand). Dadurch erreichen sie häufig einen stabileren

Haltungshintergrund, und mit dem besseren Tonusaufbau im Rumpf können sich die Extremitäten zielgerichteter bewegen.
Die Bleiweste in ihrer Funktion läßt sich in der Art der Anbringung evtl. auch variieren

- als Schulterstück (Epauletten),
- als Gürtel um die Hüfte,
- als Handgelenks-, Fußgelenksmanschette,
- als »Einlage« zwischen Schuh und Schuhsohle.

▮ Kinder, die einen hypotonen Rumpf, verbunden mit starken Schwankungen in der Koordination ihrer Extremitäten haben, z. B. Athetose/Ataxie. **Zielgruppen**

Wird eine Bleiweste zum Gehen angezogen, versuchen wir in relativ kurzen Zeiträumen, 5–12 Wochen, kleinste Gewichtseinheiten zu reduzieren. Hier liegt die Betonung auf dem dosierten Reduzieren und nicht dem Wechsel zwischen schwer und leicht. **Anwendung**
Dies gilt auch für den Hüftgürtel und die »Einlage« im Schuh.
Das ist der Grund, daß die Bleiplatte direkt unter der Schuhsohle liegt, so ist sie schnell ohne großen Reparaturaufwand auch wieder herauszuziehen.
Anders sind dagegen die Handfixierungen *(Abb. 17)*.
Dies ist ein Hilfsmittel, das die Kinder sich nur zu bestimmten Tätigkeiten anziehen; z. B. ein athetotisches Kind, um mit anderen Kindern Memory zu spielen, oder wie auf dem Foto ein athetotischer Junge, der damit gezielt auf seine Bliss-Symbole zeigen kann!

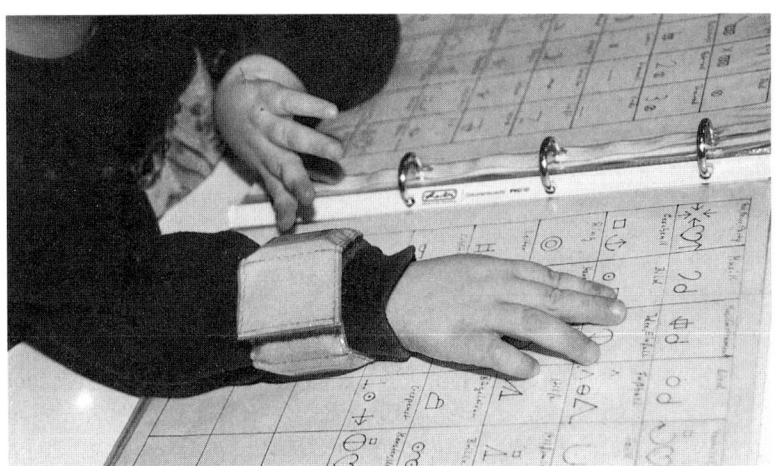

Abb. 17

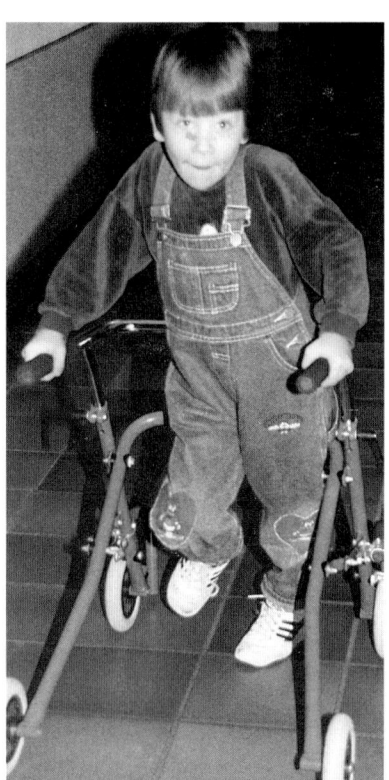

Dieser Junge (s. *Abb. 18a*) kann breitbeinig krabbeln. Er zieht sich überall hoch und möchte laufen, was er mit dieser Laufhilfe auch kann.

Deutlich sieht man, wie es ihm schwerfällt sich in der jeweiligen Standphase aufrecht zu halten. Er »hängt in seinen Bändern«. Wäre da nicht die Laufhilfe, würde er in sich zusammensacken. Was ihm fehlt, ist die Dissoziation zwischen Oberkörper und Unterkörper. Deutlich kann man sehen, wie sein linkes Bein, das das Körpergewicht tragen sollte, immer weiter über die Außenseite des Fußes nach unten gedreht wird.

Im Sinne der Dissoziation müßte er sich auf den ganzen linken Fuß stellen, um dann darüber das gesamte Bein nach oben zu stemmen.

Ebenfalls müßte der linke Arm helfen, den Oberkörper aufzurichten, um das Spielbein nach vorne zu schwingen. Seine Gelenke stehen nicht achsengerecht übereinander.

Abb. 18a

Mit der Bleiweste kann der Junge sich deutlich mehr nach oben strecken *(Abb. 18b)*. Er hat jetzt eine wesentlich bessere Aufrichtung im Kopf-, Schulter- und Nackenbereich. (Beachte den Abstand zwischen Kopf und Schultern.) Der Gang des Jungen ist sehr viel flüssiger. Füße, Becken und Wirbelsäule sind physiologischer aufeinander abgestimmt. Auch seine Mimik ist nicht so angestrengt.

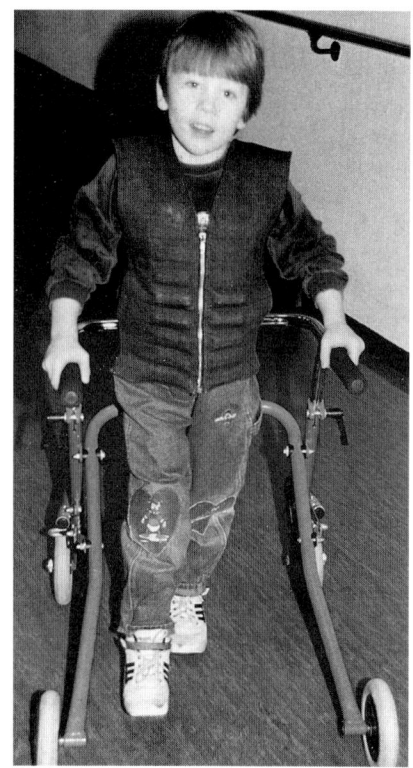

Abb. 18b

4.7 Beintuch

Anfertigung

Ein quadratisches Tuch wird zum Dreiecktuch gefaltet.

 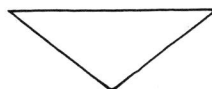

So wie man eine Windel anlegt, wird auch dieses Tuch unter das Gesäß gelegt.

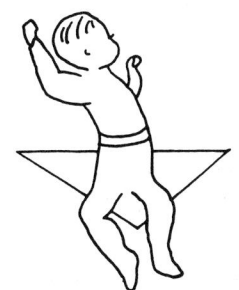

Die beiden seitlichen Zipfel werden von außen kommend über die Oberschenkel nach innen eingeschlagen, auf der Höhe der Knie dann aber noch einmal um das Bein herumgeführt.

Beide Seitenenden kommen in Kniehöhe wieder zusammen und werden jetzt hier zusammengeknotet.

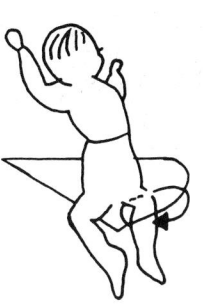

Die Beine werden in eine günstigere Ausgangssituation gebracht. Dadurch wird die Beckenaufrichtung eingeleitet bzw. erst möglich gemacht.

Funktion und Auswirkung

Zielgruppen

- Kinder mit schlaffen Paresen, z. B. Spina bifida.
- Hypotone Kinder, deren Beine so weit nach außen gedreht sind, daß die Knie flach aufliegen. Häufig werden dadurch Kopf und Schultern nach hinten gezogen. Es sind häufig Kinder mit einer Athetose.
- Athetotischen Kindern, die in asymmetrischer Haltung oder Beugung liegen, verhilft es zu mehr Symmetrie.

Inwieweit man die Beine aus der Abduktion/Außenrotation korrigiert, hängt davon ab, wie weit das Kind die Korrektur zulassen kann.

Anwendung

Bei stark spastischen/asymmetrischen Mustern ist es ratsam, die Korrektur langsam zu beginnen und evtl. nach einer Weile noch einmal nachzuziehen. Die so gewickelten Beine können weiterhin alle Bewegungen ausführen. So ist wechselseitiges Beugen/Strecken möglich, auch können sich die Kinder damit umdrehen, aufrichten etc.

Das Mädchen liegt in der Bauchlage *(Abb. 19a)*. Die weit abgespreizten Beine »schieben« viel von dem Körpergewicht nach vorn in Richtung zum Kopf und den Armen. Ein Stütz ist für das Mädchen so noch nicht möglich. Es »hilft sich«, indem es sich auf seinem Arm ablegt *(Abb. 19b)*. Eingeleitet durch die Kopfdrehung, schiebt es sein Gewicht auf die linke Körperhälfte herüber. Durch die geringe und überhaupt nicht stabile Auflage bedeutet das für das Mädchen eine nur kurze Spielphase, da man so nicht lange den Kopf halten kann. Ein Spiel in der Mitte ist überhaupt nicht möglich. (Vorsicht: Wirbelsäulenverformung).

Abb. 19a
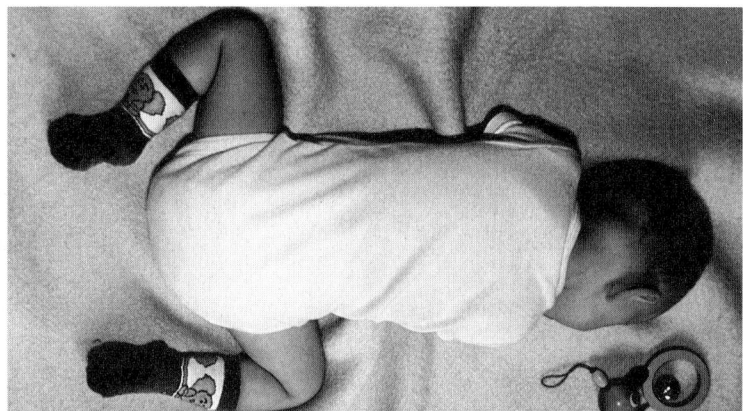

Abb. 19b
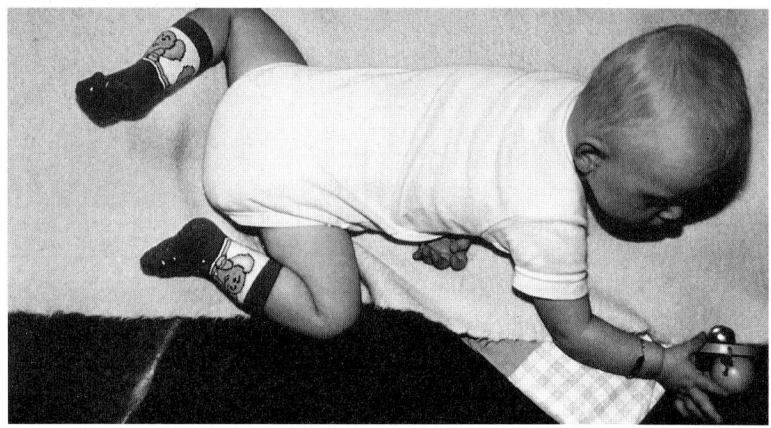

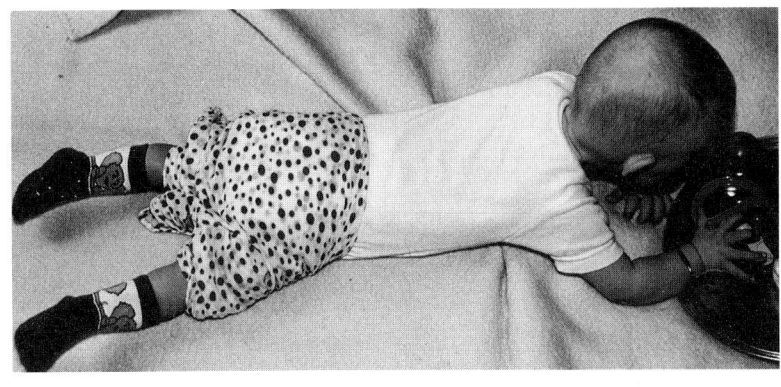

Abb. 19c

Durch das Beintuch kommen die Beine nicht mehr in eine so extreme Abduktion/Außenrotation *(Abb. 19c)*. Statt dessen gelingt dem Mädchen eine geringe Beckenaufrichtung. Die Wirbelsäule liegt symmetrisch auf, die andere Hand wird frei, ein Spiel in der Mitte (und mit beiden Händen) wird auf diese Weise möglich.

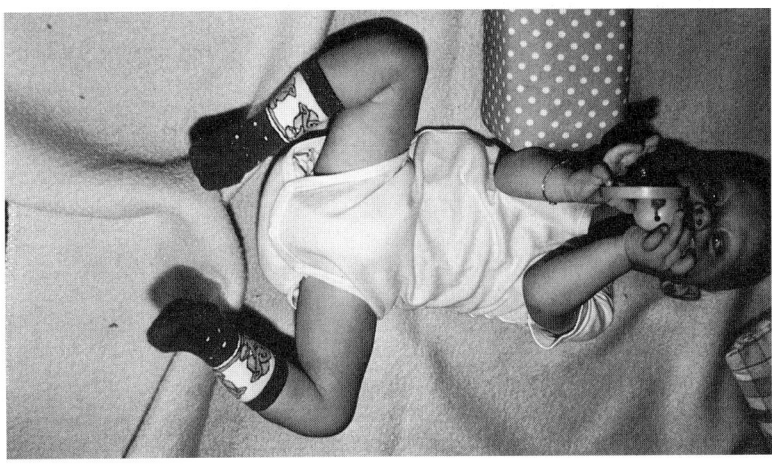

Abb. 19d

Das Mädchen liegt in der Rückenlage *(Abb. 19d)*.
Ab und zu schieben die Fersen über den Fußboden. Die Beine werden weit zur Seite abgespreizt. Diese Beinstellung verhindert die Beckenaufrichtung. Um trotzdem spielen zu können, braucht das Kind Hilfe, um die Arme hochzuheben und das Spielzeug anzuschauen.
Die ungenügende Beckenaufrichtung macht eine Kopf/Schulteraufrichtung unmöglich.

Abb. 19e

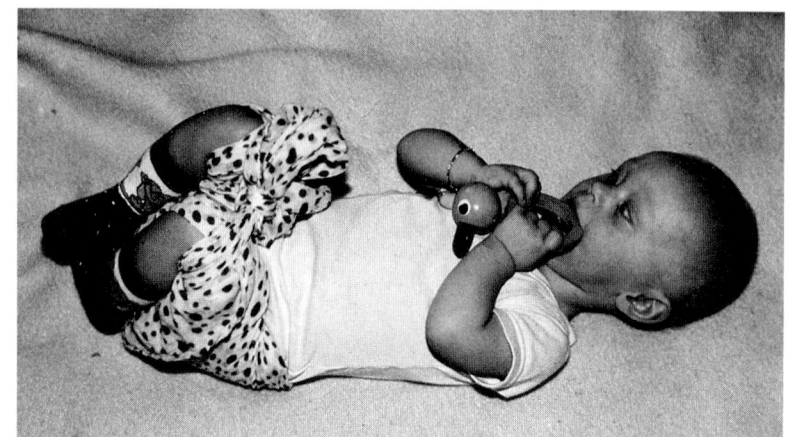

Mit dem Beintuch kann das Mädchen seine Beine anbeugen *(Abb. 19e)*. Sie fallen nicht der Schwerkraft entsprechend nach außen!
Die bessere Beckenaufrichtung verhilft jetzt dem Mädchen, den Kopf anzubeugen, d. h., Kopf und Spielzeug nähern sich gleichzeitig.
Bei Ansprache (hier die Mutter, die sie lobt) kann das Mädchen das Spielzeug in der Mitte festhalten und mit guter Nackenstreckung den Kopf noch weiter nach unten beugen *(Abb. 19f)*. Die Augen schauen herunter, und es lacht seine Mutter an!

Abb. 19f

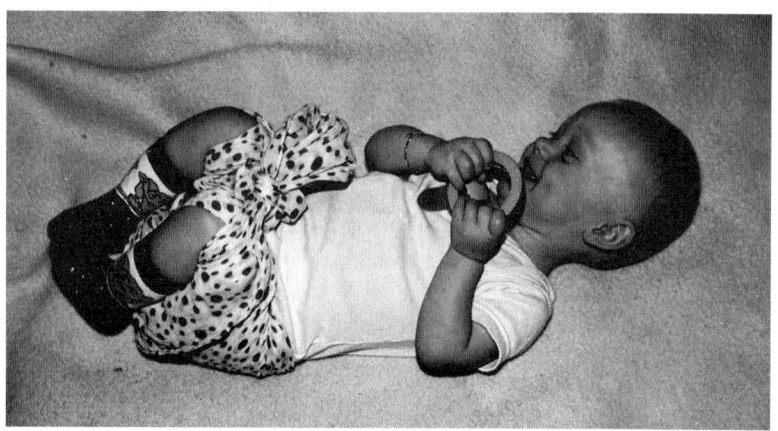

4.8 Sitzhose

Anfertigung

Um eine Sitzhose herzustellen, reicht wieder ein normal großes quadratisches Stofftuch. Es wird zu einem Dreieck gefaltet und so auf den Stuhl gelegt.

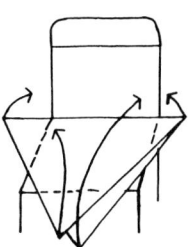

Die Längsseite des Dreiecks kommt an die Rückenlehne des Stuhles, die Spitze des Tuches hängt nach vorne herunter.

Wenn jetzt das Kind auf dem Stoff sitzt, wird ein Zipfel des Tuches zwischen den Beinen hoch gezogen. Das dadurch entstandene breitere »Band« wird über die Oberschenkel nach hinten/außen gezogen, um dann mit dem anderen Ende der Längsseite des Tuches am Stuhlbein festgeknotet zu werden.
Ebenso verfährt man mit dem Tuch an der anderen Seite des Stuhles.

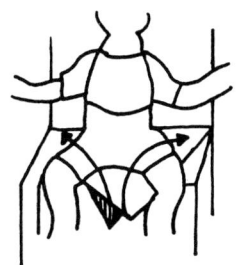

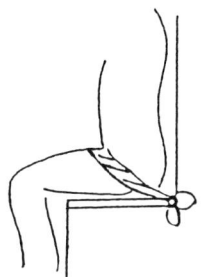

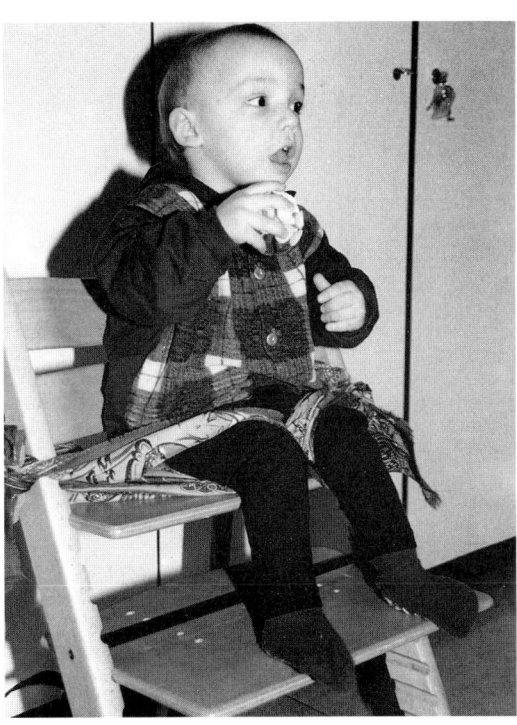

Dieser Junge *(Abb. 20)* kann ohne das Tuch nicht allein sitzen bleiben. Jede Aktivität (z. B. das Greifen des Balles) löst die Streckung/Innenrotation und Adduktion der Beine aus.

Abb. 20

Will man so eine Sitzhose in einem Sportwagen benutzen, so sollte man, wegen der einfacheren Handhabung, den Zuschnitt der Sitzhose etwas anders gestalten.

Anfertigung

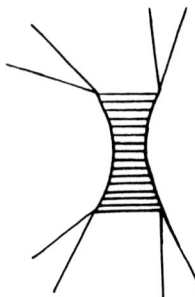

Ein schmales Tuch (in der Breite des Sportwagens) wird auf beiden Seiten konkav ausgeschnitten. An alle vier Ecken werden jeweils zwei Bänder befestigt. Die beiden hinteren Bänder werden am Wagen fixiert. Das Kind wird genau auf die Sitzhose gesetzt. Danach legt man den vorderen Teil über die Hüftbeugung des Kindes. Die Bänder werden auch an dem äußeren Rahmen des Kinderwagens befestigt. Das Kind kann so im Wagen sitzen, ohne nach vorne zu rutschen.

Funktion und Auswirkung
- Als unauffällige Hilfe, z. B. im Restaurant.
- Im Sportwagen angebracht, lassen sich die Kinder in besseren, aufrechten Sitzpositionen spazierenfahren.
- Für viele Eltern ist dies eine willkommene Hilfe, denn so läßt sich das Kind länger in einem normalen Sportwagen fahren.

Zielgruppe ■ Wenn die Kinder kurzfristig schon allein sitzen können, aber diese Position nicht gesichert halten können, u. a. beim selbständigen Essen.

Hilfsmittel zur korrigierenden Lagerung 5

Ziel Das Kind sollte auch außerhalb der Therapie möglichst wenige pathologische Haltungen und Bewegungen erfahren. Dazu ist oft eine gezielte Haltungskontrolle und Korrektur notwendig. Diese Hilfsmittel sind häufig die Übertragung des mobilen Handling in eine stabile Position.
Grundsätzlich gilt es dabei zu beachten:
Die Hilfsmittel müssen gut vorbereitet sein, damit das Kind sich darin wohlfühlen kann.
Die »*Kleinen Hilfsmittel*« unterstützen bei der Eingewöhnung in die jeweilige neue Lagerung.
Unter Beachtung der Pathologie und den Bedürfnissen des Kindes entsprechend, müssen die Hilfsmittel angepaßt werden:

- Wird es dadurch für das Kind unbequemer?
- Wann wird es leichter?

Mehrere Möglichkeiten (bei gleicher Zielsetzung) müssen mit dem Kinde ausprobiert werden:

- Wo braucht es welche Hilfe?
- Wo kann man zu gegebener Zeit Hilfe verringern?

Mit der Lagerung müssen das Kind und seine Eltern mobil bleiben.

BEISPIEL Wenn ein Kind wegen der drohenden Kontraktur täglich für eine Weile im Stehständer stehen soll, dann muß er vier Rollen haben, damit das Kind da hin kann, wo sich die Familie aufhält. Oder:
Ein Hilfsmittel muß gleichzeitig zum Lagern in Rückenlage/Bauchlage und Seitlage einzusetzen sein.

5.1 Lagerungshilfen aus weichen Materialien

Lagerung zur Verbesserung der Kopfkontrolle

Anwendung Diese Fotoserie zeigt, wie wichtig es uns sein muß, den Kindern möglichst oft korrigierende Lagerungen zur Unterstützung der Kopfkontrolle anzubieten. Es sollten in der Regel weiche, rechteckige Kissen sein. Diese lassen sich dann mit weiteren Materialien, je nach Notwendigkeit, kombinieren.

Die mangelnde Kopfkontrolle hindert den Jungen, irgendeine willentliche Bewegung auszuführen *(Abb. 21a)*. Er kann mit den Augen nicht fixieren. Der Mund steht offen. Kommunikation ist so für ihn nicht möglich!

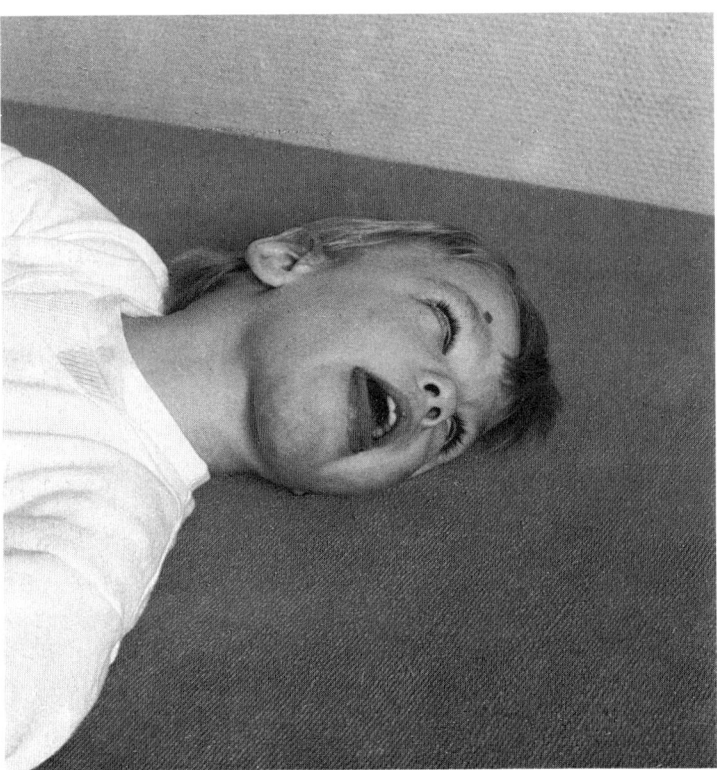

Abb. 21a

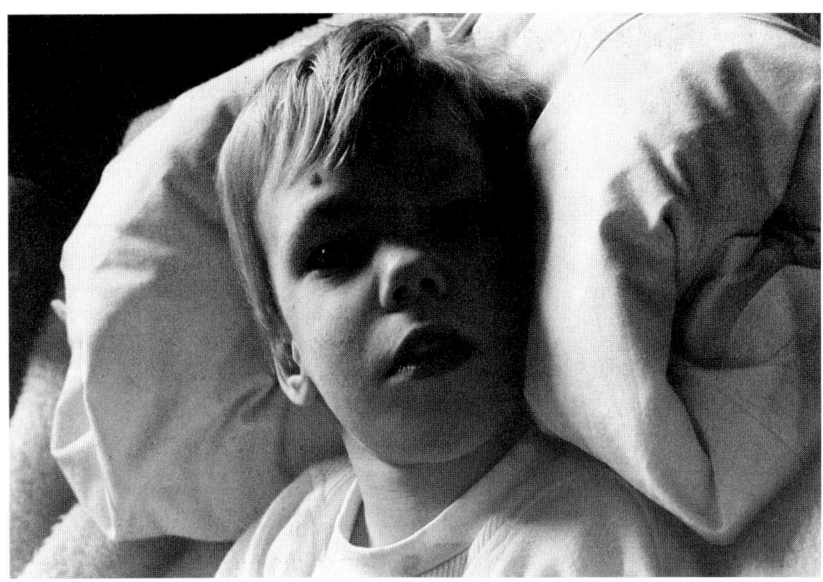

Abb. 21b

Die verbesserte Kopfhaltung (hier eine zusammengerollte Bettdecke) ermöglicht eine Korrektur der Augenstellung *(Abb. 21b).*

Dies bedeutet eine aktivere Mimik und führt zu einer Verbesserung der Kommunikation.

Jeder ist auf Kommunikation, also ein soziales Zusammenspiel (Miteinanderleben), angewiesen! Kopfkontrolle hat für diesen Jungen eine zentrale Bedeutung, um mit seiner Umwelt zu kommunizieren.

Der Kopf, der sich weich in das »Kissen« einschmiegen kann, erlaubt ihm, sein Gegenüber wahrzunehmen *(Abb. 21c).*

Die Interaktion ist geglückt. Er lacht!

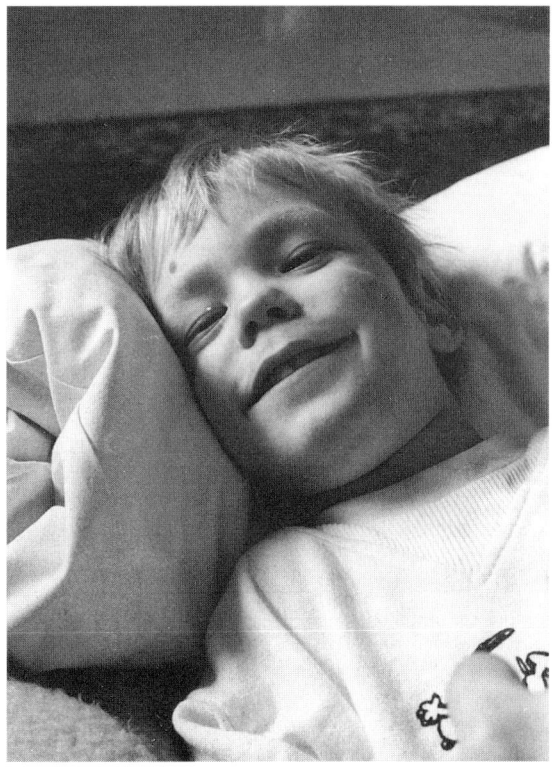

Abb. 21c

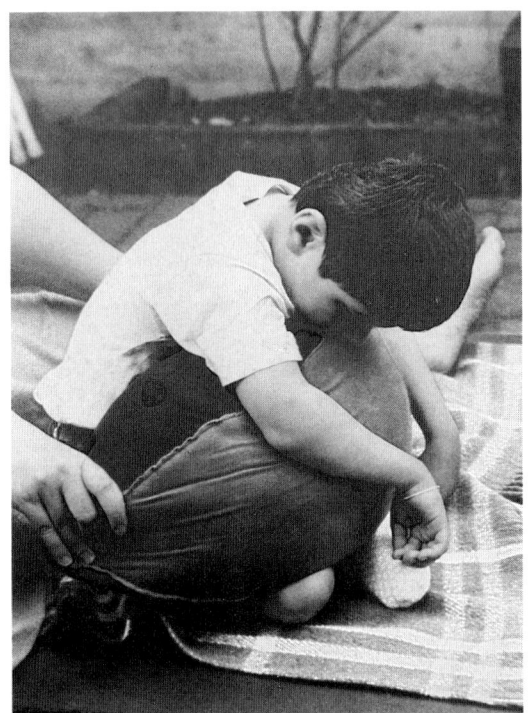

Dieser Junge hat eine schwere Tetraspastik *(Abb. 22)*. Immer wieder »ziehen« ihn die tonischen Reaktionen in asymmetrische Streckmuster. Mit Hilfe dieses dreieckigen Kissens »Melonenkissen« ist es möglich, dem Jungen eine entspanntere Ausgangsposition anzubieten. Durch den »Druck« des Kissens auf die übereinandergeschlagenen Beine, aber auch durch die gute Führung der Arme erhält der Junge eine inhibitorische Lagerung. Diese Position ist gut geeignet, um den Jungen z. B. in einer akuten Anfallsituation sofort (ohne erst Gurte zu öffnen) zu sich zu holen und ihn festzuhalten.

Abb. 22

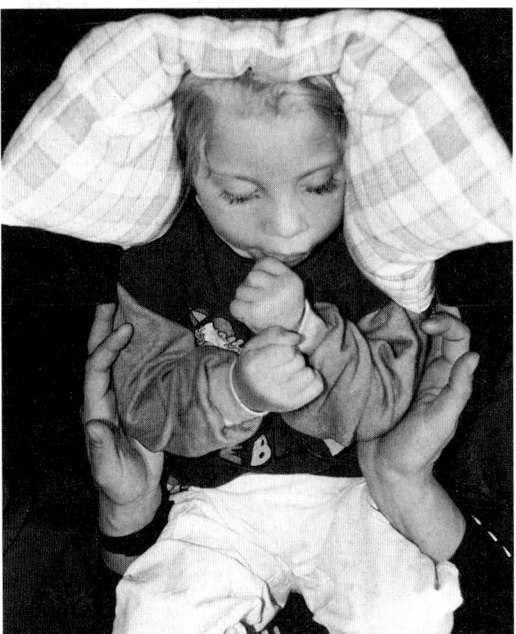

Der Junge liegt mit seinem Kopf auf einem rechteckigen Kissen *(Abb. 23)*. Die äußere Begrenzung ist die *U*-Form. Die von außen gegebene Korrektur verhindert die Retraktion der Schulter. Die Muskelspannung kann in dieser Position nachlassen (= Inhibitionslagerung), und so erfährt der Kopf des Jungen immer mehr die Beugung. (Nachlassen der Muskelspannung in der Halswirbelsäule). Die Augen schauen nach unten (= Beugung), seine Hände können sich dem Mund nähern.

Abb. 23

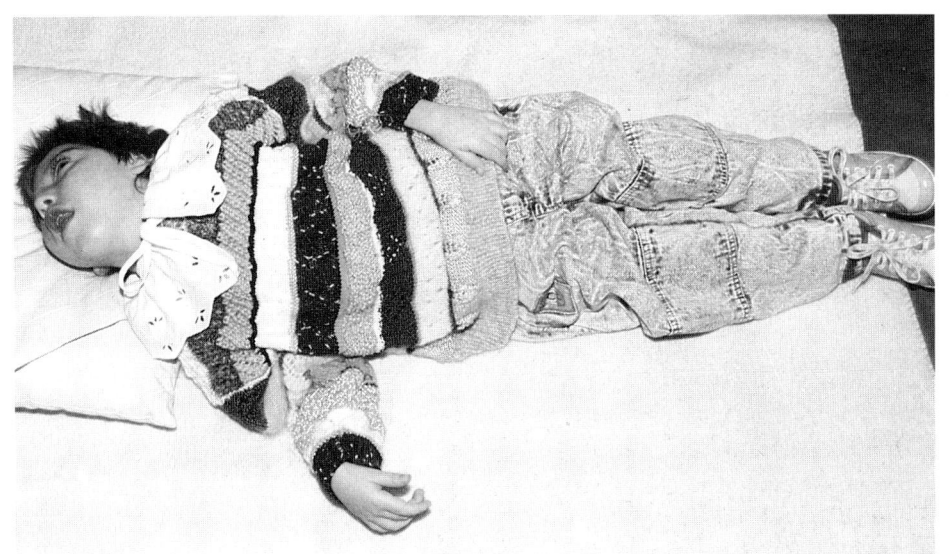

Abb. 24a △

Nur durch das weiche Kissen ist die Retraktion der Schulter nicht aufzulösen, aber vor allen Dingen die symmetrische Kopfhaltung nicht zu erreichen *(Abb. 24a)*.

Liegt das Mädchen mit dem Kissen in der *U*-Form, kann es allein den Kopf in der Mitte halten. Man sieht, daß es noch einige Zeit braucht, um auch noch mehr in der Halswirbelsäule nachzulassen.

Durch das Corpomed-Kissen R® werden beide Arme gehindert, sich wieder allzustark in die Retraktion zurückzuziehen. Beide zusammen geben ihm überhaupt die Chance, immer mehr locker lassen zu können. Die Augen sind jetzt wach und aufmerksam *(Abb. 24b)*.

Abb. 24b ▽

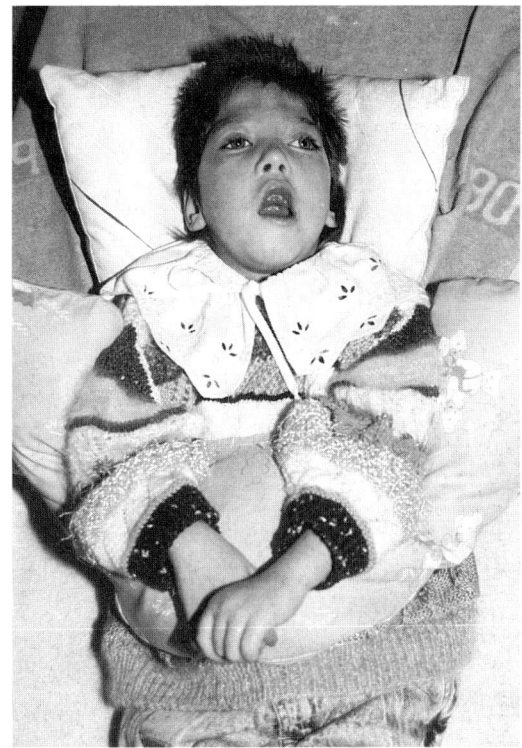

Lagerungshilfen mit Handtüchern

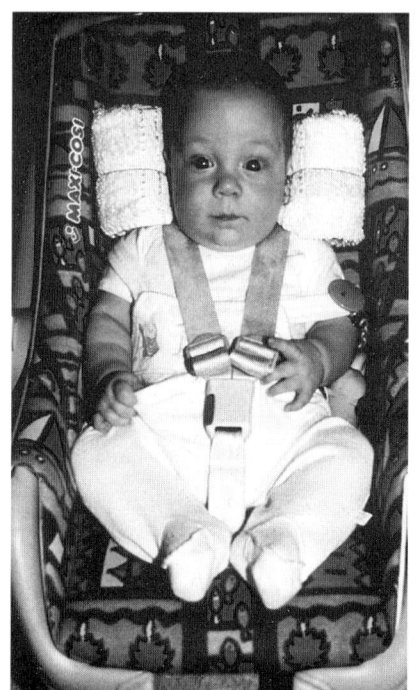

Bei kleinen Säuglingen sieht man im Sinne einer Tonusverschiebung häufiger eine Prädilektionshaltung des Kopfes im Sinne einer Vorzugshaltung zu einer Seite. Das läßt sich durch gute symmetrische Lagerung unterbinden.

Häufig sehen wir auch hyperexzitable Säuglinge. Sie sind unruhig, »fliegen« von einer Sache zur anderen, sind schreckhaft und lassen sich nicht einfach beruhigen.

Diesen Kindern hilft auch ein zusammengerolltes Handtuch, welches den Kopf in der Mitte stabilisiert. Hier ist die symmetrische und gleichzeitig begrenzende Lagerung eine gute Hilfe, um zur Ruhe zu kommen *(Abb. 25)*.

Abb. 25

Anfertigung

Ein (Bade)Handtuch wird auf die ungefähre Größe des Kopfes gefaltet.

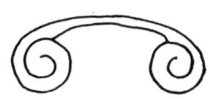

Von beiden Seiten wird jetzt das Handtuch aufgerollt. Der Abstand zwischen den Rollen richtet sich nach der Größe des Kopfes und dem Bewegungsanschlag, den das Kind mit dem Kopf machen »darf«, ohne daß sich wieder pathologische Bewegungen einschleifen.

Ist der Abstand bestimmt, dreht man das Handtuch herum und erhält somit eine muldenförmige Vertiefung. Das Gewicht des Kopfes stabilisiert das Handtuch.

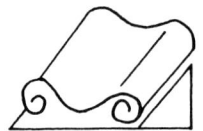

Legt man das zusammengerollte Handtuch auf ein Kissen, so kann man noch mehr Beugung für den Nackenbereich erreichen.

Neigen die Kinder zu starken Asymmetrien des gesamten Körpers, d. h., wird die Rolle weggedrückt, dann lassen sich die seitlichen Begrenzungen durch Sandsäcke – von außen an die Seite gedrückt – stabilisieren.

Selbstverständlich kann man mit einem zweiten Handtuch so auch den Rumpf symmetrisch stabilisieren *(Abb. 26)*.

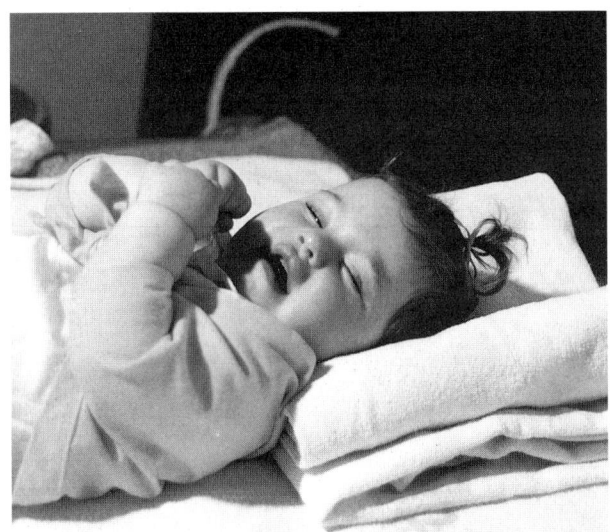

Abb. 26

5.2 Lagerung mit einer Wolldecke

Anfertigung

Eine Wolldecke wird zu einem Dreieck gefaltet.

Dieses Dreieck wird zu einer Rolle wie eine Schlange zusammengerollt.

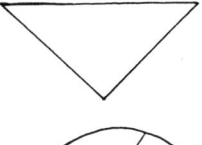

- Das Nestchen läßt sich auch im Kinderwagen leicht einsetzen.
- Je nach Größe des Kindes variiert dann das Material, mit dem dieses Nestchen zusammengerollt wird, vom Gästehandtuch bis zum großen Badehandtuch.
- Für die Eltern bedeuten solche Hilfen einen längeren Gebrauch ihres vorhandenen normalen Kinderwagens oder auch Sportwagens.
- Auch lassen sich durch kleine Tücher z. B. nur die Beine, die sonst sehr zu Streckung neigen, damit besser anbeugen und abspreizen.

Erreichen der Symmetrie durch ein »Nestchen«. Die Rückenlage im Wolldecken-Nest bedeutet, eine individuelle Beugung in der gesamten Wirbelsäule für das Kind zu erreichen.

Funktion und Auswirkung

Toleranz des Kindes bei der Korrektur beachten! Eventuell läßt sich mit einem Kissen unter der Wirbelsäule die Beugung in der Halswirbelsäule langsamer anbahnen.

Die zusammengerollte Wolldecke verschafft aber auch eine Begrenzung gegen evtl. auftretende Strecktendenzen, ohne daß auf die Kinder Druck oder Zug ausgeübt wird. Zusätzlich hilft sie – bei gleichzeitig guter Lagerung der Beine –, eine Beugung in den Hüften und Abduktion mit Außenrotation der Beine zu gewährleisten. Dies ist häufig eine gute Hilfe beim Trinken. Dem hypotonen Kinde verhilft es zu Körper/Spielerfahrungen.

Wertvoll kann die Wolldecke für das hyperexzitable Kind sein, da sie eine Begrenzung gegen die Umwelt schafft = Verminderung der Reizzufuhr.

Zielgruppen
- Kinder, die durch tonische Reaktionen geprägt sind (asymmetrische Haltungen).
- Hypotone Kinder, die ihre Hände sonst nicht allein gegen die Schwerkraft zum Spielzeug/Mund bewegen können.
- Hyperexzitable Kinder, für die die Wolldecke eine Begrenzung darstellt; evtl. legt man anfangs noch eine weitere Wolldecke »als Abschirmrand« drumherum.

Anwendung Dieses hypotone Mädchen kann nicht alleine den Kopf in der Mitte liegen lassen. Die Arme und die Beine fallen wegen der Schwerkraft nach außen auf die Unterlage *(Abb. 27a)*.

Abb. 27a

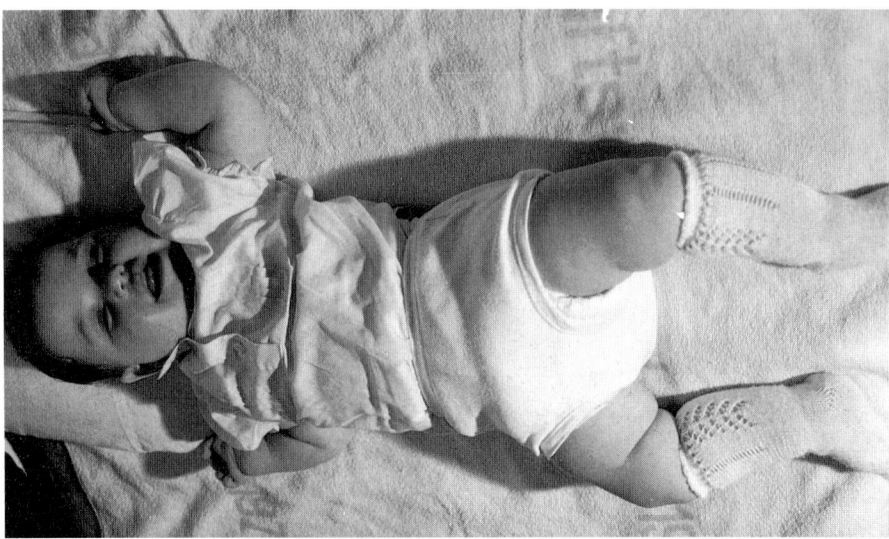

Eine Wolldecke, ganz um das Kind gerollt, verhilft ihm dazu, den Kopf in der Mitte liegen zu lassen.
Die Unterlagerung der Oberarme mit der Wolldecke, hilft dem Mädchen, die Arme/Hände an den Mund zu führen = Augen-Hand-Mundkoordination *(Abb. 27b)*.

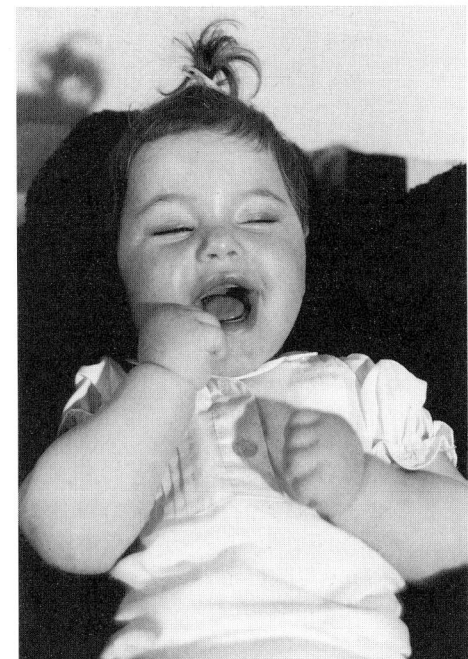

Abb. 27b

Im Sinne von Eigenaktivität, z. B. Spielerfahrung, ist die Seitlage für dieses schwer betroffene Mädchen eine unterstützende Hilfe *(Abb. 27c)*.

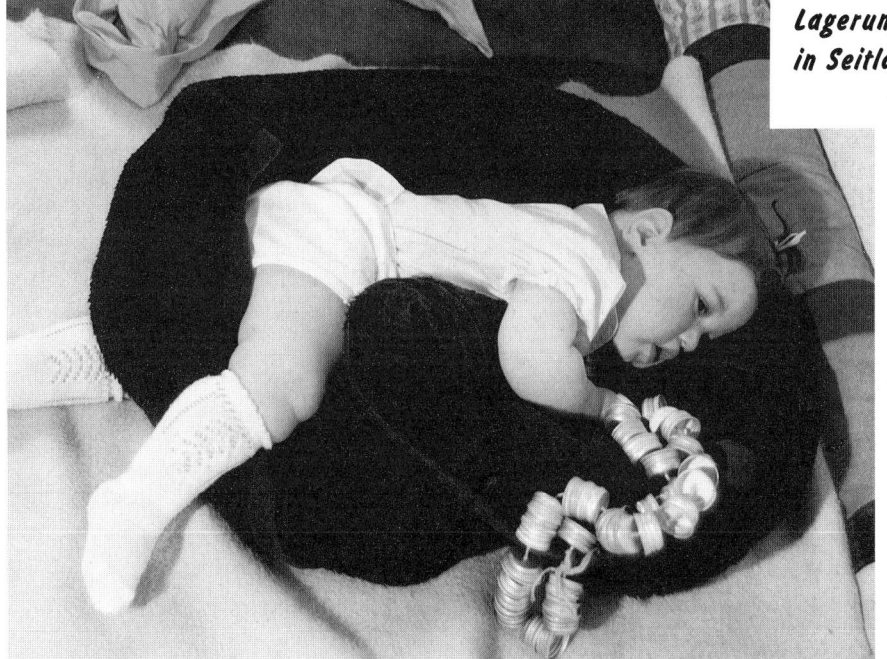

Lagerung in Seitlage

Abb. 27c

Durch Formung der Wolldecke ist es möglich, den obenliegenden Arm so abzustützen, daß er durch das Eigengewicht das Kind nicht nach unten in die Richtung der Bauchlage zieht. Dadurch ist es diesem hypotonen Mädchen möglich, mit einer Hand das Spielzeug zu betasten, zu ergreifen und damit Krach zu machen. In dieser entlastenden Position kann es erstmals die Augen öffnen, in allen anderen Lagen ist das viel zu schwer für das Kind.

Lagerung zur Unterstützung des Körperbewußtseins Der Junge liegt in der Bauchlage auf einer weichen Schaumstoffmatratze *(Abb. 28a)*. Die Wolldecke unter seinem Bauch ist so gefaltet, daß er nur zwischen Achselhöhle und Becken direkt auf ihr aufliegt. Dies unterstützt die gebeugtere Haltung für seinen gesamten Schultergürtelbereich und hilft ihm, die Beine der Schwerkraft nach locker nach »unten fallen« zu lassen, im Sinne einer leichten Hüftbeugung. Diese Hilfe reicht allein nicht aus.
Der Junge hat sich insgesamt noch nicht »abgelegt«. Der Kopf ist nach wie vor angespannt. Er liegt in leichter Streckneigung nach hinten. Die Augen sind weit geöffnet. Er ist nicht fähig, spontan den Kopf richtig zur Seite zu drehen. Es fehlt das »Sich-zurecht-ruckeln«, das ein Neugeborenes von Anfang an beherrscht. Durch rhythmische Stimulation (siehe die Hand am Rücken) helfen wir dem Kinde, sich durch seinen Körper (= rumpfnah) zu spüren.

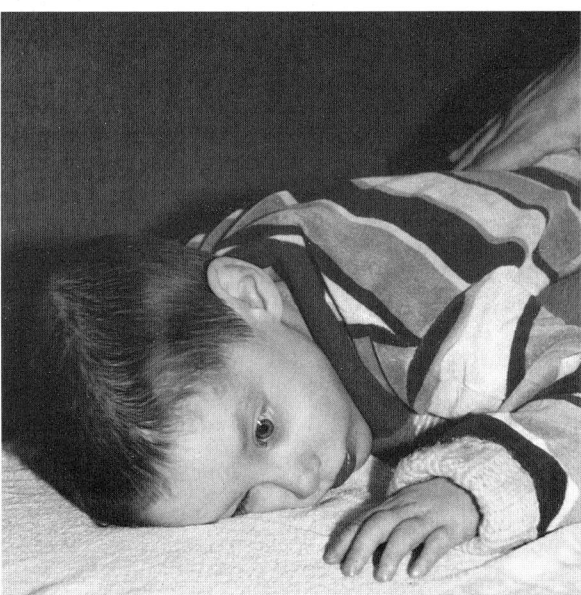

Abb. 28a

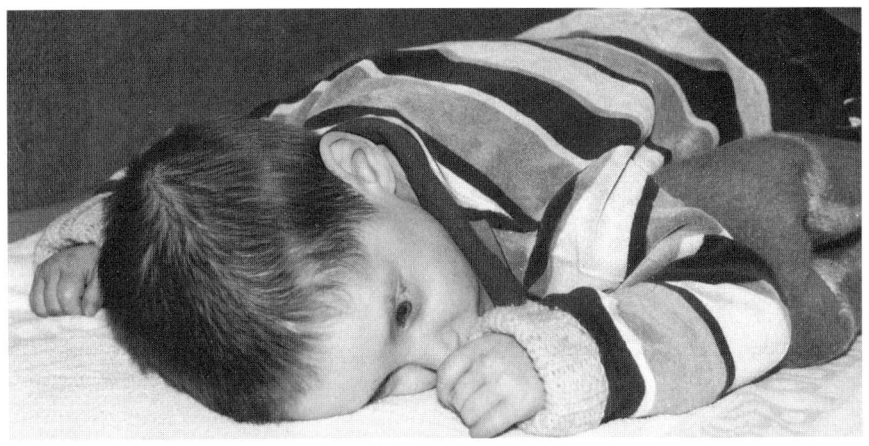

Abb. 28b

Der Kopf wird der Schwere nach besser auf der Unterlage abgelegt *(Abb. 28b)*. Dieses veränderte Körperbewußtsein schafft *Selbstbewußtsein* (und umgekehrt). Das bessere Ablegen verschafft dem Jungen mehr *Sicherheit*. Indem er sich seines Körpers sicherer ist, erlangt er *Selbstsicherheit*.
Die Hand wird zum Mund geführt, er ist bei sich. Zu dieser *Selbstorganisation* gehört die Abgrenzung nach außen, dann erst beginnt die Autonomie des Kindes.
Sein seelisches Wohlbefinden in dieser Situation ist deutlich zu sehen *(Abb. 28c)*. Die Augen sind »nach innen gerichtet«. Der Junge kann sein Wohlbefinden auch körperlich ausdrücken. Er bewegt seinen Kopf alleine

Abb. 28c

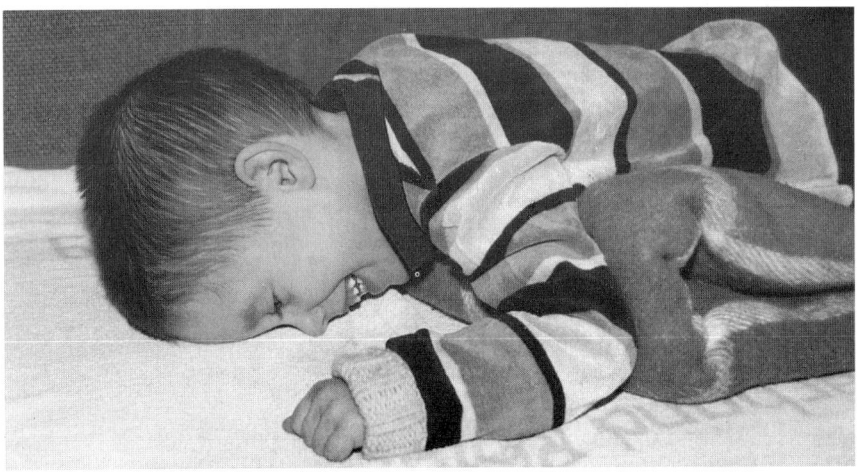

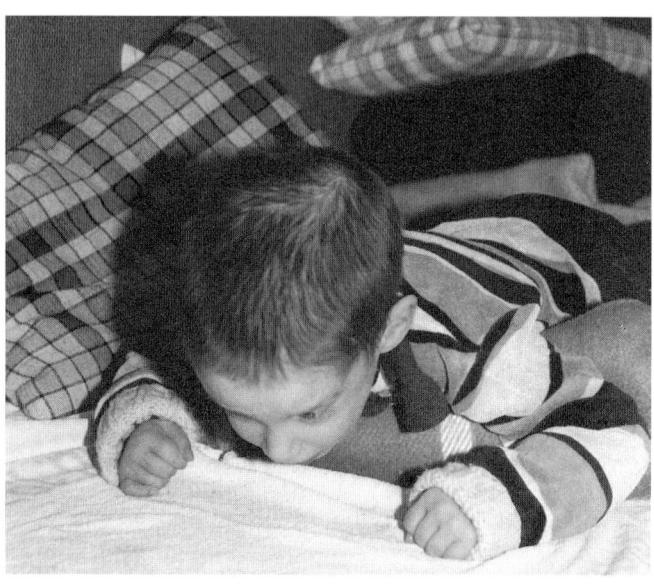

Abb. 28d

in die Mitte (Symmetrie) und beginnt sich aufzurichten. Das Anheben des Kopfes bedeutet für diesen schwer beeinträchtigten Jungen eine enorme Anstrengung. Er ist voll auf sein Tun konzentriert *(Abb. 28d)*!

Wäre jetzt hier nicht die Wolldecke, die einen inhibierenden (hemmenden) Effekt auf den sich insgesamt aufbauenden Tonus ausübt, dann würden seine bis jetzt noch physiologischen Bewegungsanteile durch die Zunahme des Tonus wieder »entgleisen«.

Die Tatsache, daß seine Ellenbogen schon im Ansatz an dem »Nach-hinten-Ziehen« gehindert werden, beeinflußt seine symmetrische Aufrichtung im Schultergürtel und Nacken/Kopfbereich. Deutlich ist zu sehen, daß trotz der Anstrengung seine Hände lockerer gefaustet sind, der Daumen ist neben der Faust.

Körperbewußtsein
Interaktion

Der Austausch zwischen eigenem Körper und seiner Umwelt wird so für den Jungen möglich. Nun kann die eigentliche Interaktion beginnen.

»Wenn ich mich körperlich öffne, dann werde ich auch für meine Umwelt offen.«

Die emotionale Sicherheit des Kindes sowie die gute Interaktion zwischen Kind, Eltern und Therapeuten bergen in sich eine unendliche Kraft, die körperlichen und seelischen Insuffizienzen zu überwinden (Abb. 28e).

In dieser Position hält der Junge länger seinen Kopf und kann so hören, wie seine Mutter ihn lobt. Die Augen sind konzentriert und aufmerksam. Die anfängliche Spannung im Schulter-/Nackenbereich hat sichtlich nachgelassen!

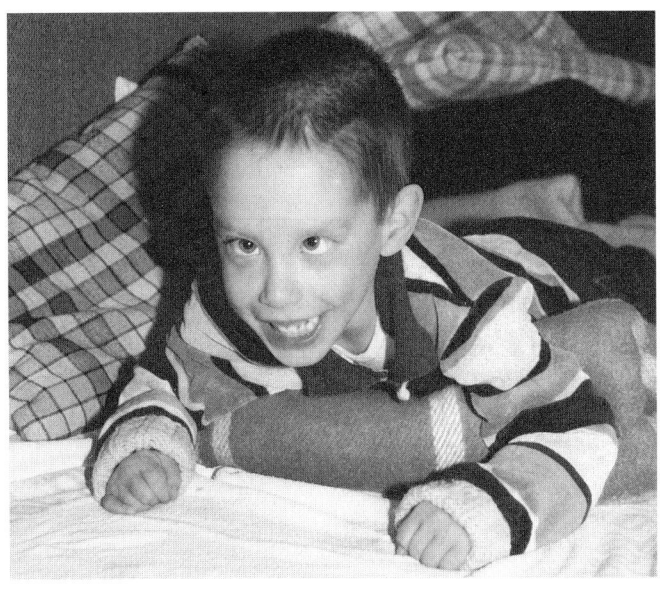

Abb. 28e

Der Kopf ist in Verlängerung der Wirbelsäule. Er stützt sich auf die Unterarme, und die Hände bleiben trotz der Aufrichtung des Kopfes locker gefaustet.
Bei so einer relativ guten Tonusregulation kann der Junge jederzeit wieder den Kopf ablegen (ohne zu plumpsen) und nach Belieben auch wieder die Stellung verändern *(Abb. 28f)*.

Abb. 28f

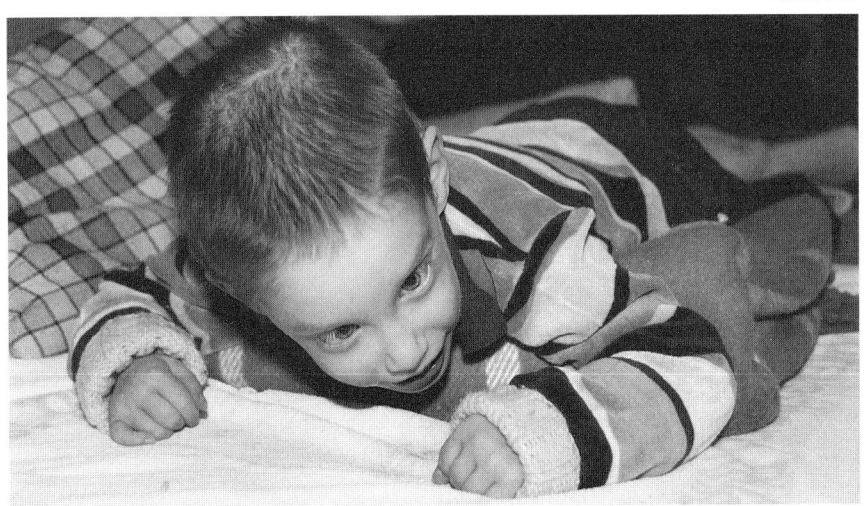

5.3 Lagerung mit einem Autoschlauch

Anfertigung Den Schlauch eines Autoreifens gibt es im Geschäft für Autozubehör zu erwerben. Es gibt ihn in unterschiedlichen Größen (Durchmesser) und verschiedenen Höhen. Die Auswahl richtet sich nach der Größe des Kindes.

Funktion und Auswirkung Das Kind erreicht in dem Autoschlauch deutlich mehr Beugung und Symmetrie. Häufig ist es ihm so möglich, die Hände zusammenzubringen. Sie können zum Munde geführt werden, aber auch herunter zu den Beinen (Körpererfahrung). Ein Spiel mit den Händen löst nicht sofort wieder totale Streckmechanismen aus.

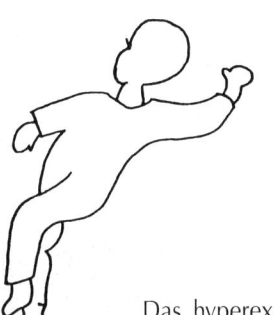

Bei stark gestreckten Beinen, aber auch wenn das Kind ein Bein nach innen dreht und damit die Hüfte nach vorne schiebt (Gefahr der Hüftluxation), hilft die Beugung durch den Autoschlauch. Gegen die Adduktion und Innenrotation der Beine schiebt man die übrige Wolldecke zwischen die Beine.

Das hyperexzitable Kind »bleibt bei sich« und kann auf diese Art und Weise zur Ruhe und Konzentration kommen. Eine zusätzliche Decke kann das Kind als Wand gegen die Außenwelt noch besser abschirmen.

Zielgruppe Es ist die gleiche Zielgruppe wie bei dem Hilfsmittel Wolldecke, wobei der Autoschlauch einen stabileren Haltungshintergrund gewährt, d. h., Kinder mit Streckspasmen bekommen hierdurch mehr Halt und Begrenzung.

Anwendung In einem Autoschlauch (die Größe des Durchmessers ist der Länge des Kindes anzugleichen) wird eine Wolldecke hineingelegt.
Dieser hyperexzitable Säugling braucht viel Begrenzung. Deswegen wird die Wolldecke an beiden Rumpfseiten des Kindes eng zusammengeschoben. So läßt sich der Rumpf (rechts/links) in der Mittelstellung stabil abstützen. Durch einen hohen Autoschlauch erlangt er relativ viel Beugung (Abb. 29a).
Die gesamte Wolldecke ist eng an seinen Rumpf gepreßt und führt gleichzeitig seine Oberarme nach vorne. Ganz besonders aber werden seine Beine durch die zusammengeschobene Wolldecke in Abduktion und Beugung gehalten.

Abb. 29a

Die Weichheit der Wolldecke löst keinen Gegendruck der Beine aus. Diese körpernahe Begrenzung, die Beugung durch den Schlauch und sein Schnuller geben dem Jungen die Möglichkeit, sich abzulegen, in seiner Spannung nachzulassen und zu sich selbst zu finden.

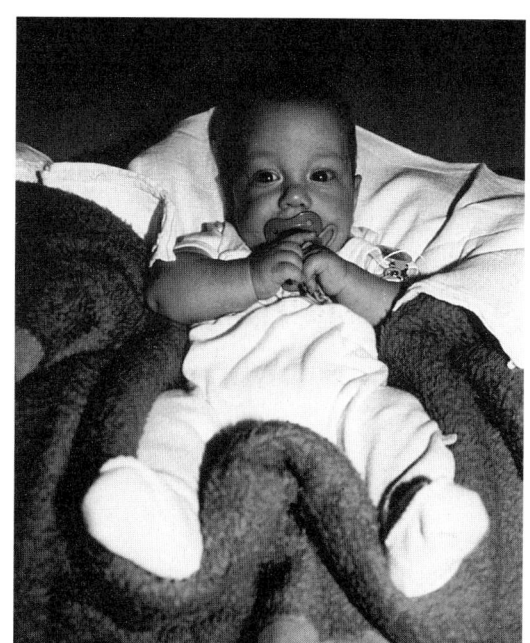

Deutlich ist zu sehen, daß der Junge tiefer in den Autoreifen gerutscht ist *(Abb. 29b)*.
Das rechte Bein ist etwas mehr in die Außenrotation gedreht. Die Hände haben sich berührt und umfassen sich. Sein Blick wird zu den Händen gerichtet (Augen-Hand-Koordination).
Indem er die Augen zu den Händen hinrichtet, beugt er den Kopf an. So kann er sich eine Zeitlang mit sich selbst beschäftigen, lernt sich und seine Fähigkeiten kennen. Größte Aufmerksamkeit für sich und sein Tun!

Abb. 29b

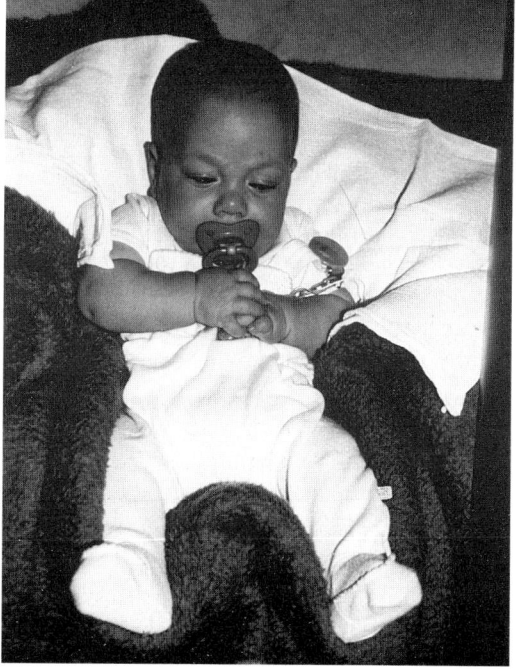

Vorteile des Autoschlauches — Sehr hypertone Kinder tolerieren die Korrektur häufig deswegen, weil sie nicht fest fixiert in der gebeugten und symmetrischen Haltung ausharren müssen. Wenn sie wollen, können sie geringfügig in die Streckung zurückweichen, um dann mit einem Ausatmungsseufzer (Entspannung) wieder in die vorgegebene Ausgangsstellung zurückzukehren.
Der aufgeblasene Schlauch verteilt den Druck und gibt bei Spannungsaufbau nach.

Nachteile des Autoschlauches — Wenn der Kopf extensiv die Streckung einleitet, rutschen die Kinder häufig in totale Überstreckung aus dem Autoreifen heraus. Manchmal hilft es, den gesamten Schlauch dann etwas schräg aufzustellen.

Weitere Anwendungen — Gegebenenfalls läßt sich der Autoschlauch auch zur Unterstützung des Schneidersitzes einsetzen.
Wenn man zwei Reifen aufeinander legt, ist das eine mögliche Spielausgangssituation, bei der Kinder ohne Gefahr Gleichgewichtsübungen probieren können.

5.4 Lagerung in einer Schaumstoffmatratze

Anfertigung — In eine normale Schaumstoffmatratze wird mit dem Messer eine Ausbuchtung geschnitten.
Das Ausschneiden dieser Mulde geschieht sehr körpergerecht, d.h. nach der exakten Rumpfgröße des Kindes. Überall muß eine gute Anlage am Rumpf des Kindes sein. Es ist darauf zu achten, daß die gesamte Schulterbreite ausgehöhlt wird, damit über eine gute Ablage der Schultern der Kopf in die Beugung gebracht wird!
Die Rumpfaushöhlung wird dann wieder schmaler ausgeschnitten.
Bei stark ausgeprägtem Hinterkopf (häufig sind das Kinder nach einer Frühgeburt), hilft es meistens, wenn unter dem Hinterkopf des Kindes eine extra Ausmuldung in die Schaumstoffmatratze geschnitten wird.
Die Aushöhlung geht mit jedem Messer. Am einfachsten ist die Verwendung eines elektrischen Messers.

Funktion und Wirkungsweise — Indem wir langsam die Aushöhlung der Matratze erweitern, erhält das Kind die Möglichkeit, sich an die gebeugtere Haltung zu gewöhnen. Dies ist eine angenehme Lagerungshilfe. Durch die rumpfnahe Ausformung gibt es

dem Kinde die Möglichkeit, sich mit dem Kopf in gebeugter Haltung abzulegen. Es ist eine gute Einschlafhilfe für das Kind.
Häufig ist es aber auch eine gute Lagerungshilfe für das Kind und vereinfacht die Nahrungsaufnahme und das Trinken.
Das, was die hohe Toleranz dabei ausmacht, ist die Tatsache, daß das Kind die Beugung annehmen kann, aber nicht durch Gurte oder Druck und Zug dazu »gezwungen« wird.
Bei dem geringsten »Störmanöver« kann und darf das Kind sich wieder strecken, um mit dem nächsten Ausatmen (in der Spannung nachgeben), wieder in die vorgegebene Mulde hineinzugleiten.

■ Sehr hyperexzitable Kinder können stabile Haltungen anfänglich nicht lange tolerieren. Sie sind schnell irritierbar, strecken sich, weinen viel und »verlieren« sich, weil ihnen die adäquate Möglichkeit fehlt, sich ruhig abzulegen, sich selbst zu organisieren.
Sie gilt es vorsichtig, ihrem Tempo und Vermögen nach, an die Beugung und Symmetrie zu gewöhnen, d. h. sich ablegen zu können. **Zielgruppe**

Dieses Mädchen ist schnell zu irritieren *(Abb. 30)*. **Anwendung**
Jede Aktivität im Hause behindert sie am Saugen, sie verschluckt sich häufig, deswegen u. a. die Sonde.

Abb. 30

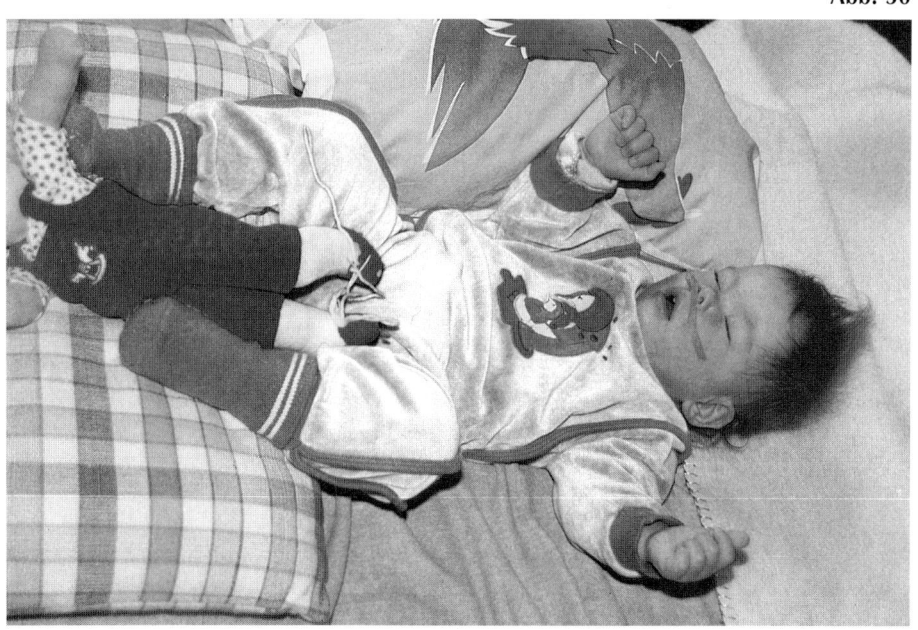

Fixierte Lagerung, wie z. B. den Autoschlauch, konnte sie noch nicht akzeptieren.

Das Kind liegt mit seinem Rumpf exakt über der Ausmuldung in dieser Schaumstoffmatratze. So kann das Mädchen sich selbst entscheiden, ob es der Beugung nachgeben, oder ob es sich strecken möchte.

Das Mädchen genoß es offensichtlich, ohne Druck oder Zug die entspannte Haltung (nämlich die Beugung) eine längere Zeit beizubehalten.

Nach einer kurzen Eingewöhnungszeit ließ das Mädchen es sich gefallen, daß ich seine Beine zusätzlich noch mit einem extra Kissen unterlegte. Diese vermehrte Beugung verschafft ihr eine bessere Beckenaufrichtung. An den Armen war die Unterlage mit (dünneren) Kissen noch nicht möglich. Dennoch das Ergebnis: Nach kurzer Zeit schlief sie ein!

Dieser Junge *(s. Abb. 31)* schafft es nicht, seinen Kopf in der Mitte zu halten, die Hände aneinander zu bringen oder an den Mund zu führen.
Jede Bewegung der Beine löst das »Nach-hinten-Schieben« des Kopfes aus und umgekehrt.
Ihm haben wir eine Matratze ausgehöhlt. Hier liegt er in Symmetrie und Beugung. Seine Hände können sich berühren *(Abb. 32)*.
Insgesamt für ihn eine sehr starre Position, was sich aber dadurch verändern läßt, daß man die Lagerung aufhängt. So erfährt das Kind bei guter Lagerung gleichzeitig auch Bewegung. Dies heißt enorme Entlastung des Rückens der Mutter, weil das Kind weniger getragen werden muß.

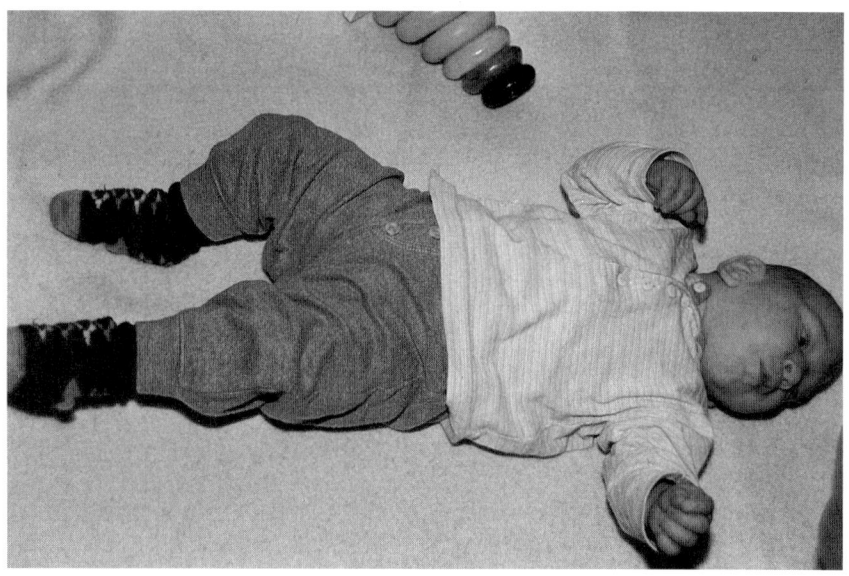

Abb. 31

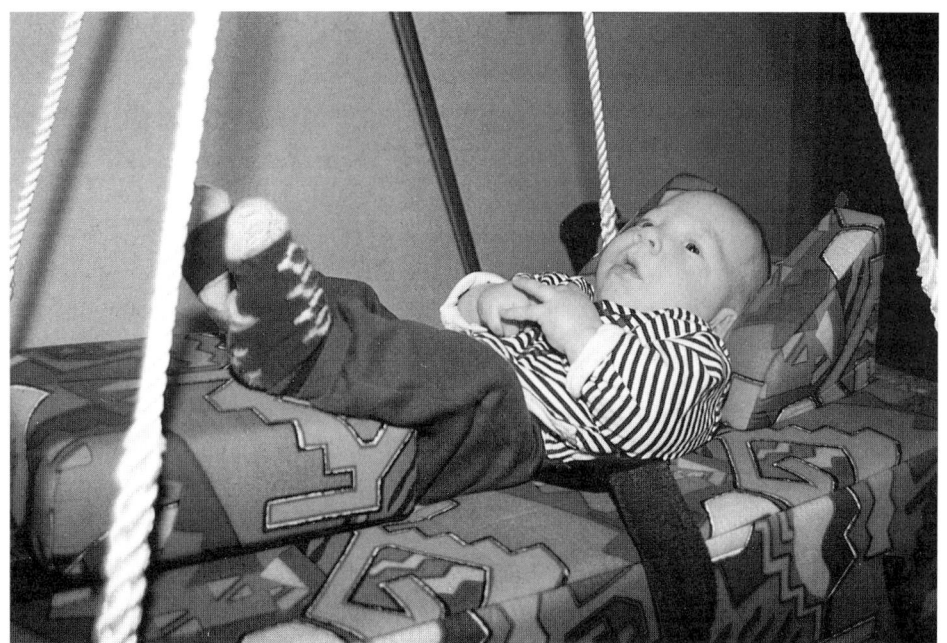

Abb. 32

5.5 Lagerung mit dem Corpomed®-Gesundheitskissen

Das Corpomed®-Gesundheitskissen ist über den Fachhandel zu beziehen. Es ist in einer Muldenform zugeschnitten und mit kleinen Styroporkugeln gefüllt.

Anfertigung

Diese Lagerungshilfe ist universell einsetzbar. Alle Positionen wie Rücken-/Bauch-/Seitlage und das Sitzen können damit unterstützt werden.

Funktion und Auswirkung

Korrigierender Einfluß

- Symmetrie der gesamten Wirbelsäule
- Beugung des Schultergürtels und der Hüfte
- Abduktion der Beine

Erleichternder Einfluß

- Lagerungshilfe beim Trinken
- Möglichkeit, mit den Händen zu spielen.

Zielgruppen
- Das Corpomed®-Kissen eignet sich fast für alle Kinder, die eine spezielle Lagerung nötig haben.
- Dem bewegungsunruhigen Kinde verhilft es zu mehr Stabilität.
- Für das streckspastische Kind kann man mit dem Corpomed®-Kissen in den verschiedensten Positionen sehr vielfältige inhibitorische Lagerungen erreichen.
- Das athetotische Kind erfährt dadurch symmetrische Begrenzungen.
- Dem hyperexzitablen Kinde verhilft es durch die Begrenzung zu mehr Ruhe.

Nachteile des Corpomed®-Lagerungskissens
- Wenn die Kinder sehr geräuschempfindlich sind, ist die Lagerung mit dem Corpomed®-Kissen manchmal nicht möglich.
- Gravierender aber ist die Tatsache, daß die Styroporkugeln sehr wärmen. Viele Kinder (besonders Kinder mit einer Athetose) beginnen in dieser Lagerung extrem zu schwitzen.

Anwendung

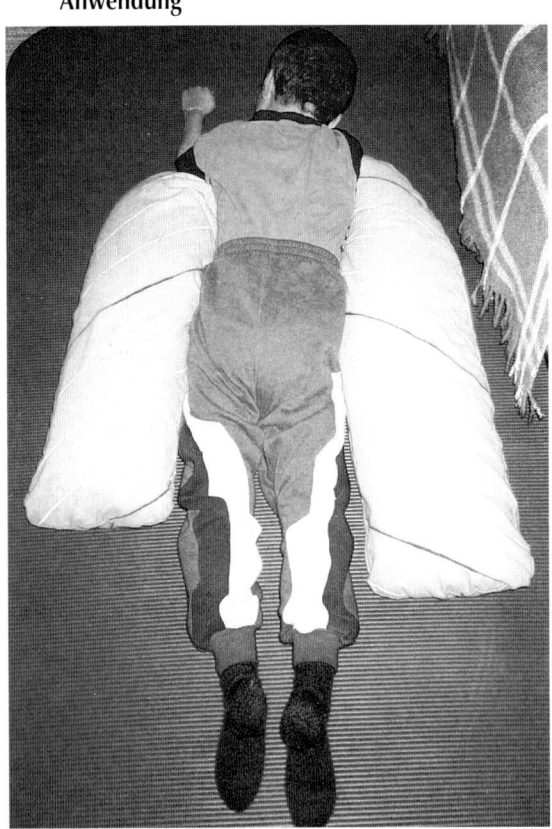

Dies ist eine Möglichkeit, ein streckspastisches Kind in der Bauchlage zu lagern *(Abb. 33)*.

Indem der Junge mit seinem Körpergewicht auf dem Lagerungskissen aufliegt, stabilisiert er das Corpomed®-Kissen. Seine Arme werden durch die Lagerung vorne gehalten. Der Brustkorb ist auf dem Lagerungskissen abgelegt, sein Kopf kann der Schwerkraft nach immer weiter in die Beugung absinken.

Abb. 33

Wenn es aber stört, daß sich das Material ständig in seiner Form verändert, so kann man beide Seiten miteinander fixieren. Indem man das Corpomed®-Kissen mit einem Tuch an den Enden zusammenbindet, bekommt die Füllung des Corpomed®-Kissens mehr Stabilität.
Eine korrigierende Maßnahme wird so möglich.

Wir haben inzwischen das Tuch durch einen extra dafür gefertigten Gurt ersetzt.

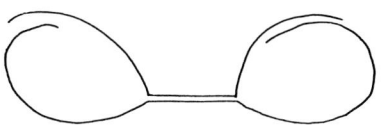

Das Kind liegt auf dem dünnen Mittelteil. Durch aufklettbare Einzelblöcke (gefertigt aus Schaumstoff) kann man, wenn erforderlich, das Mittelteil noch aufpolstern.

Die beiden Rundungen an den Seiten sind wieder aus Flausch und Klette und lassen sich so an jedes Corpomed®-Kissen anlegen. Eventuell kann man auch bei größeren Kindern, die zur Lagerung schon zwei Kissen benötigen, mit dem Zusatzgurt diese beiden miteinander verbinden.
Dieser Junge hat eine schwere Bewegungsstörung mit einer Hüftluxation (Abb. 34). Jeder Versuch, die Arme auch nur geringfügig zu bewegen, löst diese Strecktendenzen aus.

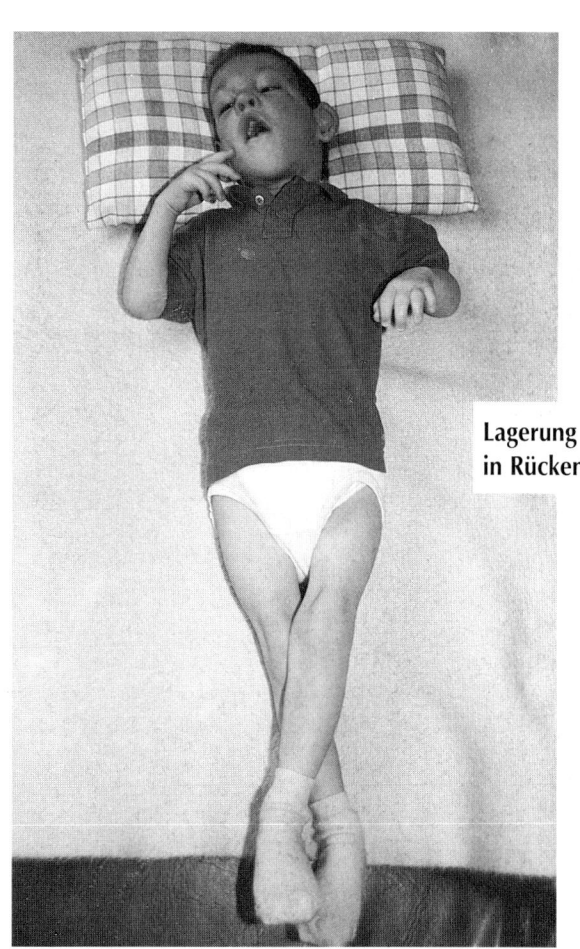

Lagerung in Rückenlage

Abb. 34

Lagerung im Corpomed®-Kissen verhilft dem Jungen zu mehr Beugung im Oberkörper *(Abb. 35a)*.

Der Gurt wird in der Höhe des Beckens am Corpomed®-Kissen fixiert. Dies verhindert das Durchstrecken der Beine und führt schon so zu mehr Beugung in den Beinen. Dadurch kann das Becken sich deutlich aufrichten.

Der Junge toleriert die Beugung.

Mit dem quadratischen Kissen, welches relativ prall mit Schaumstoffflocken gefüllt ist, kann man jetzt die Beine noch mehr in die Abduktion bekommen *(Abb. 35b)*.

Jetzt stimmt auch die Rumpflänge des Kindes mit dem Gurtabstand exakter überein. Durch die so insgesamt gewonnene Spannung des Corpomed®-Kissens formt sich auch die Umrandung dichter an den Rumpf des Kindes. Die Styroporkugeln in dem Corpomed®-Kissen liegen jetzt noch fester an. So läßt sich eine deutlichere Korrektur des Rumpfes, besonders an seiner linken Körperhälfte, erreichen.

Abb. 35a

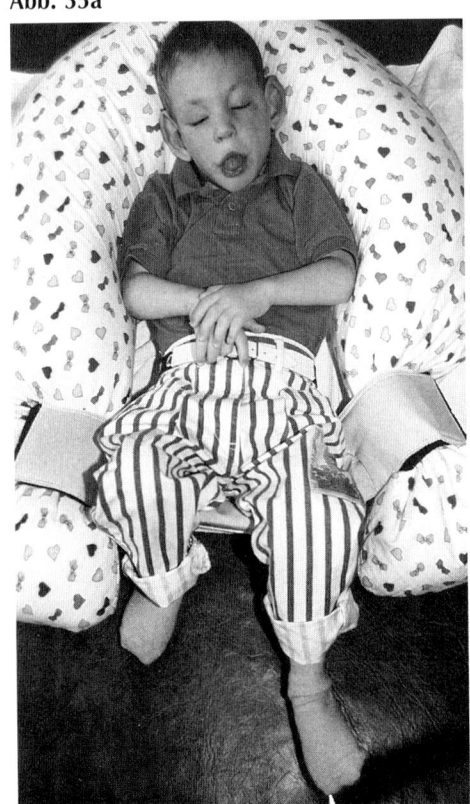

Abb. 35b

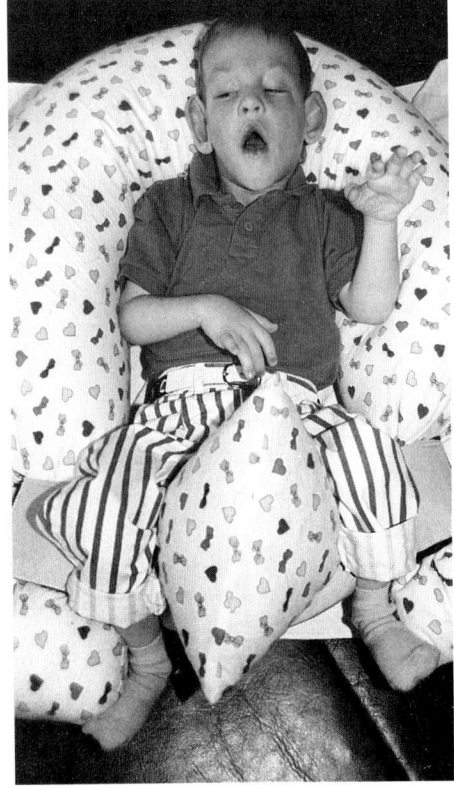

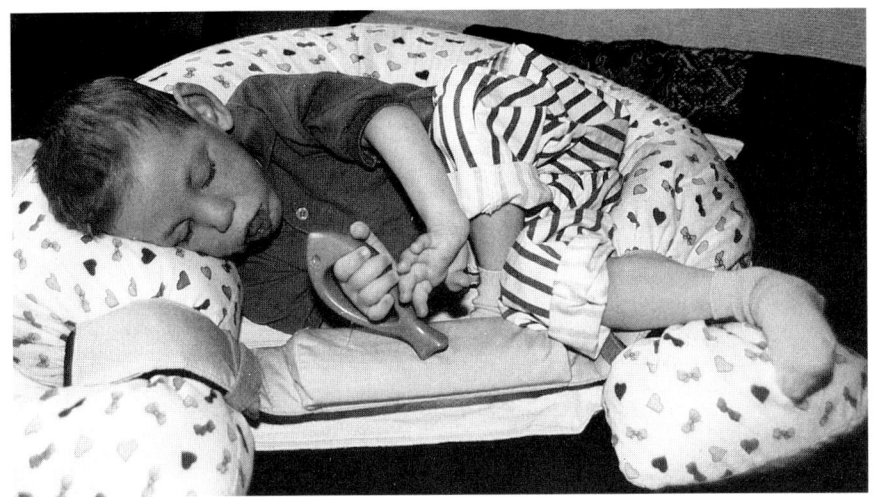

Abb. 35c

Lagerung in Seitlage

In dieser Position hat der Junge eine gute Anlagerung mit seinem Rücken in die symmetrische Beugung *(Abb. 35c)*. Die Hände des Jungen haben zum erstenmal die Möglichkeit, zum Spielen zusammenzukommen. Das oben liegende Bein kann über dem Corpomed®-Kissen abgelegt oder, wie im Foto, über extreme Außenrotation, Abduktion und Beugung vorne vor dem anderen Beine abgestellt werden!

Durch den Gurt rutscht das oben liegende Bein nicht nach vorn in die Streckung, und so kann der Fuß Erfahrung mit der Unterlage machen. Das unten liegende Bein ist angebeugt, der Oberschenkel liegt auf der Matte, der Unterschenkel auf dem Corpomed®-Kissen. Es besteht die Tendenz zur Außenrotation des Beines. Natürlich läßt sich aber auch das unten liegende Bein zwischen Matte und dem Corpomed®-Kissen lagern.

5.6 Lagerung im Physioform®-Lagerungskeil

Anfertigung Der Physioform®-Lagerungskeil ist über den Fachhandel zu beziehen. Das Material ist aus besonders festem Schaumstoff, der mit Kunstleder überzogen ist. Es handelt sich dabei um einen Lagerungskeil, bei dem alle Elemente mit Klette und Flausch individuell für jedes Kind, aber nach dem jeweiligen funktionellen Gebrauch, anzubringen oder wieder zu variieren sind.

Der Physioform®-Lagerungskeil ist, wenn er »eingerichtet« ist, schnell und einfach mit einem Spannbettuch oder auch einer Wolldecke zu überziehen. Dies gewährleistet, daß die Kinder nicht direkt auf dem Kunstleder liegen.

Nur zum Fotografieren habe ich in aller Regel die Wolldecke oder das Laken heruntergenommen, damit die Auswahl der Einzelelemente besser zu erkennen ist.

Funktion und Auswirkung Der Physioform®-Lagerungskeil besteht aus einer keilförmigen Grundplatte. Auf dieser Platte können die verschiedensten Einzelelemente angebracht werden. Hier bewährt sich ganz besonders die Funktionalität, die Praktikabilität, die leichte Pflege und schnelle Veränderbarkeit der Position. Der Physioform®-Lagerungskeil verhilft dem Kinde zu Eigenaktivität wie auch zu guter, korrigierter Lagerung. Oft ist er eine Nachtlagerung (weil in allen Positionen möglich), in der die Kinder sich noch in einem gewissen Maße bewegen können.

Zielgruppen
- Der Physioform®-Lagerungskeil ist bei allen bewegungsgestörten Kindern zu verwenden, die z. B. wegen der tonischen Reaktion inhibitorische Lagerung benötigen.
- Im Kindergartenalter ist es oft ein Mittel der Wahl, mit dem das zerebralparetische Kind zwar korrigiert, aber mit in der Kindergruppe sein kann.
- Häufig ermöglicht die Lagerung auf dem Keil dem schwer mehrfachbehinderten Kinde überhaupt erst Eigenaktivität.

Anwendung Das Mädchen ist unfähig, sich gezielt zu bewegen. Jeder Versuch, die Hände in den Mund zu bekommen, löst enorme Verspannungen aus (Abb. 36a).

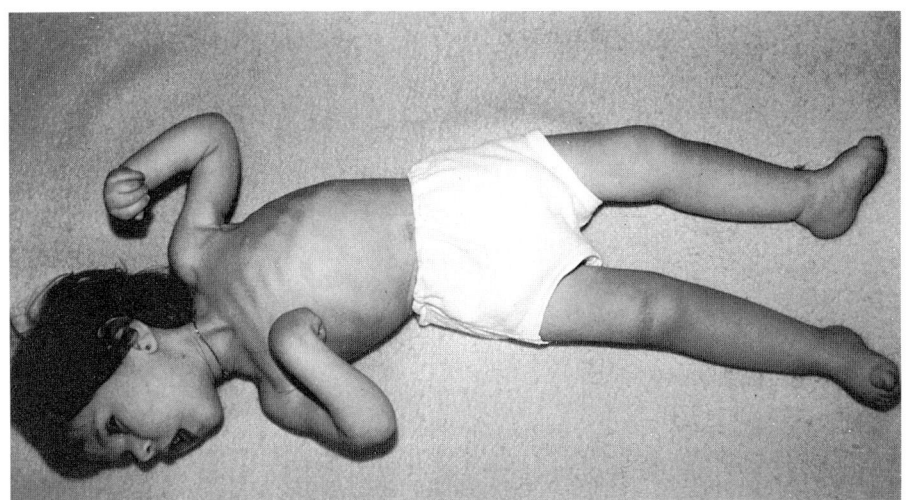

Abb. 36a

Eine mögliche symmetrische Lagerung im Physioform®-Lagerungskeil: Der Rumpf wird durch die beiden Puppen abgestützt. (Ich finde die Puppen schön, das Material ist hautfreundlich und waschbar, und die Großeltern freut es, ihrem Enkelkind etwas gezielt schenken zu können). Gleichzeitig heben die Puppen die Oberarme nach vorne an. So kann das Kind die Hand an den Mund bekommen. Durch die Halbrolle und den zusätzlichen Dreieckskeil werden die Beine angebeugt *(Abb. 36b)*.

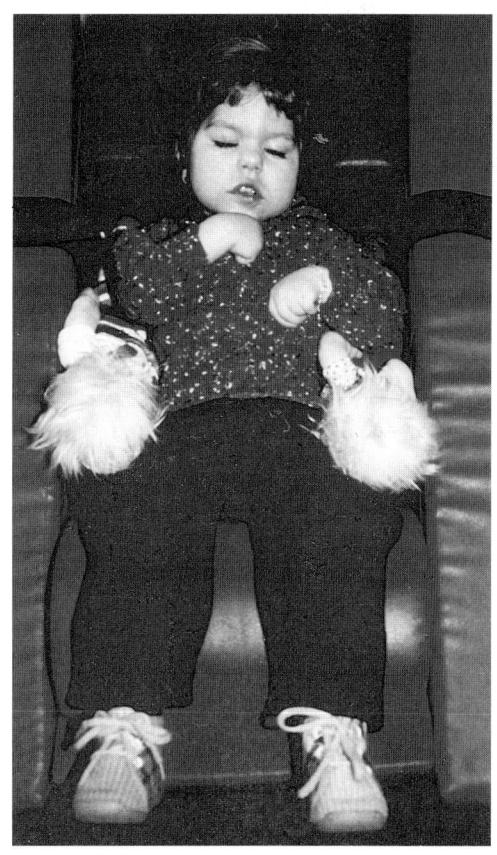

Abb. 36b

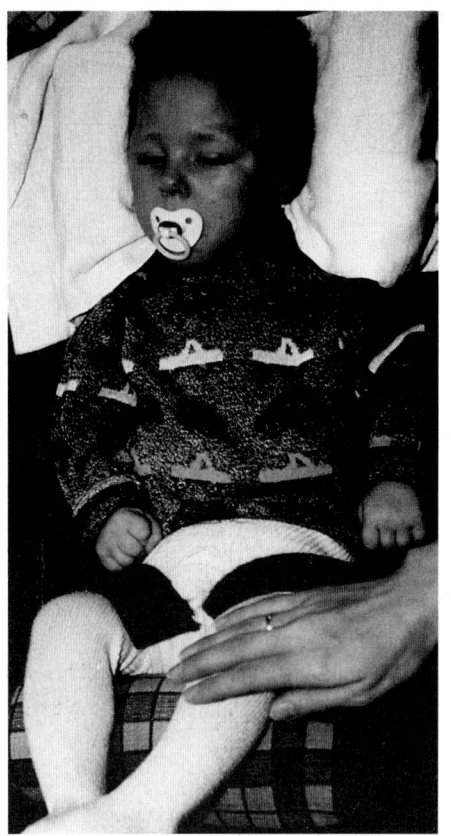

Dieser Junge hat eine so starke Überstreckungstendenz der Beine, daß die Halbrolle allein nicht ausreicht. Der Junge hebelt sich mit der Beinstreckung in die asymmetrische Streckung.

Für ihn ist es sinnvoll, ein rechteckiges Kissen zusammenzurollen. Die Weichheit des Materials läßt einen gewissen Grad an Streckung zu, ohne daß die Streckung im gesamten Rumpfbereich zu vermehrtem Spannungsaufbau führt. Gegen das starke Überkreuzen der Beine hilft hier die Sitzhose *(Abb. 37)*. Auch die weiße Sitzhose wird mit Klette am Grundkeil fixiert. Beim täglichen Gebrauch sind dann nur die roten Klettbänder zu öffnen. So holt man das Kind schnell heraus, ohne jedesmal die Position der Sitzhose wieder neu festzulegen. Beim ersten Anlegen der Sitzhose ist aber auf die exakte Zugrichtung der roten Gurte zu achten.

Abb. 37

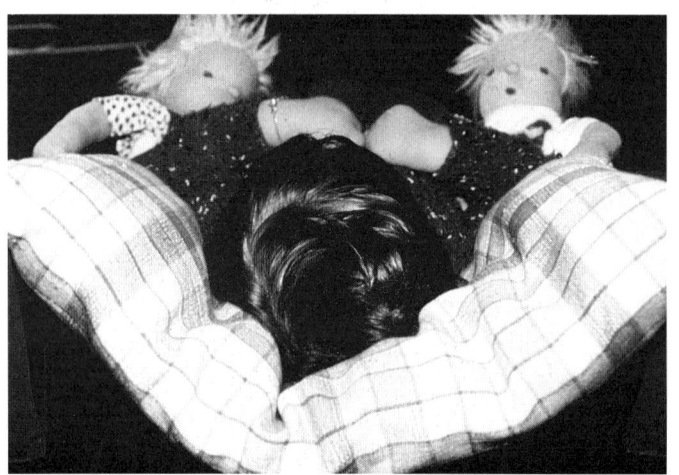

Lagerung zur Kopfkorrektur im Physioform®-Lagerungskeil

Am einfachsten ist das rechteckige Kissen. Das Mädchen kann zum einen durch die seitliche Begrenzung des Keils seinen Kopf in der so gebildeten Mulde ablegen (Betonung der Symmetrie).

Zum anderen sind alle anderen Kopfbewegungen auch möglich, vorausgesetzt, die Kinder können oder wollen es. Deutlich kann man hier sehen, welchen Vorzug ein *längliches, rechteckiges* Kissen hat *(Abb. 38)*.
Von einem rechteckigen Kissen kann der Kopf nicht so schnell abgleiten, da er auf einer größeren, flächigeren Ebene, bei guter Kopfbeugung, aufliegt. Ein quadratisches Kissen beugt auch den Kopf an. Wenn sich das Kind bewegt (unser eigentlicher Wunsch), dann rutscht aber meistens der Kopf zur Seite und damit vom Kissen herunter.

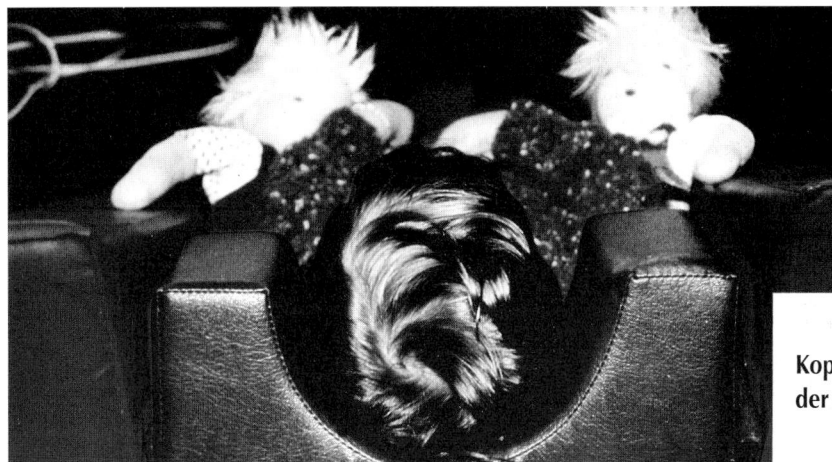

Kopfkorrektur mit der Muldenform

Abb. 39a

Diese weich angerundete Mulde läßt den Kopf schon der Schwere nach in der Mitte liegen, hindert aber auch nicht die Drehbewegung des Kopfes *(Abb. 39a)*.
Wenn die Beugung der Halswirbelsäule noch nicht ausreicht, z. B. bei einem kleinen Kopfumfang, kann man die Muldenform mit dem kleinen Dreieckskeil unterlagern *(Abb. 39b)*.

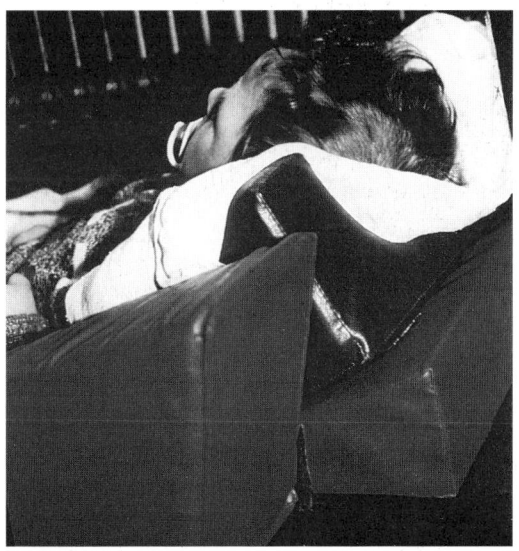

Abb. 39b

119

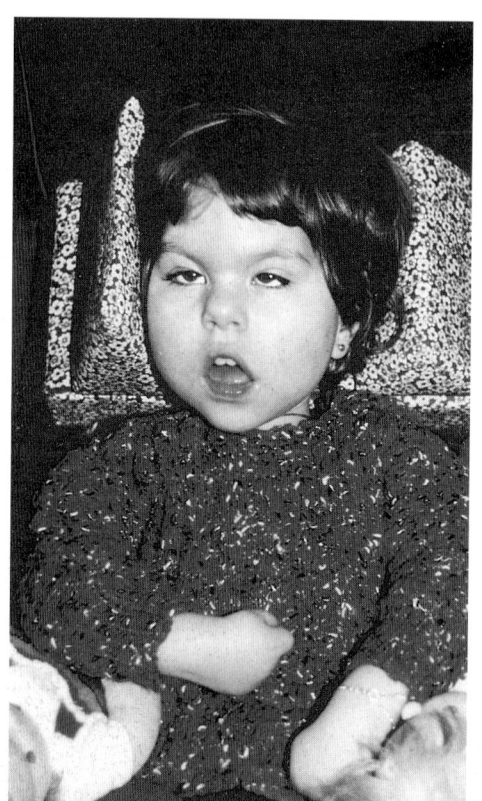

Bei einer stark ausgeprägten Prädilektionshaltung (= Vorzugshaltung, in diesem Falle nach rechts) kann ein asymmetrisch angefertigtes Hinterhauptpolster Abhilfe leisten *(Abb. 39c)*. Beide Seitenkeile sind aufklettbar und somit variabel anzubringen.

Abb. 39c

Diese Lagerung des Kopfes in Seitlage zeigt die gerade Wirbelsäule, einschließlich der Halswirbelsäule, bei gleichzeitig physiologischer Lagerung der Schultern und Arme. Dies führt zur Entlastungslage für den unten liegenden Arm *(Abb. 40)*.

Abb. 40

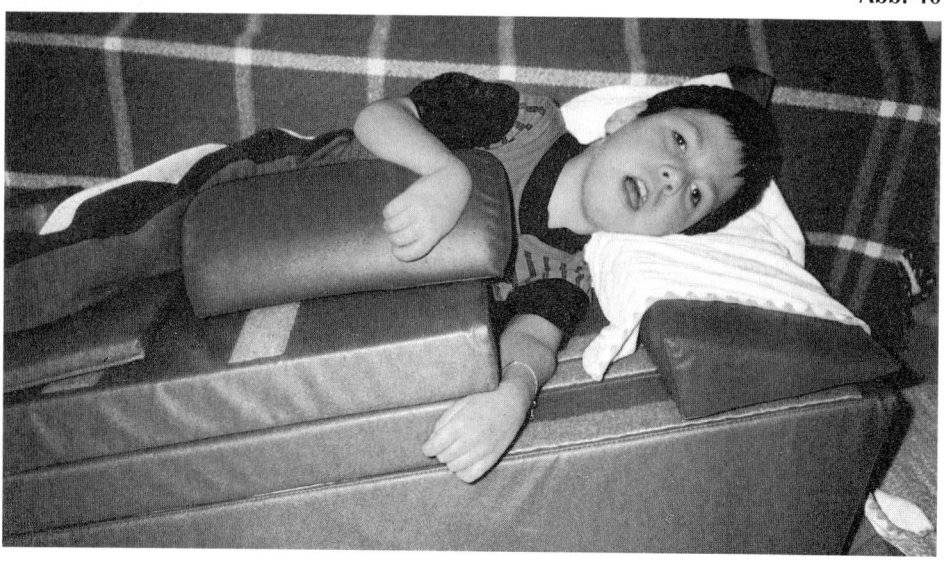

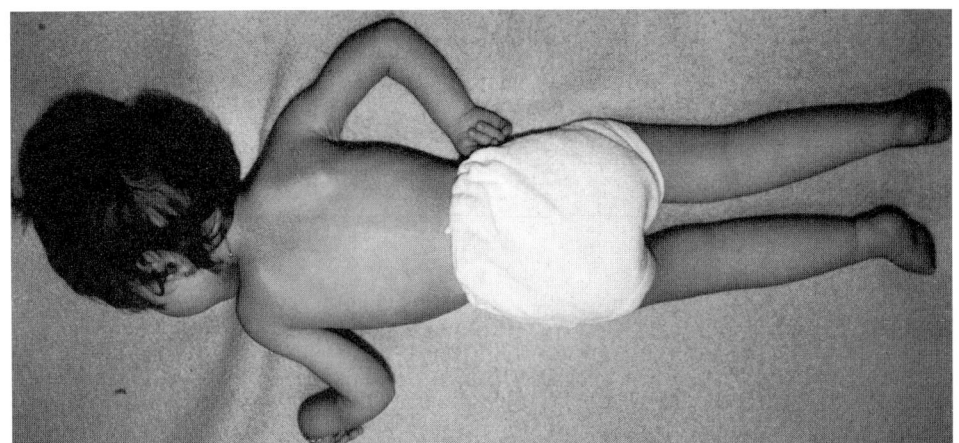

Abb. 41 △

Abb. 42a ▽

Das Mädchen kann nicht den Kopf heben und zur Seite drehen *(Abb. 41)*. Allein schafft es es nicht, die Schultern soweit aufzurichten, daß es die Arme nach vorne heben könnte.

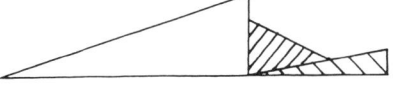

Hier sind die Oberarme extra unterlegt. Diese relativ gerade Bauchlage ist für das Mädchen noch nicht bequem genug, um locker lassen zu können *(Abb. 42a)*. (Die Dehnung des vorderen Brustmuskels ist zu stark). Man sieht noch die Anstrengung in der Halsmuskulatur.

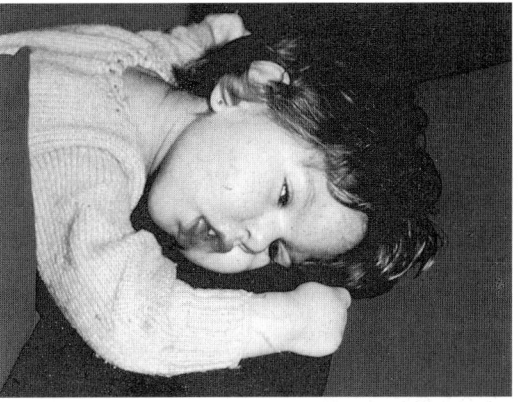

Abb. 42b ▽

Hier hängen die Arme weiter herunter in Beugung. Der Kopf wird entspannter auf der Unterlage abgelegt *(Abb. 42b)*.

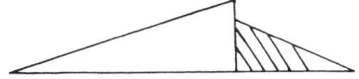

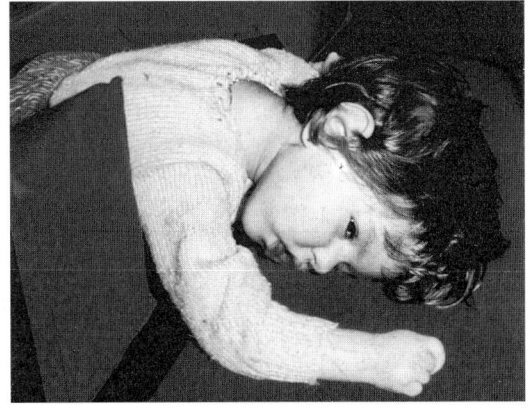

Bei all den schon gezeigten Fotobeispielen wird deutlich, wie wichtig die variable Korrespondenz zwischen Flausch und Klette sein muß.

BEISPIEL Der Keil unter der Muldenform, der Unterlagerungskeil für die Unterarme in Bauchlage, würde ohne Klette sofort wieder verrutschen. Andererseits lassen sich durch diese variable Fixierung ständig Veränderungen anbringen und ermöglichen somit diesen vielseitigen Einsatz, ohne daß auch nur ein Lagerungsteil nicht wieder durch Klette fixiert ist.

Im Gebrauch wird man feststellen, daß trotz dieser Variabilität niemals der »hakende« Klettstreifen so angebracht ist, daß er an der Kleidung haftet.

Lagerung in Seitenlage Die Fotoserie *(Abb. 43a–b)* zeigt, wie eine Lagerung »eingerichtet« und – mit nur einer Wolldecke – es zu einer angenehmen Lagerung wird, ohne daß die Wirkung der Einzelteile dadurch beeinträchtigt oder sogar aufgehoben wird.

Abb. 43a

Abb. 43b

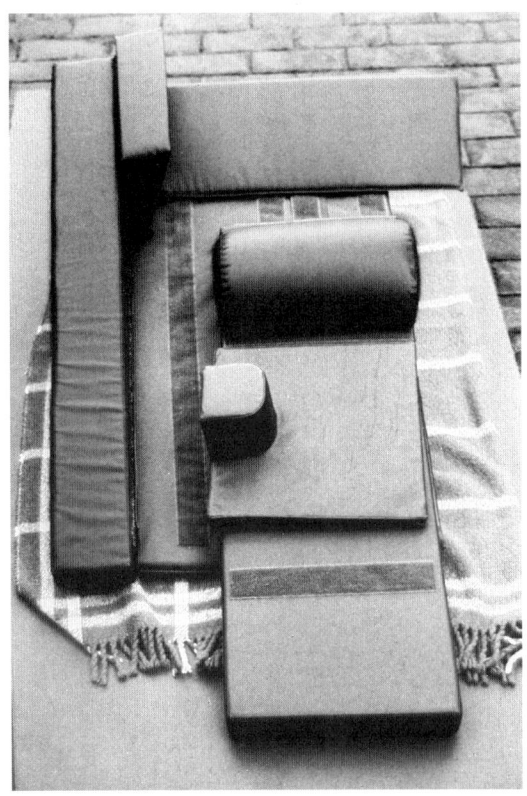
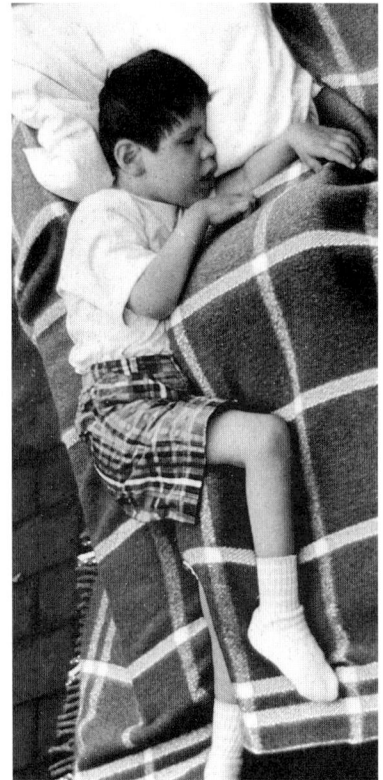

Für die Seitlage wurde ein seitlicher Begrenzungsblock entfernt.
Um den Kopf in der Mittelstellung der Halswirbelsäule zu lagern wird der längliche Keil auf die Grundplatte fixiert.
Der kleine rote Keil unterstützt die Nackenstreckung (Kopf nach vorne). Dies ist nur in Verbindung mit der Halbrolle wirkungsvoll. Indem sie den Rumpf des Jungen in aufrechter Haltung »abstützt«, kann der Kopf nicht nach hinten (= opisthotone Haltung) abgleiten. Zusätzlich unterstützt die Halbrolle die Lagerung der Armhaltung.
Beim unten liegenden Arm verhindert sie das Zurückziehen, bietet aber gleichzeitig dem oben liegenden Arm eine Ablage. Der Oberarm bleibt so dicht am Körper und verhindert, daß das Gewicht des Armes den Oberkörper des Jungen »nach unten« zieht. Dies wiederum unterstützt die gestrecktere Rumpfhaltung in der Seitlage.
Unterlagert man den Abduktionsblock mit einer Keilerhöhung, läßt sich das oben liegende Bein in Mittelstellung (= Vermeidung der Innenrotation) und in allen Gelenken gebeugt ablegen, während das unten liegende gestreckt auf dem Physioform®-Lagerungskeil aufliegt *(Abb. 43a)*.
Unter dem Gesicht liegt ein waschbares Kopfkissen. Dies ist angenehmer für das Kind und bewährt sich aus hygienischen Gründen, da in aller Regel der Speichel aus dem Mund läuft *(Abb. 43b)*!

Die folgenden Fotos zeigen die Idee einer Mutter. Dem Jungen mit einer Choreoathetose fällt es schwer, sich zu stützen, den Kopf anzuheben. Sein Bewegungsmuster ist geprägt durch asymmetrisch ausgeprägte, tonische Reaktionen *(Abb. 44a)*.

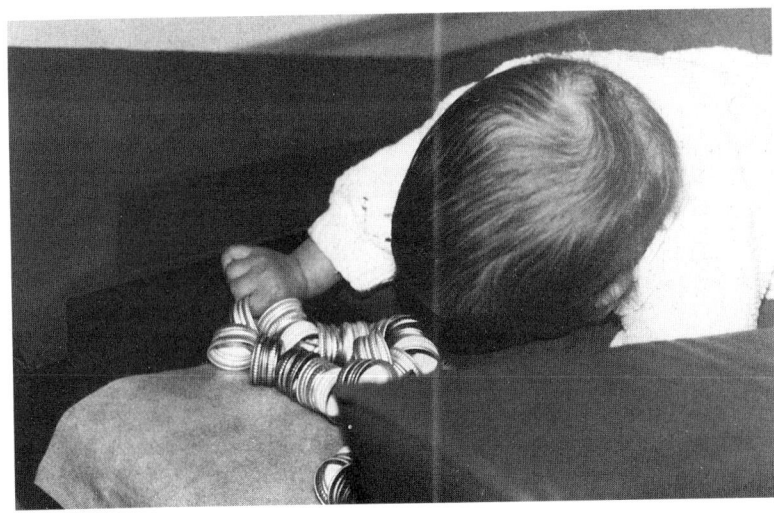

Abb. 44a

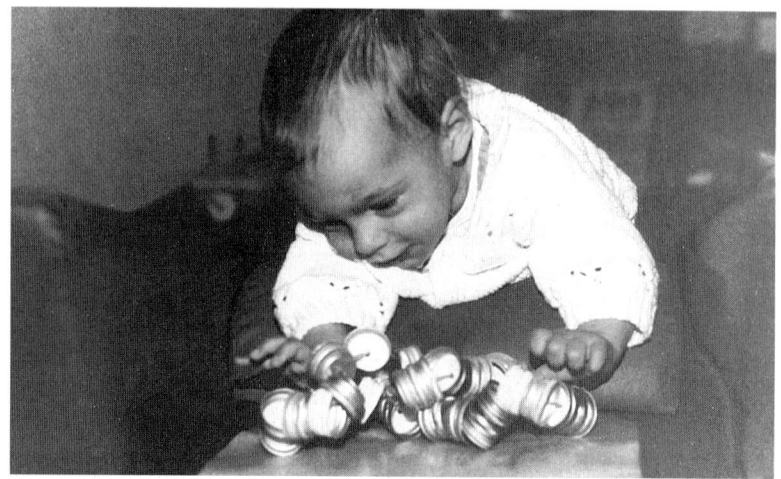

Abb. 44b

Indem die Mutter ihm durch das Halbrund, das eigentlich zur Unterlagerung der Knie gedacht ist, eine höhere Ausgangsposition verschafft (Gewichtsverlagerung nach unten, in Richtung der Füße), wird ihm das Kopfhalten erleichtert *(Abb. 44b)*.

Vor dem Halbrund auf dem Grundkeil liegt eine Nicht-Rutsch-Folie. Die Arme und Hände, die sonst dazu neigen »wegzufliegen«, erfahren hier mehr Reibungswiderstand. Das verzögert das Wegrutschen und macht einen längeren Armstütz möglich *(Abb. 44c)*. Dieser Armstütz wiederum verhilft ihm zum vollendeten Abheben des Kopfes in die gerade Verlängerung der Wirbelsäule.

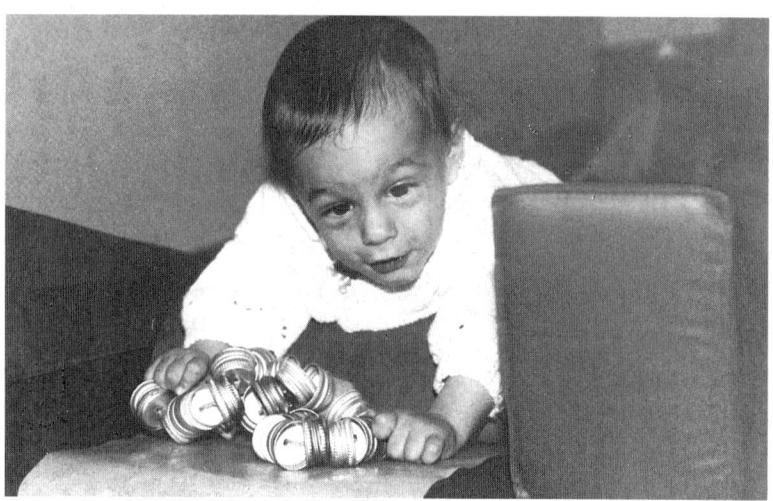

Abb. 44c

Die Fotoserie *(Abb. 45a–d)* zeigt, wie individuell Bedürfnisse der Kinder und Eltern sein können und wie variantenreich man den Lagerungskeil in diesem Falle einsetzen konnte, um den Wunsch des Kindes zu erfüllen *(Abb. 45a)*. Dieses Mädchen kann nicht gezielt seine Arme und Hände einsetzen. Sie saugt gerne am Schnuller, aber bei der leisesten Zuckung (Anfallsphänomene?) verlor sie ihn wieder. Ständig schoben die Eltern ihn wieder in den Mund.

Die Seitlage brachte zwar die Hände näher an den Mund und war als Lage gut, aber so rutscht der Schnuller noch aus dem Mund *(Abb. 45b)*.

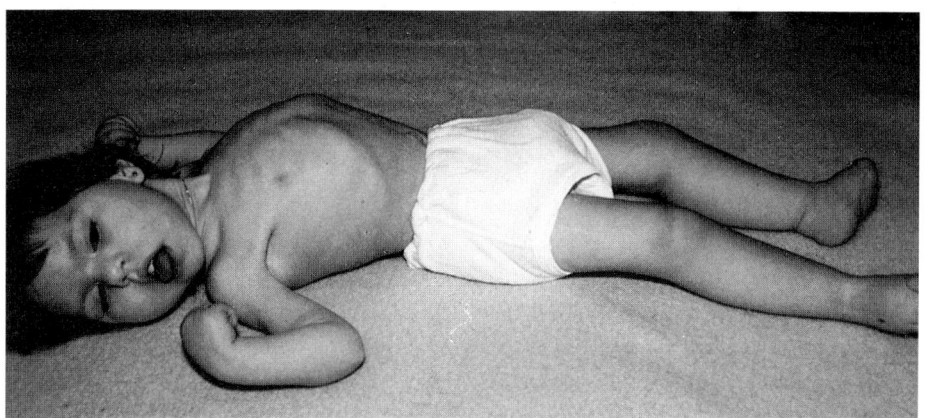

Abb. 45a △   **Abb. 45b** ▽

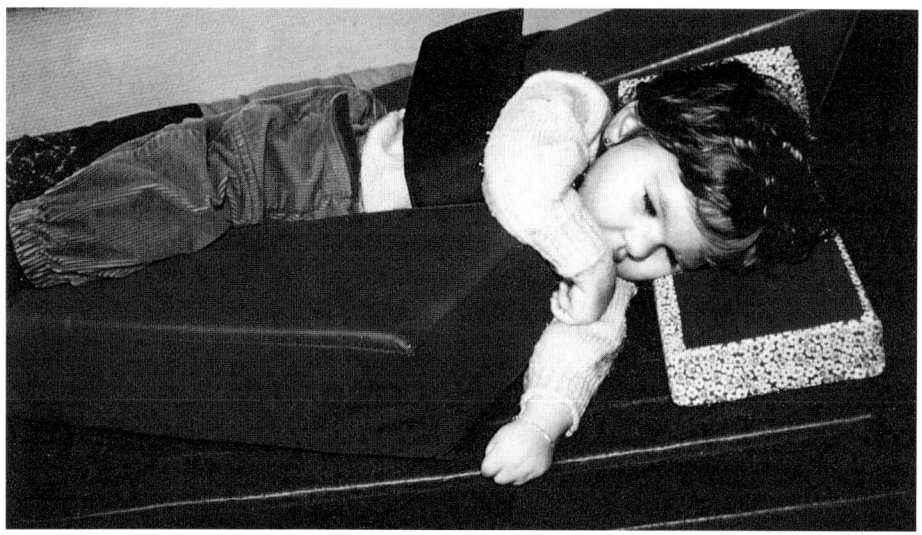

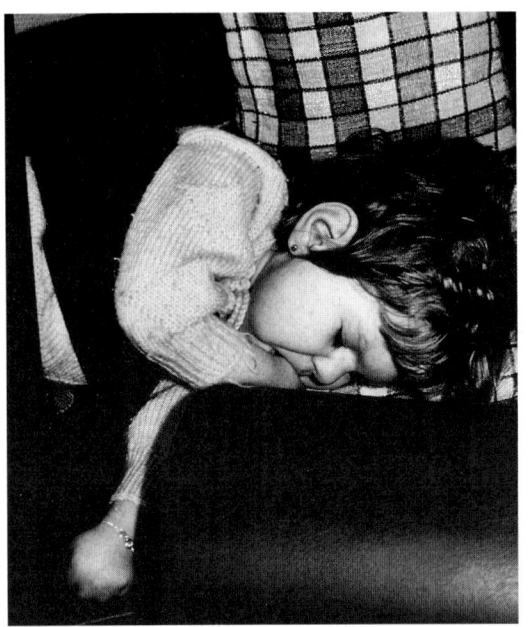

Mit der einen Hälfte des rechteckigen Kissens wird der Kopf unterlegt, mit der anderen Hälfte auch der Hinterkopf. Dies führt zur Beugung der Halswirbelsäule *(Abb. 45c)*.
Als Lagerung ist die Position gut, aber wenn das Kind wieder zuckt, läßt das weiche Kissen zuviel an Bewegung zu. Die Hand ist trotz Begrenzung durch das Halbrund noch zu weit vom Mund entfernt. Die Gesichtszüge sind noch nach wie vor angespannt.

Abb. 45c

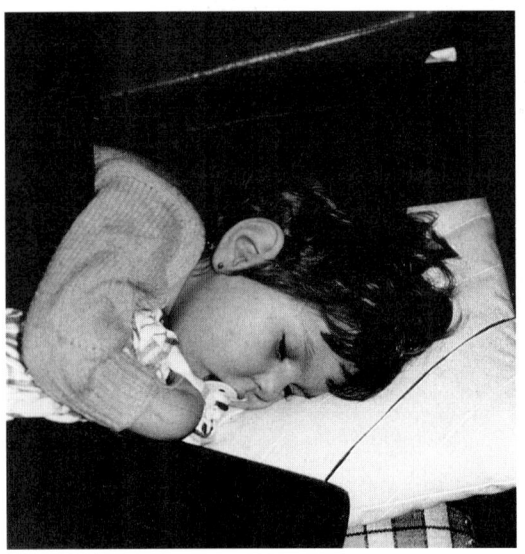

Das Kissen liegt jetzt nur noch unter dem Kopf *(Abb. 45d)*. Als Hinterhauptpolster wurde eine Rumpfpelotte, doppelt geklettet, benutzt. Die Begrenzung vom Hinterkopf einerseits, aber auch von vorne durch das Halbrund, verhelfen dem Mädchen zu einem längeren Schnullern. Beachte die entspannten Gesichtszüge.

Abb. 45d

Nur so ist es möglich, daß die Mutter über einen längeren Zeitraum zu Hause ein zufriedenes Kind hat. Das Kind erlangt auf diese Weise einen gewissen Grad an Eigenständigkeit. Die Mutter erhält die ihre in solchen Situationen wieder zurück.

Ein gelungenes Beispiel dafür, wie die Mutter spielerisch (mit dem eher unkonventionell eingesetzten Lagerungskeil) die pathologischen Bewegungsanteile hemmen kann. Der Junge wird nicht durch das ewige Davonfliegen des Spielzeugs frustiert. Die Mutter hilft nur bei der Rumpfstabilisation *(Abb. 46)*.

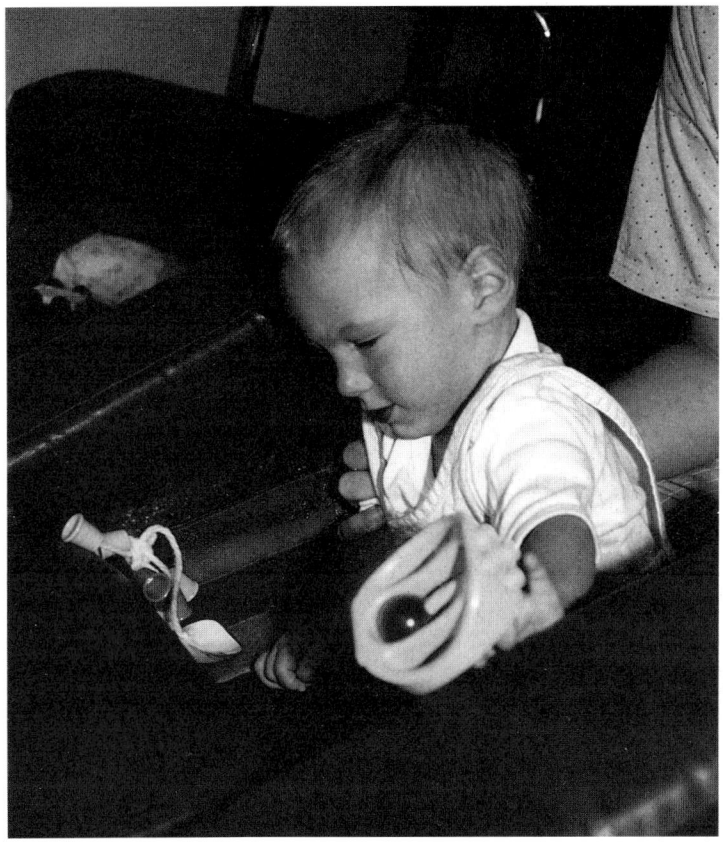

Abb. 46

5.7 Lagerung im Stehständer

Neurophysiologische Überlegungen zur Auswahl des Stehständers

Einige zerebral bewegungsgestörte Kinder erreichen niemals allein den freien Stand oder kommen erst sehr viel später in diese Position!
Was veranlaßt uns, diese Kinder schon vorher mit Hilfen aufzurichten? Ziel der Physiotherapie beim zerebral bewegungsgestörten Kinde ist es, ihm zu helfen, Anteile physiologischer Bewegungen zu erlangen. Die pathologischen Bewegungen und Haltungen sollten für das Kind nicht beherrschend werden, so daß die weitere motorische Entwicklung nicht oder nicht nur mit pathologischen Bewegungsanteilen möglich wird.

BEISPIEL

Ein Kind mit fixierten Spitzfüßen hat im Stand mit der Haltungsbewahrung mehr Schwierigkeiten als eines, welches die ganzen Fußsohlen belasten kann.
Um diesem Ziel gerecht zu werden, setzen wir als vorbereitende Maßnahme schon recht früh Aufrichtehilfen ein. Diese können ein Schrägbrett oder ein Stehständer sein.

Vorteile des Stehständers

Ein Stehständer erleichtert die Kopfkontrolle, denn bei inhibiertem Bewegungsmuster wird eine Aufrichtung in die Vertikale möglich und erleichtert so die isolierten Kopfbewegungen.

Gefahrenpunkte eines Schrägbrettes

Häufig verhindern einerseits der veränderte Muskeltonus und das Vorhandensein tonischer Massenbewegungen ein isoliertes Kopfbewegen des Kindes, andererseits löst aber die Kopfbewegung wiederum pathologische Haltungen und Bewegungen aus. Wenn z. B. ein schwer zerebralgeschädigtes Kind aus der Bauchlage den Kopf anhebt, löst die Kopfbewegung eine opisthotone Haltung des Rumpfes aus. Die Streckung setzt sich evtl. in den Armen fort, aber ganz besonders in den Beinen zusätzlich mit Zunahme der Adduktion und Innenrotation. Lagern wir solch ein Kind auf einem Schrägbrett mit Fixation des Rumpfes und der Extremitäten, so hat der Kopf deutlich mehr Aufrichtearbeit gegen die Schwerkraft zu leisten.
Die Erschwerung der Aufrichtearbeit löst unserer Erfahrung nach sehr viel häufiger und intensiver die pathologischen und zumeist auch asymmetrischen Bewegungsreaktionen aus. Daraus resultiert die Gefahr einer Skoliose.

Anfertigung

Es gibt mehrere Modelle eines Stehständers.
Hier gilt es, sich durch den Hilfsmitteltechniker beraten zu lassen, welches Modell in dem entsprechenden Falle am besten geeignet ist.

Bei der Auswahl ist zu beachten, daß die jeweiligen Gelenke gut positioniert werden können und der Rumpf des Kindes ebenfalls symmetrisch abgestützt wird. Dies erfordert Korrekturhilfen, die sich nicht in der Form verändern können. Eine gute Hilfe für das Kind ist das Vorhandensein eines Tisches am Stehständer.
Zu beachten ist, daß der ausgesuchte Stehständer mehrere Verstellmöglichkeiten haben muß.

- Da die Situation der Kinder sich verändert, muß es möglich sein, die Hüftstreckung nachzukorrigieren.
- Bei asymmetrischem Verdrehen des Beckens sollte eine individuell angepaßte Beckenfixierung anzubringen sein, z.B. ein Beckenbügel.
- Unterschiedliche Beinlängen müssen einzeln auskorrigiert werden können.
- Die Abduktion der Beine muß variabel einzustellen sein. Die Ausformung der Knieführung hat der gewünschten Abduktion zu entsprechen.
- Die Kniegelenksstellung muß in Bezug auf die Extension einstellbar sein, ohne direkt auf die Kniescheibe Druck auszuüben.
- Verschiedene Fußführungen oder Fußfixierungen sollten zur Verfügung stehen. Zu beachten ist dabei, daß zum Stehen im Stehständer häufig das Tragen orthopädischer Schuhe notwendig ist. Dieses erfordert dann eventuell breitere Fußschalen, als sie sonst vom Hersteller mitgeliefert werden.

Verstellmöglichkeiten, die ein Stehständer haben sollte

Bei Kindern mit nicht genügender Rumpfkontrolle kommt noch hinzu:
- Korrektur des Rumpfes (Verbiegung der Wirbelsäule),
- Armführung/Armauflagen,
- Verhinderung der Kopfüberstreckung.

Die Stellung des Beckens und die Gelenkstellung der Beine müssen evtl. noch eine Weile nachkorrigiert werden, da es anfänglich zu vermehrter Anspannung kommen kann. Wenn die Muskelspannung nachlassen kann, ist evtl. eine Nachkorrektur möglich. Auf keinen Fall darf es zu schmerzhafter Muskelüberdehnung kommen.
Wenn wir den Stehständer hauptsächlich im Sinne der Kontrakturprophylaxe einsetzen, muß er täglich über eine längere Zeit benutzt werden. Dies stellt wiederum zusätzliche Bedingungen an einen Stehständer.

- Er sollte fahrbar sein, auch mit dem Kind im Stehständer.
- Ein Tisch gehört immer dazu. Dieser muß höhen- und winkelverstellbar sein und einen Begrenzungsrand haben, damit nicht alles Spielzeug sofort herunterfällt.

	• Bei Kindern mit einer Epilepsie ist an die Abpolsterung zu denken.
Funktion und Auswirkung	• Kontrakturen lassen sich so evtl. vermeiden. • Einem schwer körperlich beeinträchtigtem Kind verändert es seinen Radius. Sein eingeschränkter Gesichtskreis erweitert sich. Es verbessert seine Armfunktion. Das Kind kann besser greifen, sich stützen etc. • Ein physiologischer Stand hilft mit zur Bildung des Pfannendaches. Damit es zur Ausbildung der Pfannendächer des Hüftgelenks kommen kann, ist es nötig, daß die Kinder relativ früh in physiologischer Stellung ihr Gewicht übernehmen und ihre Beine belasten. Dies gilt auch für das schwer mehrfachbehinderte Kind. Es ist daher ratsam, diese Kinder relativ früh in Stehständer zu stellen, damit wir sie behutsam an die ungewohnte Position gewöhnen können. Es kommt auf diese Weise häufig zum erstenmal in die Senkrechte. Schließlich ist die aktive Stand-Position eine gute Hilfe zur Stabilisierung des Kreislaufs.
Zielgruppen	▪ Kinder, die überwiegend krabbeln und/oder im Zwischenfersensitz hocken, neigen zu Beugekontrakturen in Hüften und Knien. Diesen Kontrakturen gilt es frühzeitig entgegenzuwirken. ▪ Wenn die Kinder sich alleine hochziehen, aber nur mit pathologischen Haltungen und Bewegungen stehen können, ist u. a. ein Stehständer anzuraten. ▪ Kinder mit einer Hüftdysplasie sollten frühzeitig im Stehständer stehen. Kinder nach einer Hüftoperation werden oft, um den Operationserfolg zu erhalten, relativ kurz nach der Operation wieder in den Stehständer gestellt. ▪ Kinder, die wegen ihrer geistigen Behinderung nicht zum Hochziehen (aus Neugier) zu motivieren sind, verhilft er zu dieser neuen Position und damit zu anderen Erfahrungsmöglichkeiten.
Anwendung	Dieses Mädchen kann krabbeln, siehe die abgerutschten Schuhkappen, zieht sich überall hoch, aber kann die Knie allein nicht mehr ganz durchstrecken. Korrektes Anpassen des Stehständers heißt hier: Hüft-/Knie- und Fußgelenke sind in einer physiologischen Achse. In die Knieführung wird eine Aussparung eingearbeitet, damit nur der äußere Rand der Knieführung oberhalb und unterhalb der Kniescheibe

drückt. Das (innere) Polster der Knieführung ist keilförmig geschnitten, damit es keinen punktuellen Druck am Oberschenkel gibt.

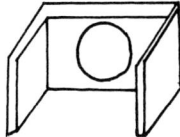 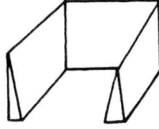

Das Becken neigt nicht zu asymmetrischer Verdrehung, darum braucht das Mädchen keine weitere Führung. In dieser Position kann es sich mit dem Oberkörper weiterhin in jede Richtung drehen *(Abb. 47)*.

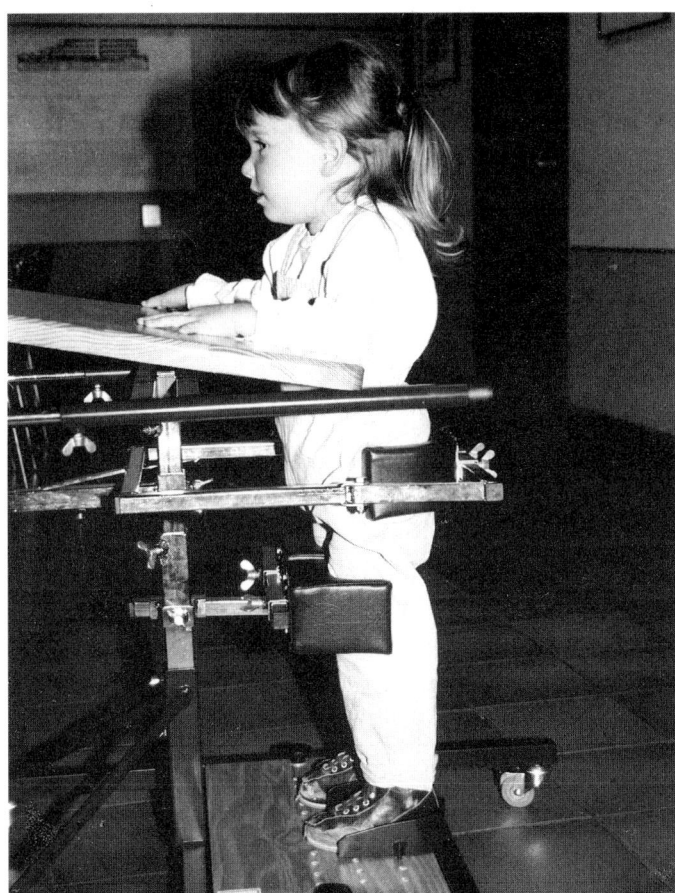

Abb. 47

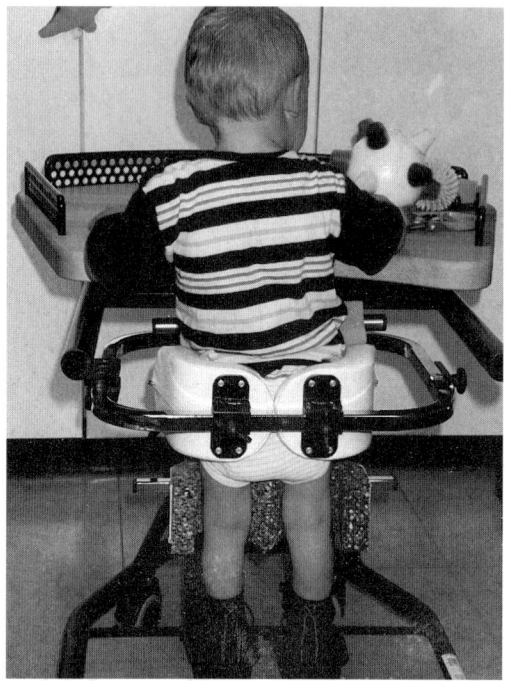

Dieser Junge steht relativ unproblematisch in Bezug auf die Stellung seiner Hüft-, Knie- und Fußgelenke *(Abb. 48a–b)*. Mehr Beachtung muß hier der sich nach links neigende Rumpf finden. Bei dieser Haltung braucht das Kind eine Rumpfführung. LENY ist eine Rumpfführung. Sie ist überall einsetzbar. Schnell kann sie an jeder Tischkante fixiert werden.

Die Rumpfführung hat ein Gelenk und gibt somit nach, wenn sich das Kind nach vorne beugt oder wieder aufrecht hinstellt.

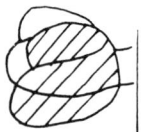

Abb. 48a △   Abb. 48b ▽

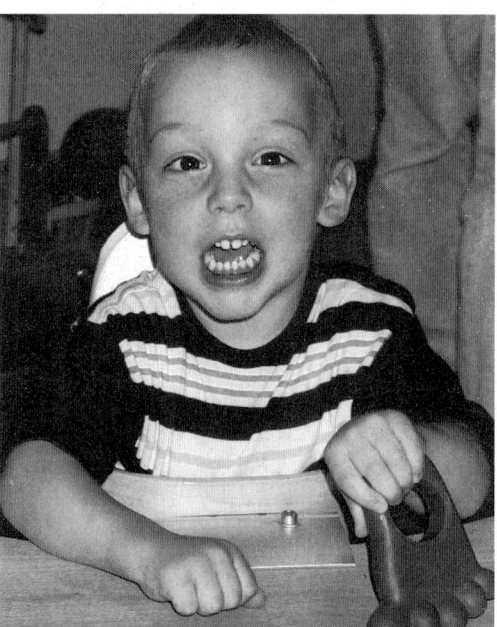

Neigt sich das Kind vorrangig zu einer Seite, so kann man die Rumpfführung leicht asymmetrisch anbringen *(Abb. 48a)*. Das Kind spürt dann schneller, daß es wieder zur Seite rutscht.

Es gibt die Rumpfführung in folgenden zwei Ausführungen:

 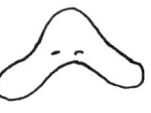

Für diesen Jungen wurde der Tisch relativ hoch eingestellt, um so schon das seitliche Abkippen des Oberkörpers zu reduzieren.

Die LENY-Rumpfführung umfaßt von vorne den Brustkorb und hilft somit den Rumpf in der Symmetrie zu halten *(Abb. 48b)*.

Zum Abschluß wird die Fixierung der LENY soweit in den Tisch hereingeschnitten, daß das Holzteil der Rumpfführung direkt am Tischanfang ist. So kann der Junge dann seine Unterarme ganz auflegen.

Dieser Junge steht täglich in seinem Stehständer *(Abb. 48c–d)*. Die Stellung seiner Hüftgelenke, Knie- und Fußgelenke macht keine allzugroßen Probleme. Den Stand erschwert hier die Retraktion der Schultern und der Arme.
Der Junge steht mit einer LENY-Rumpfführung mit Sternumpelotte im Stehständer. Sein Rumpf wird zusätzlich durch einen Brustgurt gehalten *(Abb. 48c)*. Die Mutter hat mit einem Schaffell die LENY-Rumpfführung abgepolstert.

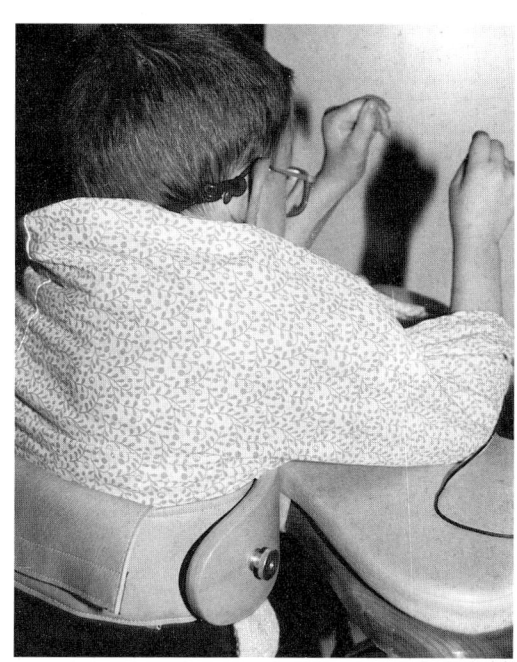

Abb. 48c

Gegen die Retraktion der Schultern haben wir dem Jungen ein Schultertuch (in etwas abgewandelter Form) angezogen. Die beiden Enden, die sonst vorne geknotet wurden, haben wir mit einem Verschluß versehen, so daß sie jeweils überkreuz am Tisch befestigt werden können *(Abb. 48d)*.
Durch den Verschluß kann die Mutter je nach den Möglichkeiten des Jungen, locker zu lassen, die Arme jederzeit weiter nach vorne anbeugen. So läßt sich gut Musik hören.

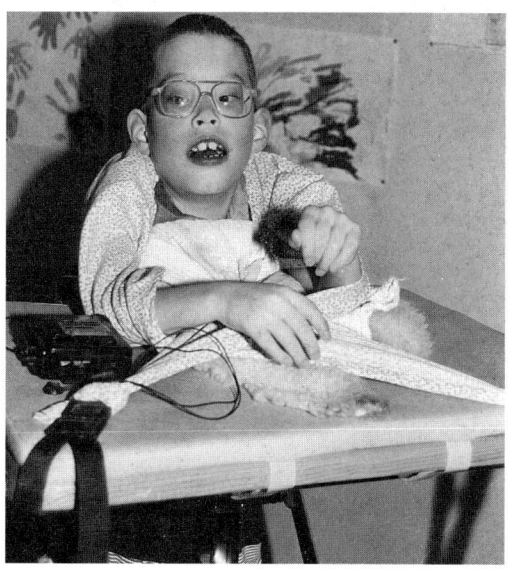

Abb. 48d

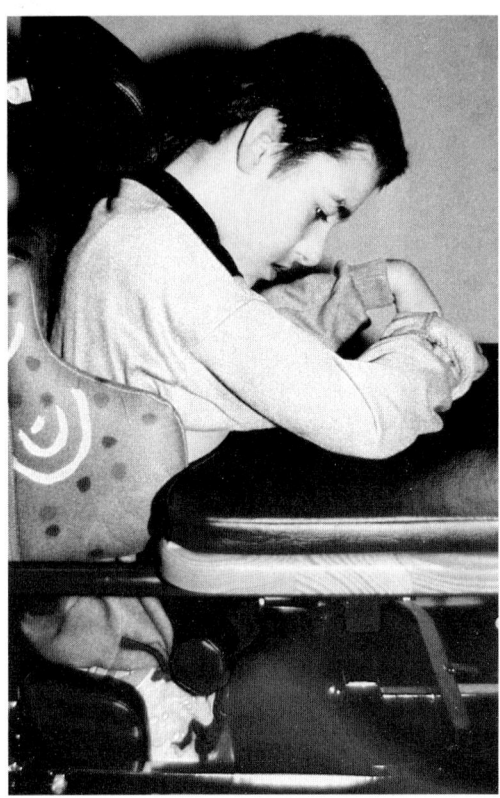

Abb. 49

Dieser Junge wurde mit einem Stehständer versorgt *(Abb. 49).*

Sein Problem sind die leichten Kontrakturen in den Ellbogen und vor allen Dingen in den Kniegelenken. Er hat stereotype (stark asymmetrische) Bewegungen, die er über das Bein (Adduktion und Innenrotation) oder aber mit der Überstreckung des Kopfes einleitet.

Hier war es wichtig, das Becken mit einem Beckenbügel (s. Kapitel 6.5.1) symmetrisch zu fixieren. Dieser wird von der Mittelsäule aus kommend, direkt an den Beckenknochen angelegt. Durch das Anbringen an der Mittelsäule kann der Beckenbügel »mitwachsen«.

Durch die Rumpfführung von vorne (LENY) und die körpergerechte Anformung der Rückenführung (Ergoline Rückenteil, s. Kapitel 6.7) wird die asymmetrische Streckbewegung vermindert. (Notfalls hält die Kopfstütze die Streckbewegung des Kopfes auf.)

Hier sieht man deutlich, daß der Junge die Symmetrie des Beckens und des Rumpfes genießt und sich entspannt nach vorne beugt.

Der Tisch ist abgepolstert, da es sonst zu Druckstellen am Ellenbogen kommt. Außerdem ist die Abpolsterung nötig wegen der heftigen Bewegungen während eines epileptischen Anfalls.

Der Tisch ist bei diesem Jungen so hoch eingestellt, um ihm den Stütz auf Ellenbogen/Unterarmen zu ermöglichen.

Hilfsmittel zum (selbständigen) Sitzen   6

Für viele bewegungsgestörte Kinder wird freies Sitzen nie möglich sein oder nur unter Ausnutzung ihrer pathologischen Bewegungsmuster. Da diese häufig asymmetrisch sind, verbunden mit pathologischen Strecktendenzen der Beine, rutschen die Kinder ständig nach vorne, können ihr Gleichgewicht nicht halten und nur unter erschwerten Bedingungen essen, spielen etc.

Die Tendenz der asymmetrischen Streckung der Beine sollte unbedingt vermieden werden, denn langfristig führt sie zu Verformungen der Wirbelsäule, Luxation des Hüftgelenkes und Kontrakturen im Knie und Fußgelenk. Ein geeigneter Stuhl kann hier die jeweilige Korrektur geben.

Wenn ich nun die Stuhlversorgung im einzelnen zeige, möchte ich nicht die einzelnen Produkte der jeweiligen Firmen vorstellen. Wichtig erscheint mir, die therapeutischen Zielrichtungen zu benennen, die für das jeweilige Kind in Betracht kommen. Im Folgenden werde ich also die verschiedenen Funktionen der Sitzsysteme und ihre Korrekturhilfen vorstellen. Dazu gehört die Überlegung, warum dieses oder jenes Korrektursystem eine Hilfe und Korrektur sein kann oder eben auch nicht.

Aus diesem Grunde habe ich zum allgemeinen Verständnis Kinder fotografiert. Ich meine, daß sich dadurch anschaulich darstellen läßt, was dem Kind zum besseren Sitz verhilft und welche therapeutischen Überlegungen uns zu diesem oder jenem Vorgehen veranlaßt haben.

6.1 Grundsätzliche Überlegungen zur Stuhlversorgung

Was ist bei einer Stuhlversorgung zu beachten?

So viel wie nötig, so wenig wie möglich!
Dies erfordert eine längere Beobachtung:
- Was kann das Kind?
- Wie macht (erreicht) es das?

Wichtige Fragen

- Fühlt sich das Kind in dieser Sitzversorgung wohl?
- Für welche Situation soll das Kind im Stuhl sitzen?
- Wozu kann man das Sitzsystem einsetzen?
- Welche Korrekturen (zum Entspannen, zum Transport, als Arbeitshaltung) sind schon vorhanden oder lassen sich einbauen?
- Sind die jeweiligen Sitzmaße individuell einzustellen?
- Welche Variationen des Gebrauchs hat dieses System?
 Der Stuhl sollte zumindest bei einem schwerer behinderten Kind fahrbar sein, damit die Mutter das Kind auch zwischen Tisch, Waschbecken und Bett etc. schieben kann.
- Es ist klar, daß wir deswegen aber nicht ein schwerbehindertes Kind rundum gestützt und angeschnallt ununterbrochen über mehrere Stunden in einem Stuhl festsetzen sollten.
 Wichtig bei diesen Kindern wie für alle Kinder ist der häufige Wechsel der Positionen, jeweils bezogen auf die momentanen Bedürfnisse des Kindes.
- Ist das Sitzsystem kombinierbar mit verschiedenen Untergestellen und Tischvorrichtungen?
- Wie ist es mit der Kostenrelation zu anderen Systemen in der Neuanschaffung, aber auch in der Nachkorrektur?

Mit dem Stuhl sollen Verschlechterungen vermieden werden!

- Sind die Unterstützungen, die man gibt, fördernd oder behindern sie das Kind?
- Die Frage nach der Korrektur um jeden Preis ist abhängig von der Art der Bewegungsstörung des Kindes.

BEISPIEL

In aller Regel ist es ein therapeutisches Ziel, die Asymmetrie zu verhindern. Kinder mit einer ausgeprägten Athetose können häufig aber nur mit einer asymmetrischen Kopfhaltung kommunizieren. Korrektur bedeutet also einen Kompromiß zwischen dem, was therapeutisch wünschenswert ist, und den Bedürfnissen des Kindes. Das bedeutet im Einzelfall, soviel pathologische Anteile zuzulassen, als es braucht, um noch eigenaktiv sein zu können.

▪ Durch die Hemmung der pathologischen Muster kommt es zur besseren Rumpf- und Kopfkontrolle, das bedeutet für das Kind:
- Verbesserung der Kopfkontrolle über eine verbesserte Rumpfkontrolle.
- Verbesserung der Eigenaktivität. Durch die bessere Unterstützung der Rumpf- und Kopfkontrolle kann das Kind bei Tätigkeiten mit beiden Händen besser sein Gleichgewicht halten. Seine Hände werden frei zum Spielen, Hantieren, Essen etc.
- Verbesserung der Körperwahrnehmung durch vermehrte Gewichtsübernahme.
- Verbesserung der Atmung und des Kreislaufs. Die Muskulatur des Oberkörpers, besonders die Atemmuskulatur, ist ohne Hilfsmittel durch dauernde Haltearbeit so angespannt, daß kaum eine gleichmäßige Atmung stattfindet.
- Verbesserung der Sprache und Mimik durch die bessere Atmung und Kopfkontrolle.

▪ Das alles führt zur besseren sozialen Integration.
Das Kind fühlt sich wohler, weil ihm das schwierige »Sich-selbst-Halten« z. T. abgenommen wird.
Ist der Stuhl in der Höhe verstellbar, kann das Kind entweder mit Erwachsenen am Tisch sitzen, aber auch auf der Ebene der anderen Kinder sein.
Es kann einfacher und gezielter am alltäglichen Leben teilhaben.

Welche Bedeutung hat ein Spezialstuhl für ein behindertes Kind

Die Frage, ab wann ein Kind sitzen soll, läßt sich so allgemein nicht beantworten.

- Das hängt ab von seiner Gesamtentwicklung, also seiner geistigen, körperlichen und emotionalen Entwicklung.
- Wie schwierig ist die Fütterungssituation?
- Möchte die Mutter das Kind noch auf dem Arm füttern, oder kann sie es nicht mehr auf dem Arm füttern?
- Gibt es noch mehrere, evtl. kleinere Geschwister?
- Was hat das Kind sonst noch an alternativen Hilfen?
- Hilft diese neue Position dem Kinde, neue und andere sensomotorische Erfahrungen zu erreichen?
- Verhilft die aufrechte Position dem Kinde zu einer verbesserten Kopfkontrolle und beeinflußt damit seine Sprachentwicklung?
- Erleichtert es der Mutter, einfacher dem Wunsche des Kindes nachzukommen, sie bei der Hausarbeit zu begleiten?

6.2 Anwendung der verschiedenen Sitzsysteme

In der Möglichkeit der Zurüstung möchte ich sechs große Gruppen der Stuhlversorgung vorstellen.

▪ Therapiestuhl

Dies sind Stühle, die mitwachsen können. Sie sind vielfach verstellbar, geben dem Kinde Hilfen beim Sitzen. Eventuell notwendige Korrekturen können damit nur teilweise erfolgen, z. B. »Tripp-Trapp, Maxit, Timo, Skippy«-Therapiestuhl.

▪ Ergoline-Sitzschale

- Dies ist eine mehr oder weniger körpergerecht angeformte Sitzschale. Sie besteht aus einer Sitz- und/oder Rückenplatte.
- Sie ist variabel im Einsatz mit anderen Untergestellen.
- Sie läßt mit Zusatzgurten speziellere Hilfen und Korrekturen zu.

▪ Pelotten-Sitzschalen

- Die Sitzsysteme helfen gezielt, an genau definierten Körperregionen Korrekturen zu setzen.
- Die Pelotten/Halterungen sind schraubbar und/oder klappbar.
- Sie bedeuten ein Mitwachsen, Anpassen auf Zimmer/Straßenversorgung.

▪ Ortholine-Sitzschale

- Eine genau auf die Körpergröße angepaßte Sitzschale.
- Sie läßt nur Aufrichtebewegungen zu.
- Sie erfordert immer eine Zurüstung von Fixierungen.
- Bei Kindern mit mangelnder Kopf/Rumpfkontrolle verhilft sie zu mehr Eigenaktivität.
  Sie ist vor allen Dingen dem schwerbehinderten Kind eine große Hilfe zu seiner Bedürfnisbefriedigung, z. B. zur Nahrungsaufnahme, zum Lutschen, um alleine zu spielen.

▪ Sitzschale nach Weichschaumabguß

▪ Sitzschale in Verbindung mit C.A.P.A.S.S.

6.3 Therapiestuhl

Tripp-Trapp-Stuhl

Beschreibung

Dieser Stuhl ist in jedem skandinavischen Möbelgeschäft zu kaufen. Er wird komplett geliefert mit einem Fußbrett. Beide Einschiebbretter sind unabhängig voneinander auf das Kind, aber auch auf die jeweilige Tischhöhe einzustellen.
Es ist ein häufig gebrauchter und dabei noch billiger Kinderstuhl, weil er vom Babyalter mitwächst bis zur Größe eines Erwachsenen.
Für das behinderte Kind bedeutet es, genauso zu sitzen wie die nichtbehinderten Geschwister.
Der Stuhl ist standfest, so daß einzelne Kinder selber hinauf und herunter klettern können.

Einstellungen

Der Stuhl kann jederzeit (auch durch die Eltern) dem Wachstum des Kindes entsprechend eingestellt werden. Wichtigstes Moment der Stuhlanpassung ist das Einstellen auf die Oberschenkellänge.
Die korrekte *Sitztiefe* erst macht eine Beckenaufrichtung möglich, die sich dann in der Aufrichtung der Wirbelsäule und des Kopfes fortsetzt.
Die *Sitzhöhe* ist ebenfalls individuell einzustellen und richtet sich nach dem Tisch, vor dem das Kind sitzen soll.
Die *Unterschenkellänge* des Kindes bestimmt den Abstand zwischen Sitzbrett (in der Regel das schmale Brett) und dem breiteren Fußbrett.

FIXIERUNGSMÖGLICHKEITEN

Fußfixierung

Reicht das Fußbrett allein nicht aus, d. h. das Kind rutscht auf dem Brett mit den Füßen hin und her, so hilft die Anbringung einer Fersenkante.
Bei streckspastischen Kindern (Diparese) muß man häufig noch zusätzlich die Füße mit einem Gurt an der Fersenkante fixieren. Dies hält die Füße auf dem Fußbrett und verhilft dem Becken zu mehr Stabilität.

Beckenfixierung

Das Becken wird mit einem Beckenbügel fixiert. Hierdurch wird das Becken symmetrisch aufgerichtet (s. Kap. 6.5.1).
Hilfreich ist der Beckenbügel oft auch bei hemiparetischen Kindern. Durch den symmetrischen Druck setzen sich die Kinder mit beiden Gesäßhälften auf die Sitzfläche des Stuhles.

Rumpffixierung Kleinere Kinder werden mit einem Babybügel am Herausfallen gehindert. Zum Entfernen oder Anbringen des Babybügels braucht man aber immer zwei Hände. Wir verordnen deswegen meist einen Gurt, der sich mit Klette und Flausch um den Rumpf legt.
Dies ist eine gute Hilfe bei geistig behinderten Kindern, die die Gefahr des Kippens oder Herunterfallens nicht einschätzen können.
Wenn die größeren Kinder selber den Gurt aufziehen, hilft es zum Schutz der Kinder, ihn zusätzlich mit einem Klippverschluß zu schließen.

Grenzen des Einsatzes und die Alternativen Der Tripp-Trapp-Stuhl stößt dann an die Grenze seiner Einsatzmöglichkeiten, wenn die Kinder gezielte Korrekturen am Rumpf benötigen.
Ein weiterer Nachteil ist manchmal die Handhabbarkeit für die Eltern.
Wenn das Kind ausschließlich von den Eltern auf den Stuhl gesetzt werden muß, so müssen dann, wenn das Kind sitzt, beides (Stuhl und Kind zusammen) wieder direkt an den Tisch gehoben bzw. geschoben werden!
Eine zusätzliche Belastung für die Rücken der Eltern.
Wenn die Größe des Kindes und die Tischhöhe zueinander passen, hilft die Anbringung von Rollen unter dem Stuhl. Durch die Erhöhung des Stuhles kann das Kind aber manchmal nicht die günstige Rückenlehne in Relation zum vorhandenen Eßzimmertisch ausnützen. Das Kind kann sich anlehnen oder aber nur weit nach unten beugen, um z. B. zu spielen etc.
Diese genannten Gründe machen dann eine stärker therapeutisch ausgerichtete Stuhlversorgung nötig.
Eine gute Alternative ist z. B. der Skippy-Therapiestuhl.

Skippy-Therapiestuhl

Bei diesem Therapiestuhl sind die Sitztiefe, Sitzhöhe, Unterschenkellänge und die seitliche Beckenführung individuell einzustellen *(Abb. 50)*. Der Stuhl steht von vornherein auf Rädern. Er ist ohne Werkzeug höhenverstellbar und läßt sich auch nach hinten sowie leicht nach vorne neigen (aktives Sitzen).
Dieser Stuhl ist besonders gut für die Kinder geeignet, die immer mal wieder (z. B. beim Wachstumsschub) korrigierende Hilfe brauchen, zwischendurch aber auch freieres Sitzen üben sollten. Die verschiedenen Fixierungen können je nach therapeutischer Notwendigkeit angebracht werden *(Abb. 51)*.
Ein weiterer Vorteil ist die Kombinierbarkeit mit anderen Sitzhilfen, z. B. mit der Zusatzversorgung einer Ergoline-Sitzschale, je nach therapeutischer Notwendigkeit.

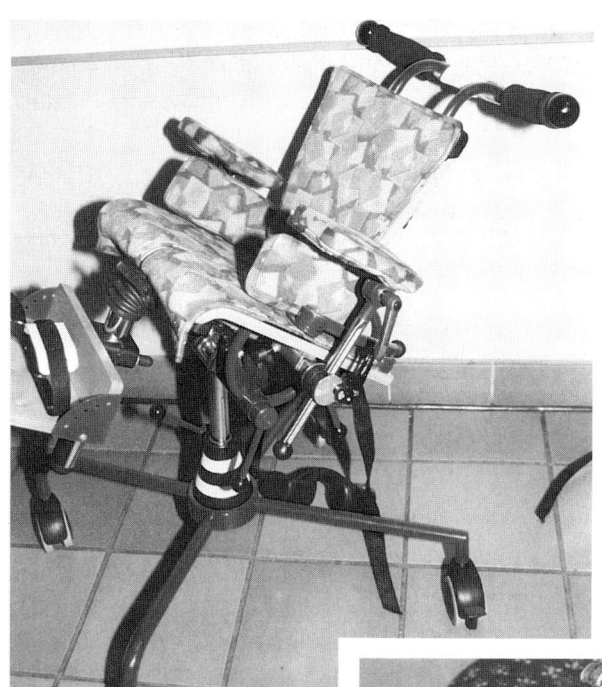

Abb. 50

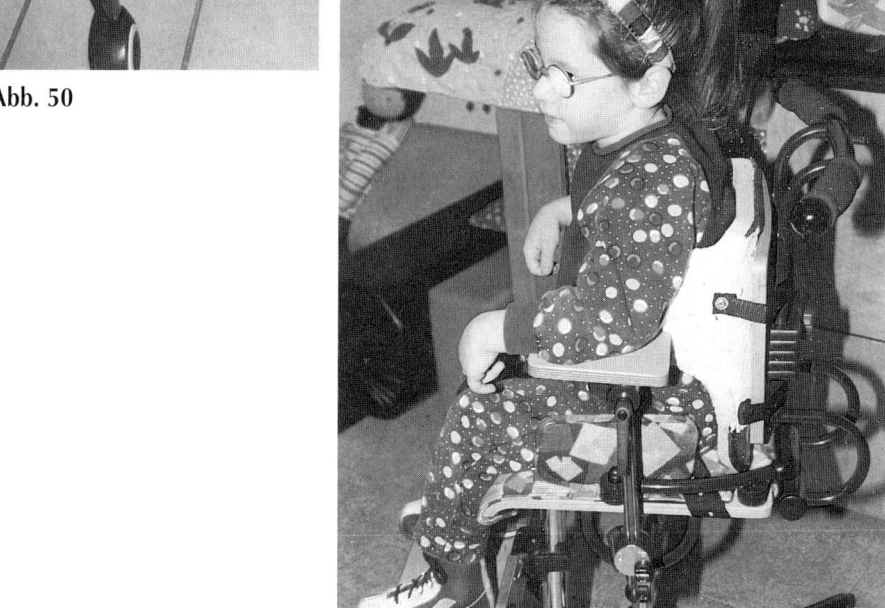

Abb. 51

6.4 Grundsätzliche Überlegungen zur Sitzhaltung

Bevor ich die einzelnen Sitzhilfen und die dazugehörigen Korrekturhilfen aufzähle, möchte ich einige grundsätzliche Überlegungen zum aufrechten Sitz anstellen. Die Einstellung des Beckens entscheidet über die Sitzhaltung.

Normalerweise sitzen wir auf den Sitzhöckern. Anatomisch haben sie die Form von Kufen, d. h. sie können nur schwer aufrecht gehalten werden und neigen zum Kippen nach vorn oder zum Kippen nach hinten.

Für das Becken heißt das: Beckenkippung nach dorsal (hinten), auch Beckenextension oder Entlordosierung genannt, bzw. Beckenkippung nach ventral (vorne), auch Beckenflexion oder Lordosierung genannt.

Wollen wir ein Becken in der Mittelstellung, ist es unbedingt erforderlich, wenn das Kind Probleme mit der Aufrichtung hat, das Becken von beiden Seiten, ventral und dorsal, abzustützen.

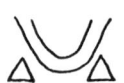

Stellen wir uns ein »V« vor. Soll es fixiert werden, so müssen wir es von beiden Seiten abstützen. Dies gilt auch für die Sitzhöcker (= Kufenform). Einseitig abstützen bedeutet, das gesamte Becken nur zur anderen Seite hinzubewegen.

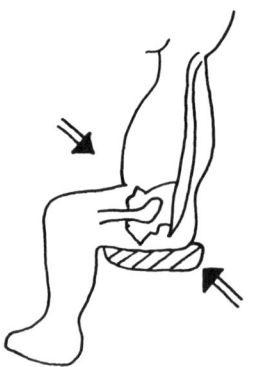

Von vorn wird das Becken fixiert, mit Druck oder Zug nach hinten/unten; Verhinderung des Kippens nach vorne.

Das Becken wird durch die Formung der Sitzfläche mit einer leichten Anhebung gestützt, vergleichbar einem Bürostuhl: Verhinderung des Kippens nach hinten.

Warum gehört zu einem speziell gefertigen Sitz immer eine Fixierungshilfe? Jedes Kind mit Problemen der Kopfkontrolle mit Veränderungen in der Wirbelsäule mit Schwierigkeiten bei feinmotorischen Aktivitäten, mit der symmetrischen Beckenhaltung, gebraucht als korrigierende Maßnahme eine zusätzliche Begurtung und Fixierung. Im einzelnen gilt es abzuwägen, wann das Kind diese oder jene Korrektur oder Hilfe gebraucht.

Von dem Einsatz des Hilfsmittels hängt auch ab, wohin die Korrekturen gehören. Es ist die Frage zu stellen, ob das Kind in diesem Sitzsystem eigenaktiv, ob es zur entspannteren Lagerung dienen oder ob durch dieses Sitzsystem überhaupt erst eine stabile Position für das Kind ermöglicht werden soll.

Niemals aber ist so ein Spezialsitz oder eine Schalenversorgung im Sinne der Korrektur in sich allein ausreichend! Entweder kann ein so betroffenes Kind sich immer wieder selbst auskorrigieren, dann hat es solch eine individuelle Versorgung nicht nötig, oder es neigt zumindestens bei Aktivitäten zu Fehlhaltungen oder vermehrten pathologischen Reaktionen. Da dies häufig, vor allen Dingen bei den jüngeren Kindern, Verschlechterungen zur Folge haben kann, ist zumindestens immer mal wieder das korrekte Anlegen der Fixierungsgurte anzuraten, aus folgenden Gründen:

Verschlechterungen sollen vermieden werden!

Ein Kind spielt Memory. Jeder Griff nach einer Karte läßt das Kind immer weiter zur gegenüberliegenden Seite hin verrutschen, da ihm die dazu notwendige Rumpfaufrichtung noch nicht gut genug zur Verfügung steht.

Darstellung an einem Beispiel

Das Kind soll sich wohlfühlen.

Erlangt das Kind über diese Korrektur eine Hilfe zur Aufrichtung, so hat es die Chance, ungestört durch seine motorischen Insuffizienzen mit den anderen Kindern zu spielen.

Das bessere Bewegungs- und Haltungsgefühl wird so erfahren.

Die zerebralparetischen Kinder haben ein eingeschränktes Bewegungsrepertoire. Dieses wird noch von pathologischen Reaktionen und vermehrtem Tonusaufbau negativ beeinflußt. Ein korrekt eingenommener Sitz kann z. B. diesem Kind ermöglichen, beim Memory-Spiel mit der einen Hand zu greifen ohne wegzurutschen und zusätzlich die andere Hand als Stützhand einzusetzen. Dies bedeutet eine neue Bewegungserfahrung bei gutem Haltungshintergrund.

Veränderungen können so schneller bemerkt werden.

Dasselbe Kind, welches zufrieden in dem Sitz war, möchte es nach einer gewissen Eingewöhnungszeit immer wieder einmal ohne das Fixieren versuchen, weil es das normalere Bewegungsgefühl erfahren hat. Für die Eltern ist es auch eine Kontrolle, ob das Kind sich jetzt unzufrieden fühlt, weil es sich in seinen Haltungen und Bewegungen verschlechtert hat.

6.5 Korrekturhilfen, die den aufrechten Sitz ermöglichen

Die noch vorzustellenden Sitzhilfen verhelfen dem Kinde zu aufrechtem Sitz. Zu allen diesen Sitzhilfen kommen dann noch die verschiedensten Korrekturhilfen ergänzend hinzu.

Korrekturhilfen
- **Becken/Beinkorrektur**
  - Beckenbügel • Sitzhose • Sitzkeil mit integriertem Abduktionskeil • Abduktionsgurte • Abduktionsblock • Fußfixierungen.
- **Rumpfkorrektur**
  - Brustgurt • Sternum-Pelotte • Brust-Schulter-Pelotte • Reklinationsbügel • Rumpfweste.

Becken/Beinkorrektur.

6.5.1 Beckenbügel

Anfertigung

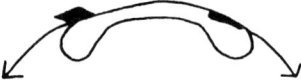

Dieser ist ein auf die Größe des Beckens zugeschnittener Bügel.

Die beiden Auswulstungen sollen auf den vorderen oberen Spinae (Beckenknochen) aufsitzen. Auf den Bauch-Blasen-Bereich wird durch die Auswölbung des Bügels keinerlei Druck ausgeübt (z. B. bei Kindern mit Anus praeter ist es nötig, eine extra großbogige Aussparung anbiegen zu lassen).

Wirkung Die Anbringung der Gurte am Schalenrand, Rollstuhl, Kinderwagen etc. einerseits, aber auch die Form des Beckenbügels andererseits üben einen beidseitigen Druck aus in Richtung unten/außen im Sinne der symmetrischen Beckenaufrichtung.

Zielgruppen
- Der Beckenbügel als einzige Korrektur angewandt, setzt eine relativ gute Kopf- und Rumpfkontrolle des Kindes voraus.
- Die Kombination des Beckenbügels mit anderen Hilfen ist besonders bei den Kindern anzuraten, bei denen man im Sinne des Wechsels (Abnahme der Hilfen, Zunahme der Eigenaktivität) die Korrekturen verändern möchte.

Der Beckenbügel wird auf einer Seite der Sitzschale von außen ange- **Anwendung**
schraubt. Wenn das Kind am Schalenrücken ansitzt, soll der Wulst des
Beckenbügels exakt fixiert auf dem vorderen Beckenknochen aufsitzen.
Diese Festigkeit der einen Seite des Beckenbügels ist gewollt. Einerseits
bedeutet das ein schnelles Anlegen, andererseits ist es für alle eine zwangs-
läufige Kontrolle, ob das Kind mit aufgerichtetem Becken richtig hinten in
der Schale ansitzt. Dann wird auch die zweite Abpolsterung auf dem anderen Beckenknochen mit einem Schnellverschluß fixiert. Welche Seite des
Beckenbügels an der äußeren Schale fixiert wird, richtet sich in aller Regel
nach der Händigkeit der Mutter. Rechtshändigkeit der Mutter bedeutet
Fixieren des Beckenbügels links, damit ihre rechte Hand den Gurt einfä-
deln kann. Er läßt sich mit allen anderen Fixier- oder Korrekturhilfen einsetzen.
Die einzige Ausnahme ist die zusätzliche Versorgung mit der Brust-Schulter-Pelotte. Beide setzen als Korrekturhilfen an den vorderen Beckenknochen an und schließen sich so gegenseitig aus.

6.5.2 Sitzhose

Die Sitzhose wird aus Kunstleder zugeschnitten. Sie besteht aus einer brei- **Anfertigung**
teren Platte, auf der das Kind mit dem Gesäß sitzen soll. Diese Platte wird
hinten in der Sitzversorgung fixiert. Vorne teilt die Platte sich auf in zwei
schmale Gurte.

Die beiden seitlich auslaufenden Gurte werden
zwischen den Beinen des Kindes nach oben, über
die Leistenbeuge wieder nach außen/unten gezogen. Die Gurte müssen in der ganzen Breite auf
dem Oberschenkel aufliegen.

Bei falschem Zuschnitt schneidet sonst der Gurt auf der Innenseite ein und
schmerzt.
Der Verschluß, der wegen der korrekten Zugrichtung neben dem Becken
im hinteren Schalenwinkel sein muß, ist dort schwierig zu schließen. Ist
dieses zu umständlich, bietet sich evtl. an, erst die Sitzhose und den Gurt
in sich zu befestigen. Erst wenn das Kind dann exakt in seiner Schale sitzt,
zieht man den in sich geschlossenen Gurt nach unten/außen/hinten aus der
Schale, muß ihn dann aber außerhalb noch einmal extra befestigen.

Die Sitzhose verhilft bei korrektem Schnitt und richtig angesetztem Zug nur **Wirkung**
zur Abduktion. Sie verhindert nicht oder nur zu einem geringfügigen Teil,

daß das Kind das Becken (symmetrisch oder asymmetrisch) nach vorne schiebt (Streckung der Hüfte).

Zielgruppe ■ Sie ist nur für Kinder geeignet, die keine Probleme mit asymmetrischen Sitzhaltungen haben.

Anwendung Da das Material der Sitzhose meist aus Kunstleder und schwierig im Schließen ist, benutzen wir sie wenig. Ein weiterer Grund des geringen Einsatzes ist das schwierige Schließen der Gurte, wegen der geringen Korrektur, die sie geben!

Häufiger verwenden wir:

6.5.3 Sitzkeil mit integriertem Abduktionskeil

Anfertigung Dieser Abduktionskeil ist fest als Sitzfläche in der Sitzeinheit fixiert. Das Kind sitzt also nicht auf dem Kunstleder der Sitzhose, sondern auf Stoff oder Schaffell.

Häufig reicht der integrierte Abduktionskeil als Abduktionshilfe für die Kinder aus, d. h. die Eltern haben einen Gurt weniger zu befestigen.

Wirkung Dies ist eine gute Hilfe, die Hüftgelenke zu beugen und damit gleichzeitig eine individuell einzustellende Abduktion für die Beine zu erreichen. Durch die Anmodellierung fällt das Bein schon der Schwere nach zur Seite (Abduktion) und nach außen (Außenrotation).

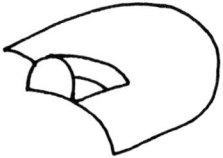 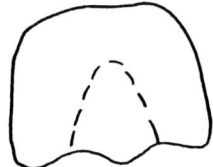

Zielgruppen ■ Kinder, die Korrekturhilfen gegen die Abduktion der Beine brauchen.
■ Kinder, die bei feinmotorischen Aktivitäten zu assoziierten Reaktionen neigen, dieses sind dann häufig asymmetrische Streck- und Adduktionsmuster in den Beinen.

Anwendung Der Sitzkeil mit integriertem Abduktionskeil kann in jedem Sitz oder Schalensystem, individuell für das Kind angepaßt, verwendet werden.

6.5.4 Abduktionsgurte

An der Außenseite der Schale wird ein Gurt befestigt. Dieser muß indivi- **Anfertigung**
duell in der Länge und Breite angepaßt werden.

Wenn das Kind trotz integriertem Abduktionskeil bei Aktivitäten immer **Wirkung**
noch die Beine innenrotiert und adduziert, hilft das Anlegen von Abduktionsgurten.
Indem breitflächig die Gurte sich um die Oberschenkel von unten/innen nach außen/hinten/unten legen, drehen sie die Beine in Außenrotation und Abduktion.

■ Kinder mit einer Mischform von Spastik und Athetose. **Zielgruppe**

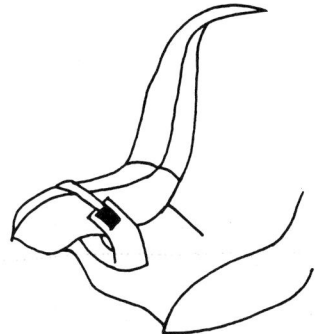

Der Verschluß des Abduktionsgurtes liegt **Anwendung**
jetzt auf dem Oberschenkel in Kniehöhe
und läßt sich hier einfacher schließen, als
es bei der Sitzhose der Fall ist.

6.5.5 Abduktionsblock

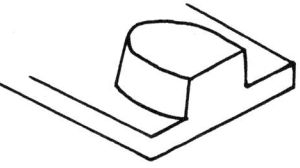

Auf der Sitzfläche des Sitzsystems wird ein **Anfertigung**
Abduktionsblock angebracht.

Ein Abduktionsblock allein setzt zu punktuell an der Innenseite des Ober- **Wirkung**
schenkels an und löst häufig durch den Druck erst recht die Adduktion bei
den Kindern aus. Wenn er als Begrenzung gedacht ist, damit das Kind nicht
hinausrutscht, so ist das eine Fehlkonstruktion. Er ist am Schalenende angesetzt. Das Kind rutscht nach vorne und bleibt so sitzen. Mit einem Rundrücken kann und sollte es aber nicht lange sitzen.

Für die Eltern bedeutet er eine enorme zusätzliche Belastung. **Anwendung**
Man muß die Kinder immer über den Pflocken herübersetzen. Dies ist für
die Eltern rückenbelastend.

Natürlich läßt sich der Abduktionsblock auch noch nachträglich, nachdem das Kind in dem Stuhl sitzt, einschieben, aber auch das bedeutet für die Eltern zusätzliche Handgriffe. Die mühsamere Handhabung und die Tatsache, daß die gewünschte Wirkung oft das Gegenteil bei dem Kinde auslöst, ist der Grund, warum wir den Sitzkeil mit integriertem Abduktionskeil bevorzugen.

6.5.6 Fußfixierung

Zum korrekten Sitz gehört das aufgerichtete Becken. Da dieses nur schwer so in der Position zu halten ist, müssen wir unseren bewegungsgestörten Kindern häufig als Stabilisationsfaktor die Füße aufstellen. Dies setzt ein Fußbrett voraus.

Zu einem Rollstuhl oder einer Ergoline/Ortholine-Sitzschale gehört stets ein Fußbrett. Die Aufnahmevorrichtungen dazu sind immer durch den äußeren Rahmen des Rollstuhls oder der Sitzschale gegeben.

Manchmal hilft es schon, eine Nicht-Rutsch-Folie auf das Fußbrett zu legen, damit die Füße des Kindes nicht abrutschen. Neigen die Kinder aber dazu, bei Aktivitäten immer wieder durch die Zunahme der Spannung die Füße (Beine) zu strecken, dann brauchen sie Fußfixierungen.

Fußfixierung durch Fußschalen

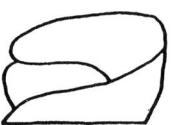

Die Fußschale wird auf dem Fußbrett fest verschraubt. Da aber auch hier das Wegrutschen der Füße nicht zu vermeiden ist, wird in aller Regel eine Fixierung durch Gurte notwendig sein.

Zugrichtung der Fußfixierung

Die Gurte sollten vom Schalenboden und aus den Innenseiten der Fußschalen kommen und genau über das Sprunggelenk verlaufen. Die Zugrichtung der Gurte ist nur wirkungsvoll, wenn sie den Fuß so auf 90° anbeugen. Dies setzt natürlich eine Bein- und Fußführung voraus, die einen rechteckigen Winkel überhaupt erst ermöglicht. Wird der Gurt an der oberen Kantenseite angebracht, so kann er keine Stabilität auch für das Becken bewirken. Dieser Gurt verhindert nur die Streckung des Kniegelenkes.

Fußschale oder Fußbrett?

Wir benutzen relativ selten eine Fußschale, denn sie setzt sowieso ein Fußbrett voraus, und dieses (einzeln oder durchgehend) läßt sich ohne großes Platzproblem zusammenklappen, im Gegensatz zu einer Fußschale.

Wird der Sitz in der Wohnung benutzt, sitzt das Kind auch schon mal in der Strumpfhose oder im Schlafanzug in seiner Schale, und die Kante der Fußführung kann dann zu Verletzungen führen.

Voraussetzung ist ein Fußbrett mit einer Fersenkante, um einen Umlenkgurt zu benutzen. Der Gurt läuft über das Sprunggelenk.
Beide Gurtenden sind am Fußbrett angeschraubt. Der Gurt mit Klette und Flausch wird durch die Öse der anderen Gurtseite gezogen und je nach Fußgröße sofort wieder angeklettet. Diese Gurtfixierung hat den Vorteil, daß die rauhe Klettseite nie mit den Anziehsachen in Berührung kommt, da der Gurt sich immer in sich selber verschließt.

Fußfixierung mit einem Umlenkgurt aus Klette

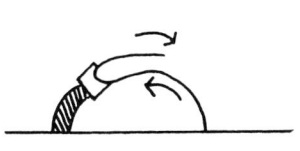 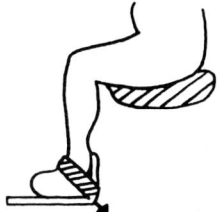

Rumpfkorrektur

6.5.7 Brustgurt

Hierbei handelt es sich um einen Gurt, der am jeweiligen Schalenende unterhalb der Achselhöhle des Kindes angebracht und vorne verschlossen wird. Die Form des Brustgurtes kann variieren. Es ist möglich, ihn nur mit Klettband zu schließen, er kann aber auch mit Verschlüssen gesichert werden.

Anfertigung

Er umfaßt den Oberkörper (Rippen) und hindert das Kind daran, aus dem Sitz herauszufallen. Die Verordnung eines speziellen Sitzsystems setzt aber eigentlich immer ein Kind voraus, das nur eine bedingt gute Rumpfführung hat. Das ist der Grund dafür, warum ein Brustgurt nicht im Schalensystem, eher aber in einem Therapiestuhl verordnet wird.

Wirkung

■ Kinder, die alleine sitzen können oder bei denen die seitliche Führung des Sitzsystems ausreicht, damit das Kind aufrecht sitzen kann.
■ Kinder, die die Gefahr des Stürzens nicht selber gut abschätzen können.

Zielgruppen

Anwendung In Verbindung mit einem Beckenbügel oder ähnlichem ist es manchmal eine zusätzliche Hilfe im Autositz. Der vorgeschriebene Drei-Punkte-Gurt hält zwar den Sitz fest, verhindert aber nicht, daß das Kind sich weit zur Seite oder nach vorne herauslegt (Unfallgefahr)!

6.5.8 Sternum-Pelotte

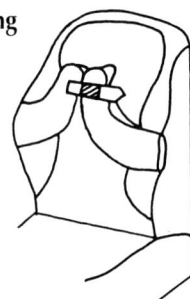

Anfertigung Der Bügel wird seitlich an der Schale mit einem Scharniergelenk befestigt und dem weiteren Verlauf des Rippenbogens angepaßt. Auf die Rippen darf kein Druck ausgeübt werden. Die beiden nach oben und in die Mitte verlaufenden (abgepolsterten) Enden des Bügels drücken dann genau auf das Sternum (= Brustbein). Der Gurt, der etwas unterhalb der Enden fest verschlossen wird, bewirkt das Nach-vorne-Drücken auf das Sternum, d. h. der Verschluß muß am unteren Beginn des Sternums angebracht sein, sonst geht der Druck der beiden abgepolsterten Enden zu weit nach oben.

Wirkung Die Sternum-Pelotte betont die symmetrische Aufrichtung des Oberkörpers. Bei nicht zu stark ausgeprägter Retraktion der Arme betont der Druck auf das Brustbein die Beugung und verhilft so dem Kinde, die Arme nach vorne zu heben.

Zielgruppen
- Kinder, die sich häufig nach vorne neigen, aber grundsätzlich eine relativ gute Kopfkontrolle und Rumpfaufrichtung haben.
- Kindern, die erstmalig anfangen, einen Rollstuhl zu schieben, ist die Sternum-Pelotte eine Hilfe, mit den Armen zu schieben, sich dabei aber nicht zu weit nach vorne zu verlagern. Es kommt zur Verhinderung oder zumindest Reduzierung der assoziierten Reaktionen.

Anwendung Sie wird häufig in Kombination mit dem Beckenbügel angewandt.

6.5.9 Brust-Schulter-Pelotte

Anfertigung

Die Brust-Schulter-Pelotte ist individuell für das Kind zugeschnitten. Damit es nicht zu Druckstellen kommt, sind die Verschlüsse fest auf dem Pelottenende vernäht. Auch seitliches Wegrutschen des Verschlusses ist so unmöglich.

Anwendung

Das untere Pelottenende verläuft über die beiden Spinae, seitlich am Becken vorbei. Der mittlere Teil der Pelotte wird vorne über den Rumpf geführt und endet in Höhe des Sternums (Brustbeins). Die beiden oberen Pelottenenden verlaufen seitlich am Hals vorbei.

Wirkung

Die Brust-Schulter-Pelotte ist eine optimale Korrekturhilfe, um die symmetrische Aufrichtung des Beckens und des Rumpfes zu bekommen. Sie leitet gleichzeitig weiter in die Aufrichtung des Schultergürtels und des Nackens. Diese Faktoren fördern die Kopfkontrolle.

Indem die Brust-Schulter-Pelotte symmetrisch auf den Spinae ansetzt (Zug der Gurte im Sinne der Beckenaufrichtung), hilft der Zug nach oben zur Schulteraufrichtung und zur symmetrischen Streckung der Wirbelsäule. Dies bewirkt die Kopfaufrichtung.

Zielgruppen

- Insgesamt alle Kinder, die eine körpergerecht angeformte Sitzhilfe einschließlich Lendenanstützung benötigen.
- Kinder, die nicht alleine aufrecht sitzen können. Dies sind häufig hypotone Kinder.
- Spastische Kinder, die sowohl Probleme in der Beckenaufrichtung wie auch der Schulteraufrichtung haben.
- Kinder, die durch tonische Reaktionen zu asymmetrischen Streckbewegungen neigen. Die Brust-Schulter-Pelotte verhilft dem Kinde einerseits, symmetrisch in der Sitzschale sitzen zu bleiben, andererseits kann das Kind in der Sitzschale aktiv sein, ohne wiederum die Asymmetrie und Überstreckung im Beckenbereich auszulösen. Wir sehen dies bei der Athetose und den Mischformen der Spastik und Athetose.
- Kinder, die keinerlei Kopfkontrolle haben, die den Kopf weit nach hinten strecken und ihn zur Seite neigen (opisthotone Haltung mit Asymmetrien). Ihnen hilft die Brust-Schulter-Pelotte über den flächigen Druck am Sternum und den Schultern, ihren Kopf in einer symmetrischeren Position zu halten.

Anwendung	Erst wenn das Kind richtig mit dem Becken am inneren Schalenrücken ansitzt, schließt man von vorne die beiden Verschlüsse und schiebt die beiden abgefütterten Enden der Brust-Schulter-Pelotte beidseitig genau auf die Spinae (Beckenknochen). Während eine Hand die Beckenstellung mit Zeigefinger und Daumen noch fixiert, zieht die andere die Gurte an der Außenschale nach unten und befestigt sie dort am äußeren Schalenrücken. Jetzt wird das Kind mit seinem Rumpf symmetrisch aufgerichtet. Hat man den Rumpf des Kindes gestreckt, legt man das eine obere Ende der Brust-Schulter-Pelotte mit dem Kunstleder an die Schulter. Das abgefütterte Ende der Pelotte muß gerade noch über die Schulter reichen, erst danach beginnt der normale Gurt. Ebenso wird auf der anderen Schulterseite verfahren.
Die Zugrichtung der Brust-Schulter-Pelotte	Bei richtiger Schlitzführung in der Schale wird der Gurt nach außen/unten gezogen und stabilisiert so das Becken in Mittelstellung.

Die Zugrichtung der Gurte soll in schräger Verlängerung der Pelotte nach oben/hinten sein (Schulteraufrichtung).

Geht die Zugrichtung der Gurte zu weit nach oben, rutscht das Kind unter der Brust-Schulter-Pelotte wieder in sich zusammen (mangelnde Schulteraufrichtung).

Ziehen die Gurte aber direkt über der Schulter gerade nach hinten oder sogar nach hinten/unten, so wird das Kind durch die Zugrichtung an der Schulteraufrichtung gehindert. Es kommt zur vermehrten Beugung des Schultergürtelbereiches.

Dies macht klar, daß einerseits eine individuell angefertigte Brust-Schulter-Pelotte notwendig ist, andererseits aber die Korrektur am Becken- und Schultergürtel nur durch den exakten Zug der Gurte erreicht wird. Eine richtig angewandte Brust-Schulter-Pelotte bedeutet für die Eltern nur eine einzige Fixierung für die Haltungsbewahrung des Kindes, aber eine zusammenhängende Korrektur für die Stellung des Beckens bis hin zur Kopfkorrektur.

Sie ist im Anbringen nicht ganz einfach. Aber das Schwierige daran ist vorrangig der korrekte Sitz, den das Kind erst einmal dazu einnehmen muß. Das trifft eigentlich für alle Korrekturhilfen zu, aber bei der Brust-Schulter-Pelotte sieht man relativ genau, welche Korrekturhilfe nicht gezielt eingesetzt wird. Die Erklärung der Probleme des Kindes, die sich daraus ergebende therapeutische Notwendigkeit und die Einarbeitung durch den Therapeuten sind hier unbedingt erforderlich und schaffen dann das Verständnis der Eltern und die Toleranz des Kindes.

Genau aufeinander abgestimmte Korrekturhilfen gewährleisten einerseits einen symmetrisch aufrechten Sitz, lassen aber andererseits keine »Ungenauigkeiten« zu. Sie werden dann sofort bemerkt.

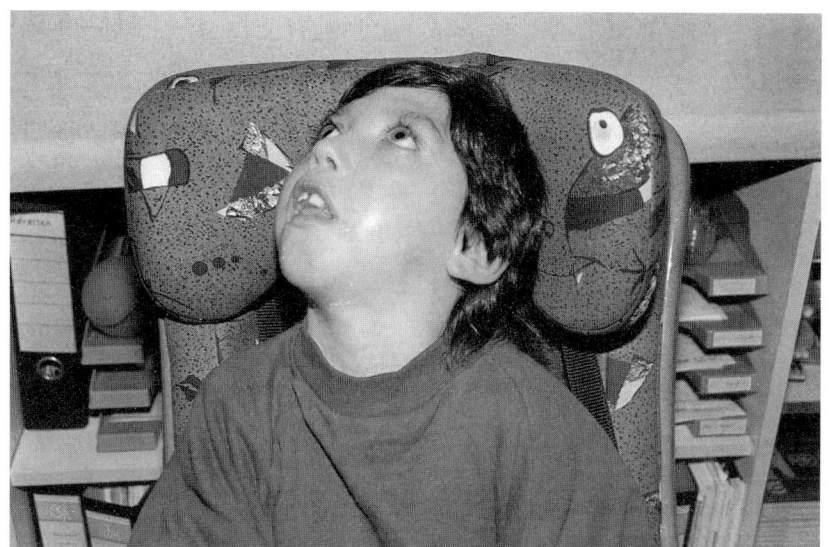

Anwendungsbeispiel einer speziell geformten Brust-Schulter-Pelotte

Abb. 52a

Dieses Mädchen *(Abb. 52a–d)* hat eine ausgeprägte opisthotone Haltung. Die asymmetrische Überstreckung des Kopfes gibt dem Kind keine Möglichkeit, sich mit dem Rücken an der Sitzschale abzulegen. Im Gegenteil, ihr Kopf hebelt den Oberkörper immer weiter nach vorne *(Abb. 52a)*.

Um den Kopf in Mittelstellung in die Aufrichtung zu bekommen, ist neben der Kopfstütze der Zug der Brust-Schulter-Pelotte ein entscheidender Faktor zur Hemmung der pathologischen asymmetrischen Streckung *(Abb. 52b)*.

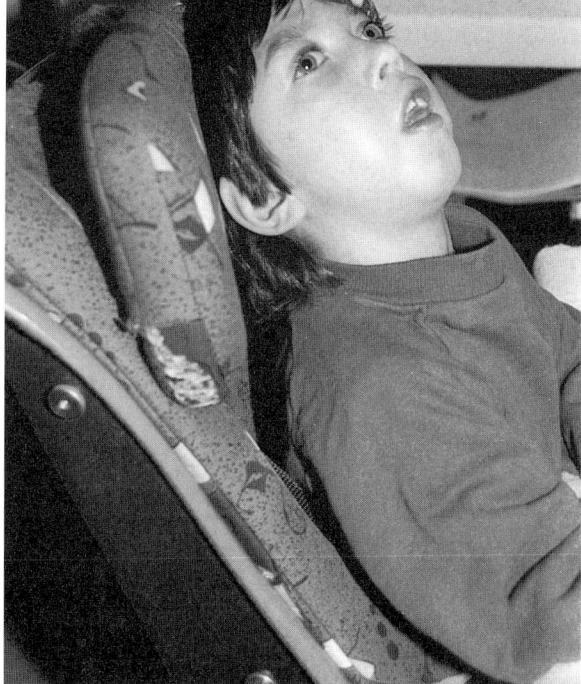

Abb. 52b

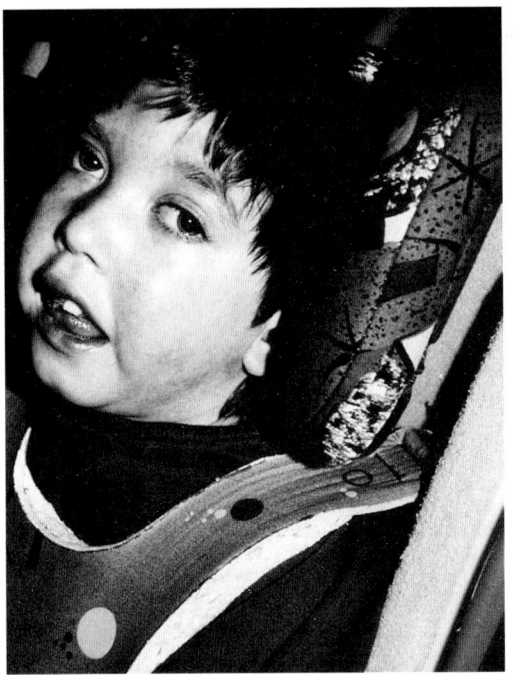

Der Zug mit einer normal abgefütterten Brust-Schulter-Pelotte führt bei ihr zu Druckstellen. Hier haben wir die gesamte Brust-Schulter-Pelotte mit Neopolen (fester Schaumstoff) unterlegt, die Pelottenenden an der Spina mit dem noch anschmiegsameren Neopren *(Abb. 52c)*. (Neopren = Schaumstoff, der auf beiden Seiten kaschiert ist. Er findet Anwendung bei den Surferanzügen.)

Dieser vermehrte Druck, der so toleriert werden kann, verhilft zu der Korrektur von Kopf und Rumpf und dem Kinde zur Entspannung, um sich trotz Korrektur wohlzufühlen.

Abb. 52c △   Abb. 52d ▽

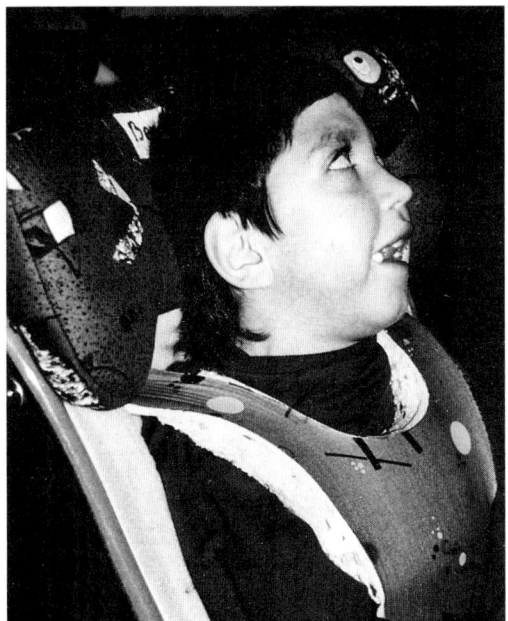

Durch den anhaltenden Druck kann die Nackenmuskulatur locker lassen. Das Kind wird eigenaktiv, es bewegt isoliert den Kopf, es schaut vergnügt zur Seite *(Abb. 52d)*!

Größte Zufriedenheit bei

- dem Kind,
- den Eltern,
- mir als Therapeuten,
- und dem Hilfsmitteltechniker.

Jetzt erst wird die richtige Brust-Schulter-Pelotte nach diesem Probestück angefertigt!

6.5.10 Reklinationsbügel

Diese Bügel werden, von oben kommend, dem Kinde angeformt. Sie gehen vom Schalenrand herunter über das Schlüsselbein.

Anfertigung

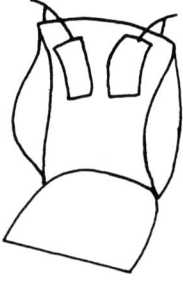 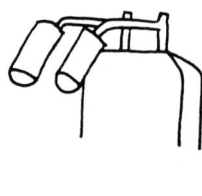

Der Druck der Reklinationsbügel geht von den oberen Rippenbögen kommend (parallel zum Sternum), dann weiter nach außen, oben und nach hinten und verhilft dem Kinde so zur Aufrichtung des Schultergürtels.
Die Kinder werden dadurch gehindert, z. B. beim Anschieben eines Rollstuhls, sich zu weit nach vorne zu beugen, wodurch wiederum pathologische Reaktionen in den Beinen oder im Hüftgelenksbereich ausgelöst würden.
Die Retraktionsbügel üben in aller Regel dann einen starken punktuellen Druck aus. Sie werden deshalb nicht so gerne isoliert angewandt, denn die Kinder können diese Korrektur nicht tolerieren!
Wir benutzen die Reklinationsbügel in den einzelnen Sitzsystemen aus den genannten Gründen selten, aber häufig und sehr gezielt bei der Versorgung mit dem C.A.P.A.S.S.-System. Dann sind sie meistens mit Lufttaschen versehen und bewirken eine direkte Aufrichtekorrektur des Schultergürtels. (Beschreibung des C.A.P.A.S.S.-Systems s. Kap. 6.11 ff.)

Wirkung

▬ Kinder, denen isolierte Armbewegungen schwer fallen. Sie neigen dann bei Aktivitäten zu vermehrter Beugung im gesamten Schultergürtelbereich.

Zielgruppe

Die Handhabung der Reklinationsbügel ist relativ einfach. Sie sind fest am Schalenrücken verschraubt und werden zum Herein- und Herausholen des Kindes mit einem Griff zur Seite gedreht. Sitzt das Kind wieder in dem Sitz, kann man die Schulter mit den Händen aufrichten und schiebt dann nur noch anschließend den Reklinationsbügel wieder nach vorne vor das Kind.

Anwendung

6.5.11 Rumpfweste

Anfertigung In der Form einer Weste werden zwei Stoffbahnen an den jeweiligen Seiten des Sitzpolsters befestigt und dann mit einem Reißverschluß in der Mitte verbunden.

Wirkung Durch den Zuschnitt der Weste und die nicht variabel auf die jeweilige Bekleidung des Kindes angepaßte Fixierung kann die Rumpfweste niemals punktuell an den Spinae ansetzen. Dies bedeutet keinerlei Korrektur der Beckenstellung. Ihre Wirkung liegt nur in einer größeren Ummantelung des Rumpfes, d. h. die Kinder werden nur gehalten, um nicht herauszufallen. Wenn sie sich aber z. B. asymmetrisch im Becken verdrehen, hindert die Rumpfweste sie nicht daran. Ebenso verschafft eine Rumpfweste keinerlei Korrektur der Verdrehung (Torsion) der Wirbelsäule und beseitigt nicht die Gefahr der Skoliose.

Zielgruppe ■ So wünschenswert das einfachere und schnellere Anbringen dieser Rumpfweste ist, so gibt es keine Behinderungsform, die solch eine kostenintensive Spezialanfertigung rechtfertigt, da sie keinerlei Korrekturen geben kann.

Anwendungsbeispiel

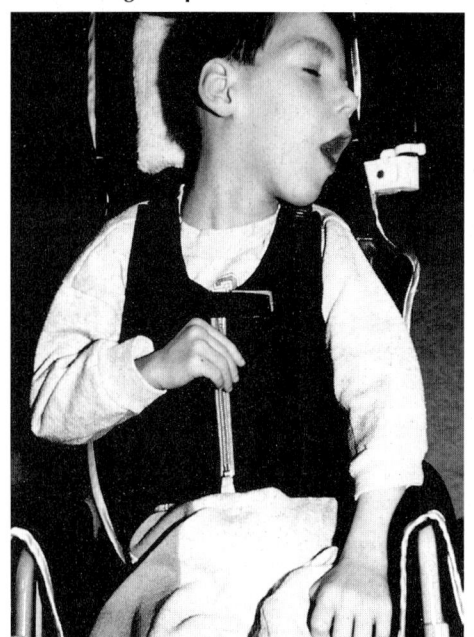

Dieses Foto zeigt deutlich, daß die Rumpfweste das Kind nur »ummantelt« *(Abb. 53a)*.
Die Rumpfweste gibt dem Becken keine Korrektur, sich symmetrisch abzusetzen. Die rechte Beckenseite des Kindes wird deutlich nach vorne geschoben. Die Asymmetrie des Beckens wirkt sich auf die gesamte Wirbelsäule aus und beeinflußt wiederum den Schultergürtel und die Kopfstellung.

Abb. 53a

Nach dem Anbringen der Brust-Schulter-Pelotte ist es möglich, das Becken des Jungen symmetrisch in seinem vorhandenen Reha-Kinderwagen zu fixieren. Dies ermöglicht ihm dann auch seine symmetrischere Rumpfaufrichtung. Er kann seinen Kopf fast in der Mitte halten!
Zu beachten ist die entspanntere Arm- und Handstellung auf seiner rechten Seite *(Abb. 53b)*!

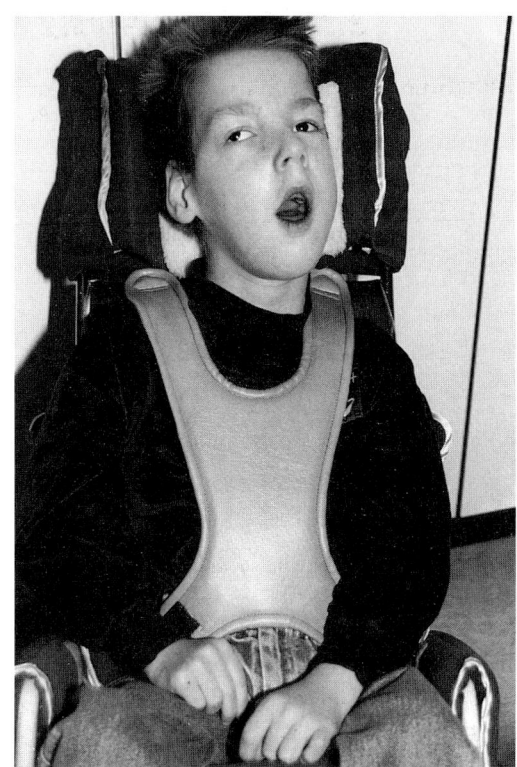

Abb. 53b

Er ist nun sogar fähig, seinen Kopf, ohne daß es weitere Massenbewegungen auslöst, gezielt zu seiner ihm nicht so »vertrauten« Seite hinzuwenden *(Abb. 53c)*. (Sein Vater sitzt auf dieser Seite und lockt ihn).

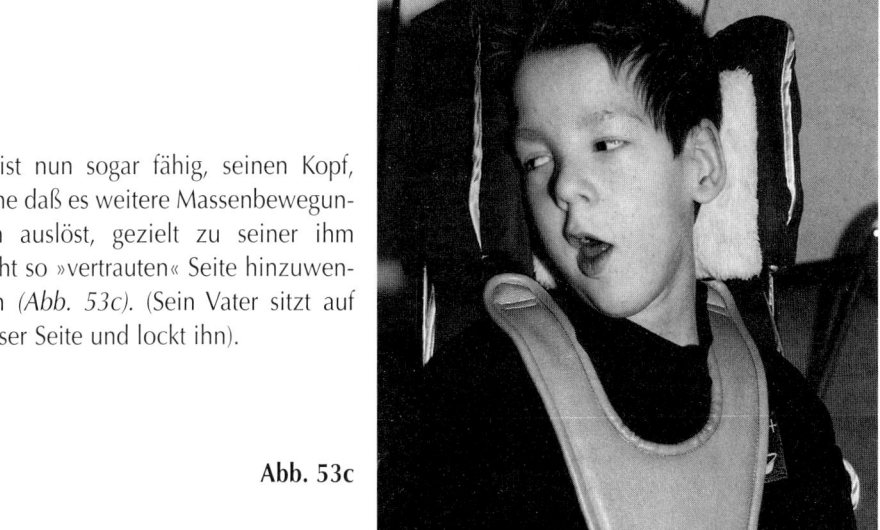

Abb. 53c

6.6 Ergoline-Sitzsystem

Ergoline-Sitz

Anfertigung Hierbei handelt es sich um einen dem Kinde körpergerecht angeformten Alu-Sitz, der mit Schaumstoff abgepolstert ist. Beides wird dann zusammen mit einem Stoffbezug überzogen. Die Formung der Alu-Platte und der Zuschnitt des Schaumstoffes kann nur durch eine Rehafirma geleistet werden.

Die Formung des Ergoline-Sitzes richtet sich ausschließlich nach der Behinderungsart des Kindes und den Korrekturen oder den zusätzlichen Hilfen, die man für das Kind aus therapeutischen Überlegungen miteinbauen möchte. Der Ergoline-Sitz ist extrem leicht und läßt sich vielfältig einsetzen,

- auf dem Therapiestuhl,
- als Sitz auf einem Kindergartenstuhl,
- als Sitz in einem Rollstuhl, z. B. in der Schule.

Wirkung Hat das Kind eine relativ gute Kopf- und Rumpfkontrolle, so reicht ein Ergoline-Sitz (z. B. auf einem Therapiestuhl oder im Rollstuhl) allein aus.

Durch die symmetrische Aufrichtung des Beckens kann das Kind besser seine Wirbelsäule darüber aufrichten. Durch die exaktere Beckenanpassung ist er eine deutlichere Korrekturhilfe als ein Therapiestuhl. Ein weiterer Vorteil ist die individuelle Anpassung, wenn es eine unterschiedliche Beinlänge gibt.

Zielgruppen
- Kinder mit einer relativ guten Kopf- und Rumpfkontrolle, einer Augen-Hand-Koordination und einer gewissen Rotationsfähigkeit.
- Die Kinder sollten ihren Kopf isoliert bewegen können, ohne daß sich tonische Reaktionen aufbauen.
- Kinder, deren Hände sich in der aufrechten Position (Symmetrie und Mittelstellung des Beckens) in der Mitte berühren können und auch ohne allzu große Auslösung von pathologischen Reaktionen jeweils über die Mitte gebracht werden können.

6.6.1 Korrekturhilfen

Beckengurt 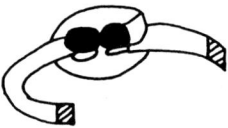 Der *Beckengurt* hindert das Kind einzig und allein daran, herauszufallen. Er wird um den Hüftbereich herum verschlossen und paßt sich durch den variablen Klettverschluß jeder Bekleidung an. Dies macht klar, daß er keine punktuelle Korrektur geben kann.

Der *Beckenbügel* setzt gezielt an den Spinae (Beckenknochen) an. **Beckenbügel**
Dies bedeutet eine symmetrische Aufrichtung für das Becken. Das Kind aber kann bei fixiertem Becken in dem Ergoline-Sitz alle anderen Bewegungsmöglichkeiten ausschöpfen (genaue Funktionsbeschreibung des Beckenbügels, s. Kap. 6.5.1).

Beide Korrekturhilfen können isoliert an dem Sitz befestigt werden, dann ist der Sitz auswechselbar zwischen den einzelnen Untergestellen mit ein und derselben Korrekturhilfe. Wird der Ergoline-Sitz im Rollstuhl eingesetzt, sollten die Korrekturhilfen in aller Regel am Rollstuhl selber fixiert werden. So lassen sich das Kind und der Ergoline-Sitz in einem fest sichern, daß bedeutet Korrektur und Sicherheit beim Transport.

6.7 Ergoline-Sitzschale

Die Anformung von Sitzbreite, Sitztiefe, Sitzhöhe etc. wird wieder indivi- **Beschreibung**
duell für das jeweilige Kind durch eine Rehafirma ausgeführt.
Je nach Einsatz des Sitzsystems kann das Rückenteil mit einem Schamiergelenk verbunden sein. Es läßt sich aber auch im Winkel feststellen. Dies ist besonders dann anzuraten, wenn das Ergoline-Sitzsystem vorrangig im Rollstuhl benutzt wird. Das bedeutet eine größere Stabilität, die durch die jeweilige Anbringung im Rollstuhl noch vergrößert werden kann.

Durch die körpergerechte Anformung unterstützt die Ergoline-Sitzschale **Wirkung**
deutlich besser als ein Therapiestuhl die mangelnde Rumpf- und Kopfkontrolle dieser Kinder. Mit den Zusatzgurten- und bügeln helfen wir dem Kinde, die dann trotzdem noch auftretenden pathologischen Bewegungen und Haltungen zu reduzieren.
Die Ergoline-Sitzschale ist eine gute Möglichkeit, das Kind alternativ zu positionieren. Einerseits kann das Kind durch die gute Anformung in einer aufrechten Sitzstellung mehr oder weniger »allein« sitzen, andererseits aber kann man, wenn feinmotorische Arbeit gefordert wird, dem Kinde durch die Zusatzfixierung eine bessere Rumpf/Kopfkontrolle ermöglichen.

■ Hat das Kind Probleme mit der Aufrichtung des Rumpfes, neigt es ver- **Zielgruppen**
stärkt zu einer Seite, dann empfiehlt sich eine Ergoline-Sitzschale.
■ Das Kind in einer Ergoline-Sitzschale sollte fähig sein, beide Hände einsetzen zu können.

BEISPIEL Während die eine Hand nach Spielzeug greift, darf sich die andere nicht über vermehrten Tonusaufbau anspannen oder sogar im Ellbogen und Schultergelenk zur Seite gezogen werden (assoziierte Reaktionen).

Dieser vermehrte Spannungsaufbau führt zu Asymmetrien und verdreht neben dem Becken die Wirbelsäule immer stärker (Torsion). Dies führt dann auf Dauer zu erheblichen orthopädischen Problemen und macht in aller Regel eher die Versorgung mit einer Ortholine-Sitzschale notwendig (s. Kapitel 6.9).

6.7.1 Korrekturhilfen

In aller Regel geht das angeformte Rückenteil bis an oder in die Mitte des Schulterblattes des Kindes. Dann lassen sich als Korrekturhilfen einsetzen:

- *Brustgurt* (Beschreibung s. Kap. 6.5.7)
- *Sternum-Pelotte* (Beschreibung s. Kap. 6.5.8).

Benötigt aber das stärker betroffene Kind mehr Aufrichtehilfen für den Schultergürtel, so läßt sich der Schalenrücken hoch bis über die Schultern aufbauen. Dies ermöglicht dann weitere Korrekturhilfen:

- *Reklinationsbügel* (Beschreibung s. Kap. 6.5.10)
- *Brust-Schulter-Pelotte* (Beschreibung s. Kap. 6.5.9).

6.7.2 Anwendungsbeispiel

Dies ist eine Ergoline-Sitzschale, eingebaut in einen Rollstuhl *(Abb. 54)*. Sie besteht aus einer angeformten Sitzfläche mit Seitenbegrenzung für die Oberschenkel. Ebenfalls hat das Rückenteil eine körpergerechte Anformung an den Rumpf des Kindes. Im Bereich der Lendenwirbelsäule ist eine Lendenanstützung eingearbeitet, die dem Jungen zu einer besseren Rumpfaufrichtung verhilft. Normalerweise hört das Rückenteil in Höhe der Schulterblätter auf. Hier wurde aber das Rückenteil bis über die Schulter des Kindes hochgezogen.

Der Junge hat eine schwere Bewegungsstörung (Ataxie). Er kann nicht allein sitzen *(Abb. 55)*. Gezielte Bewegungen mit den Händen sind ihm ohne Rumpffixierungen nicht möglich. Wenn der Junge jetzt seinen Rollstuhl selbständig fährt, würde er ohne die Fixierung des Rumpfes mit seinem Gesäß nach vorne rutschen, und die Beine würden sich überkreuzen. Der Oberkörper verschöbe sich zur Seite, die Arme würden im Sinne der Haltungsbewahrung nach oben gezogen. Es käme zur Retraktion des Schul-

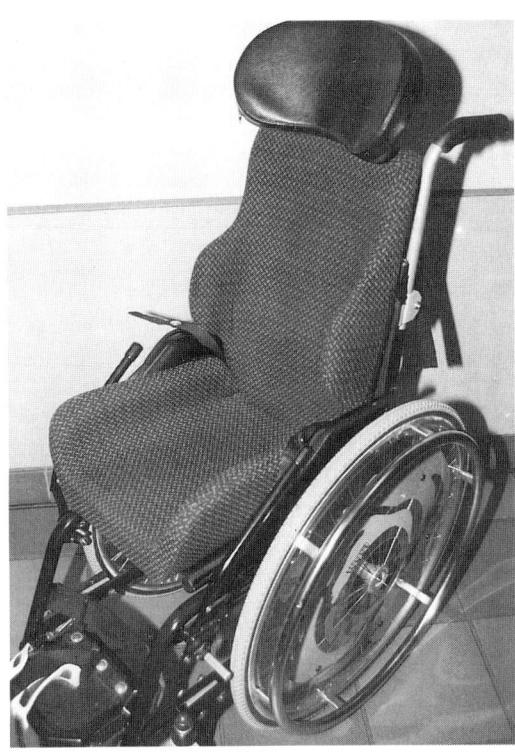

Abb. 54

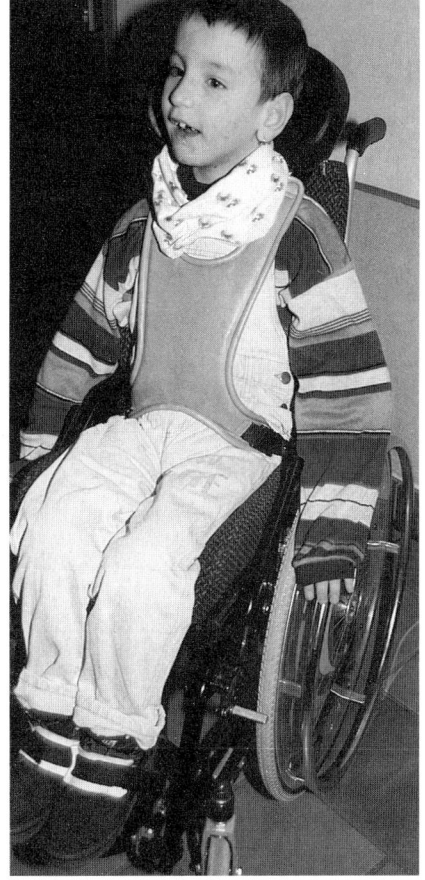

Abb. 55

tergürtels. Dies ist der Grund, warum der Schalenrücken so hoch gearbeitet wurde. Im Zusammenhang mit der Lendenanstützung kann der Junge bei Aktivitäten nur die Schulteraufrichtung halten, wenn er mit einer Brust-Schulter-Pelotte aufgerichtet wird. Wegen der zur Korrektur notwendigen Zugrichtung (Schlitze in der Schale) ist das Rückenteil höher gearbeitet als z. B. der Rollstuhlrücken. Mit der Brust-Schulter-Pelotte wird gewährleistet, daß das Becken, gut abgestützt durch die Ergoline-Sitzschale, von vorne in der aufrechten Position gehalten und über die Führung im Rumpf gleichzeitig die Schulteraufrichtung erreicht wird, die der Junge zum Bewegen der Räder unbedingt braucht. Im häuslichen Bereich läßt sich für diesen Jungen manchmal die Kopfstütze entfernen; sie ist aber unbedingt vorgeschrieben beim Transport, z. B. im Schulbus.

6.8 Pelotten-Sitzsystem

Beschreibung Dies ist ein Sitzsystem, das im Prinzip als Extrateil in einen Rollstuhl eingebaut werden kann. Es handelt sich dann um eine Holzplatte, mit Schaumstoff abgepolstert, die als Sitzfläche in den vorhandenen Rollstuhl eingebaut wird. Ebenso verhält es sich mit dem Rückenteil. Die Versorgung eines Pelotten-Sitzsystems bedeutet ein individuelles Eingehen auf die Größe des Kindes und die therapeutischen Notwendigkeiten.
Sowohl Sitztiefe wie Höhe und Breite als auch die Fixierungshilfen sind angepaßt auf die Behinderung des Kindes abzustimmen.

Wirkung Das Sitzsystem verhilft den Kindern mit einem hypotonen Rumpf bei gleichzeitiger asymmetrischer Gewohnheitshaltung (Skoliose) zu symmetrischer Aufrichtung. Es setzt mit den Pelotten sehr rumpfnah an und schafft so punktuelle Aufrichtung. Aus diesem Grund bewährt es sich oft gut bei Kindern mit Bewegungsstereotypien, denn es verhilft ihnen zu mehr Ruhe und Konzentration.

Zielgruppen
- Dieses Sitzsystem bewährt sich gut bei sehr bewegungsunruhigen Kindern, z. B. bei Athetose.
Die Kinder haben keine gute Haltungsbewahrung (Hypotonie des Rumpfes) bei gleichzeitigen athetotischen Bewegungen der Extremitäten.
- Kinder mit einer Mischform zwischen Athetose und Spastik.
- Kinder mit einer schweren Mehrfachbehinderung und mit stereotypem Bewegungsverhalten.

6.8.1 Korrekturhilfen

Die Korrekturhilfen lassen sich einzeln und individuell anbringen und auch bedienen.

Korrekturhilfen am Becken
- **Beckenbügel**
Es gibt *zwei Ausführungen*. Entweder läßt man sich von der Rehafirma einen speziell angepaßten Beckenbügel herstellen (Beschreibung s. Kap. 6.5.1), oder aber die Herstellerfirmen dieser Pelottensitzsysteme bieten einen, von beiden Seiten kommenden, fest am Rahmen angebrachten Beckenbügel an.
Bei sehr bewegungsunruhigen Kindern ist dies eventuell eine schnellere Handhabung, die Kinder zu fixieren.

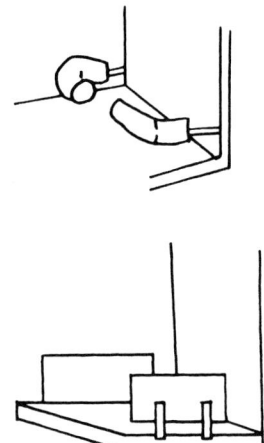

Diese sind entweder schon durch den Rollstuhl gegeben, oder man kann durch extra angefertigte Polster die Beinstellung der Kinder beeinflussen.

Korrekturhilfen zur Beinführung

Rumpf-Pelotten

Sie können den Rumpf symmetrisch abstützen, oder auch versetzt, der Verbiegung der Wirbelsäule entsprechend, z. B. S-Skoliose.

Korrekturhilfen am Rumpf

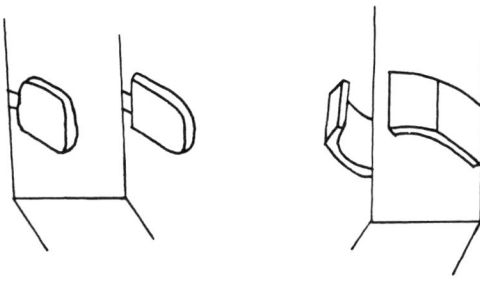

Reklinationsbügel (Beschreibung s. Kap. 6.5.10)

Dies ist funktionell eine gute Korrekturhilfe, aber wegen der mangelnden Toleranz des Kindes empfiehlt sich häufiger die

Korrekturhilfen an den Schultern

Brust-Schulter-Pelotte (Beschreibung s. Kap. 6.5.9)

Diese Korrekturhilfe setzt dann aber wieder einen hohen Schalenrücken voraus, (s. Kap. 6.7.2). Eine Alternative könnte auch sein, die

Sternum Pelotte (Beschreibung s. Kap. 6.5.8)

Diese Korrekturhilfe kann nur bei einem Kinde mit einer relativ guten Kopfkontrolle angewandt werden.

Korrekturhilfen am Kopf

- Die **Kopfstütze** (Beschreibung s. Kap. 6.9.8), wird an dem vorhandenen Rollstuhl befestigt und in Höhe und Form dem Kinde angepaßt.

- Die **Nackenanstützung** umfaßt den Kopf des Kindes am Übergang des ersten Halswirbels zum Hinterkopf. Die Ohren bleiben frei, damit die Ohrmuschel nicht nach vorne abknickt.

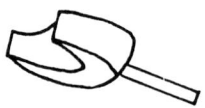

Mit der Nackenanstützung läßt sich manchmal bei sehr asymmetrischer Kopfhaltung besser auf die symmetrische Nackenaufrichtung des Kindes einwirken.

Korrekturhilfen an den Füßen

- **Fußfixierungen**
(Beschreibung s. Kap.6.5.6).

Anwendung Dies ist ein Pelotten-Sitzsystem, welches in einen Rollstuhl eingebaut ist (Abb. 56).

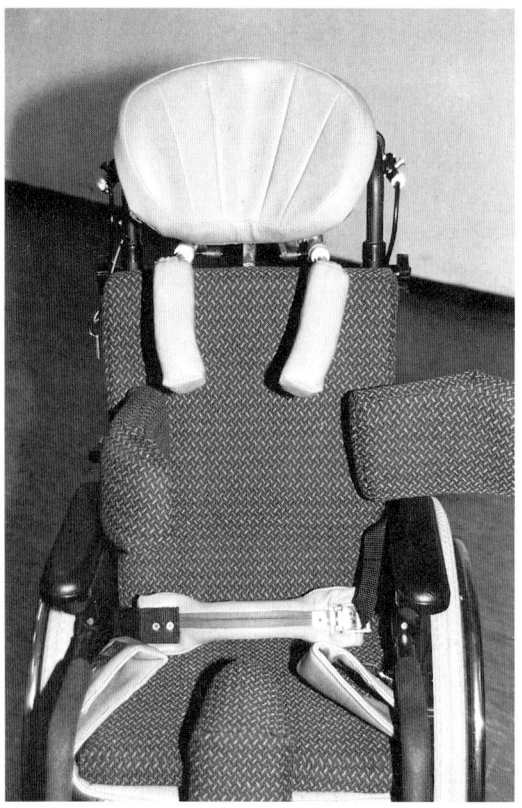

Angebracht sind:
- Kopfstütze in Muldenform
- Reklinationsbügel
- Seitlich abzuklappende Rumpfpelotten, damit die Eltern das Kind bequemer hineinsetzen können.

Die Anbiegung und die Größe der Pelotten richtet sich nach dem Körperumfang des Kindes. Die symmetrische oder asymmetrische Anbringung der seitlichen Pelotten richtet sich nach den Korrekturhilfen, die man therapeutisch einsetzen möchte.

In diesem speziellen Falle ging es um eine rumpfnahe Begrenzung. (Dieses Kind hat eine Mischform von Spastik mit einer erheblichen Athetose.)

- Beckenbügel
- Abduktionsblock
- Abduktionsgurte.

Abb. 56

6.9 Ortholine-Sitzschale

Die Ortholine-Sitzschale ist aus einem stabilen Material, das nicht in sich zu verbiegen ist.

Anfertigung

Bei diesem Schalensitz handelt es sich im Gegensatz zur Ergoline-Sitzschale immer um ein komplett angepaßtes Sitzsystem. Die Sitzfläche und der Schalenrücken werden aus einem Stück gegossen.

Der äußere Schalensitz

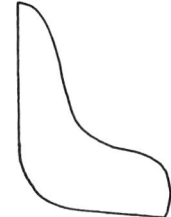

Die Größe des äußeren Schalensitzes richtet sich nach der Höhe des Schalenrückens, denn dieser sollte kurz oberhalb der Schultern des Kindes wieder aufhören. Die Sitztiefe spielt zur Auswahl der Gesamtgröße nur eine untergeordnete Rolle.

Die Ortholine-Sitzschale muß immer auf die Rumpfgröße des Kindes abgestimmt werden. Ist sie zu hoch, verhindert sie die exakte und meist auch notwendige Korrektur zur Kopfkontrolle des Kindes. Eine gute Kopfkontrolle aber bedeutet eine Einflußnahme auf die gesamte Körperhaltung. Der Rücken der Sitzschale ist also in seiner Grundform so hergestellt, daß er nur den jeweiligen Proportionen des Rumpfes angepaßt ist. Das muß auch so sein! Eine Schale, die auf »Zuwachs« für das Kind angeschafft wird, kann keine gezielte Korrektur ausüben.

Das Becken des Kindes bekommt (übergehend in die Beinführung) eine breite umfassende stabile Führung durch die so geschnittene (annähernd parallel verlaufende) Form. Die Seitenbegrenzungen der Ortholine-Sitzschale verlaufen nach oben verjüngend kontinuierlich aus. Für das Kind bedeutet es eine stabile, die ganze Breitseite des Rumpfes abdeckende Seitenführung, die zu den Schultern hin so weit nach hinten zum Rücken verläuft, daß die Arme sich durch die Reduktion der Seitenführung wieder frei bewegen können.

Nimmt man eine zu große, hohe Schale, hindert man die Armbewegung, weil auf der Höhe der Schultern jetzt die seitliche Rumpfbegrenzung diese eigentlich gewünschten Bewegungen hemmen. Setzt man das Kind als andere Alternative auf einen höheren Ausgleichskeil, damit die Arme frei bleiben, so gibt man die durch die Schale vorgegebene Becken- und Beinführung auf, einfach deshalb, weil das Kind oben darüber sitzt.

Der Kopf des Kindes ist in aller Regel oberhalb des Schalensitzes und wird über eine Kopfstütze extra gestützt und evtl. korrigiert.

Die Innenausstattung der Sitzschale besteht aus Verbundschaum, das ist ein wenig ermüdender Schaumstoff. Er wird ausgefräst und körpergerecht auf das Kind ausgemessen. Die so geformten Einzelteile werden dann in die Schale eingeschraubt. Dies wird grundsätzlich von der Rehafirma nach

Das Material der Innenausrüstung der Ortholine-Sitzschale

unseren therapeutischen Zielsetzungen so eingerichtet, läßt sich aber dann durch die Eltern jederzeit, z. B. zum Waschen der Polstereinheit, wieder heraus- und hineinschrauben. Alle Postereinheiten sollten mit Baumwollstoff bezogen sein. Sie sollten einzeln abnehm- und abwaschbar sein.

Leiden die Kinder an starken Durchblutungsstörungen oder neigen sie zu häufigem Schwitzen, so hilft das Auslegen des Rücken-Gesäßteiles mit Echt-Schaffell zum besseren Klimaaustausch. Das Gesagte (Baumwollbezug/Schaffell) gilt natürlich auch für die Kopfstütze. Wird in der Schale gefüttert, sabbert das Kind viel, oder passiert auch schon mal häufiger trotz Pampers ein Malheur, so hilft es, zwischen Schaumstoff und Bezugstoff ein »Liegelind« einzuarbeiten. Dies kann von der Rehafirma fest auf dem Schaumstoff fixiert werden. Der Bezugsstoff darüber läßt sich waschen, der Schaumstoff aber unter dem »Liegelind« wird so nicht naß!

6.9.1 Auswahl der Untergestelle

Die Ortholine-Sitzschale ist immer nur ein Sitzsystem in sich.
Wenn man solch ein Schalensystem verordnet, ist es von großer Bedeutung, wo der Einsatz dieser Sitzschale sein soll, denn danach richtet sich die Auswahl des Untergestells. In der Regel haben alle Untergestelle die gleichen Aufnahmevorrichtungen, so daß der Sitz zwischen den verschiedenen Untergestellen gewechselt werden kann.
Wir unterscheiden zwei große Kategorien der Untergestelle, die ich nun im folgenden vorstellen möchte.

Das Zimmeruntergestell
- fährt auf kleinen Rollen
- dreht sich auf der Stelle
- ist gleichmäßig vorwärts und/oder seitwärts fahrbar
- ist ungefedert
- ist stufenlos höhenverstellbar
- hat einen großen Neigungswinkel
- ist in seinen Ausmaßen klein, kann aber bei extremem Neigungswinkel der Schale, wegen der sonstigen Kippgefahr, entsprechend ausgefahren werden.

Das Straßenuntergestell
- ist gefedert
- hat Luftbereifung
- ist (teilweise) höhenverstellbar
- hat einen Neigungswinkel (nicht so weit wie beim Zimmeruntergestell)
- hat einen großen Wendekreis

- hat hervorragende Schiebeeigenschaften, bes. auf unebenem Boden
- wird angeboten in der Art eines Kinderwagens, d. h. Schiebegriff oder aber als Rollstuhl-Untergestell.

Es wird häufig als Untergestell verordnet, wenn das Kind mit seiner Sitzschale in den Kindergarten oder in die Schule kommt.

Das Zimmeruntergestell ist in der Wohnung wendiger, verstellbarer und ermöglicht u. a. somit eine therapeutische Essenssituation. Die Tatsache, daß das Zimmeruntergestell nicht federt, verhilft dem Kinde zu mehr Ruhe und Stabilität beim Spielen und Essen.

Vor- und Nachteile des Zimmer- und Straßenuntergestells

Beim Spaziergang geht das Straßenuntergestell unter anderem auch über unebenen Boden. Die Straßengestelle sind alle gefedert und fangen die Stöße ab. In der Wohnung ist diese Federung zumindest bei sehr bewegungsunruhigen Kindern nicht opportun. Hier wird das stabile Zimmeruntergestell benötigt.

Das körperbehinderte Kind, das sich viel auf dem Boden aufhält, braucht einen relativ sauberen Fußboden. Will man das Straßengestell auch in der Wohnung benutzen, so muß die Mutter nach jedem Spaziergang das Gestell gründlichst reinigen.

6.9.2 *Verstellmöglichkeiten*

Die Ortholine-Sitzschale muß durch ihre Verstellmöglichkeiten auf die jeweiligen Bedürfnisse des Kindes eingehen können.

Zum Füttern muß man die Schale leicht (und mit Kind in der Schale) nach hinten neigen können.

BEISPIEL

Zum selbstständigen Essen oder auch Spielen muß die Sitzschale aufrechter gestellt werden können.

Bei ungenügender Kopf- und Rumpfkontrolle sollte die Sitzschale in aller Regel zwischen Rücken- und Sitzteil nicht aufzuklappen sein, sondern die ganze Schale muß sich insgesamt nach hinten kippen lassen können.

In aller Regel macht es wenig Sinn, daß man nur den Rücken der Schale nach hinten aufklappt, weil sich dann der Sitzwinkel des Kindes zur Schale verschiebt.

Begründung

Der Rücken des Kindes wird so zwar noch mehr zur Liegeposition gebracht, aber gleichzeitig wird der Hüftwinkel des Kindes wieder mehr gestreckt. Dies löst dann wieder die pathologische Streckung, häufig verbunden mit Asymmetrien, aus.

Die Sitzschale kann mit einem Spezialadapter versehen und so auch zum Schaukelsitz umfunktioniert werden. Desgleichen läßt sich, ebenfalls über einen Spezialadapter, die Sitzschale als Autositz benutzen. Dies ist in aller Regel wenig ratsam. War die Mutter z. B. mit dem Kind in der Sitzschale einkaufen, muß sie das Kind irgendwo ablegen, um erst den Sitz im Auto einzubauen. Außerdem hat die Sitzschale ein enormes Eigengewicht und belastet den Rücken der Mutter zusätzlich.

Ein weiterer erschwerender Grund sind die Korrekturhilfen in der Sitzschale. So ist z. B. die Brust-Schulter-Pelotte, die das Kind zum korrigierten Sitzen notwendig braucht, kein originaler Autogurt. Er ist weder vom TÜV dafür zugelassen, noch hält diese Begurtung einem Auffahrunfall stand. Schwierig gestaltet sich auch hierbei das Anlegen der Brust-Schulter-Pelotte, da die Verschlüsse des Gurtsystems hinten am Schalenrücken sind, an die im Auto so gut wie nicht mehr heranzukommen ist.

6.9.3 Abmessung des Schaleninneren

Da in aller Regel in der Sitzschale gespielt, gearbeitet, gegessen etc. wird, empfiehlt sich die Ausmessung der Schale auf die normale Zimmerbekleidung eines Kindes. Genau so wenig wie es eine Schale auf Zuwachs sein kann, ist es möglich, daß eine einzige Schale gleichzeitig für die Zimmerbekleidung, wie auch Straßen-(Winter-)bekleidung geeignet ist.

Die Ortholine-Sitzschale wird als korrekte Hilfe bei schwierigen motorischen Aktivitäten verordnet. Dies setzt zwingend voraus, daß die Sitzschale immer nur auf die Körpermaße des Kindes ausgemessen sein muß. Würde man in der Sitzschale, bei den Polstereinheiten z. B. den Platz für einen dicken Winteranzug aussparen, hieße das, keine Korrekturen am Rumpf zu setzen bzw. dem Kind zuviel Spielraum zu lassen. Die Unsicherheit bei einem schwer mehrfachbehinderten Kind nimmt wieder zu, und das Kind sitzt ungern und nicht sehr lange so in seinem Sitzsystem. Ein korrigierter Sitz, z. B. während einer Spiel- oder Essenssituation, der ja eigentlich Erleichterung bedeuten soll, ist so dann auch nicht mehr möglich.

Alternativen zur körpergerechten Innenausstattung einer Sitzschale
Da die schwerer betroffenen Kinder auch draußen beim Spazierenfahren eine korrekt angepaßte Fahrhilfe benötigen, muß zumindest bei den kleineren Kindern zusätzlich ein Spezial-Rehakinderwagen verordnet werden. In diesem Rehawagen ist dann eine auf die Straßenbekleidung ausgemessene körpergerechte Auspolsterung erforderlich. So lange die Kinder noch kleiner sind, ist diese doppelte Versorgung unbedingt notwendig.

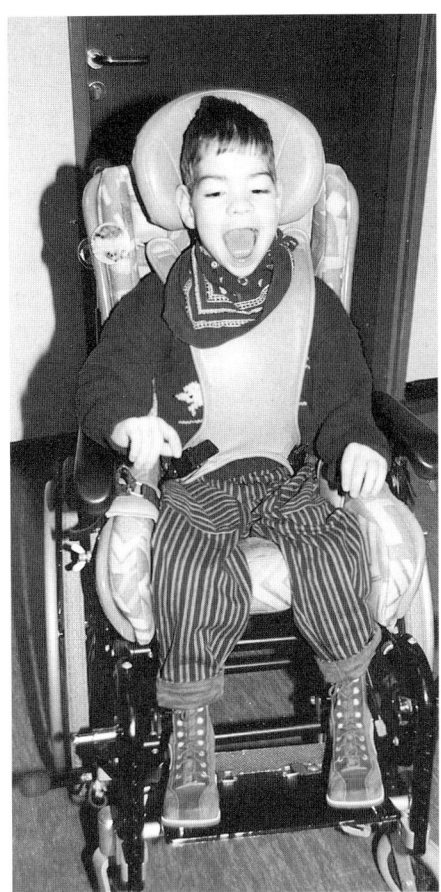

Abb. 57a

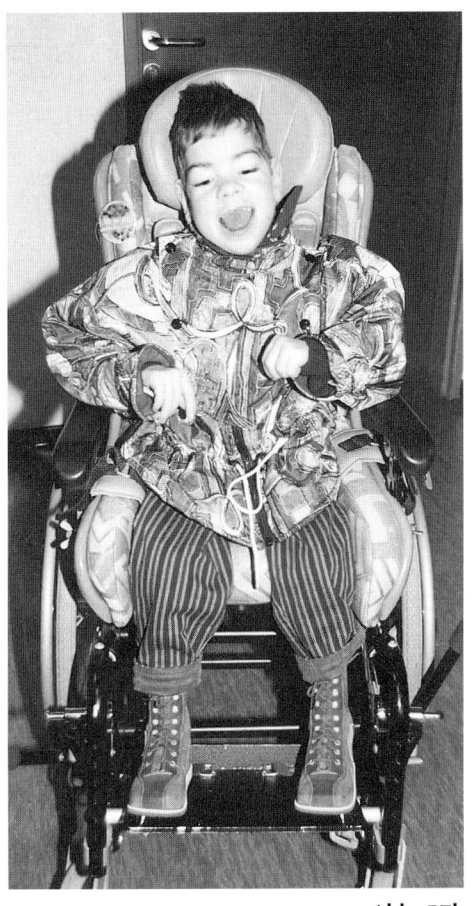

Abb. 57b

Gibt es Gründe dafür, daß ein Schulkind mit seinem Rollstuhl »komplett« im Schulbus zur Schule transportiert wird, sollte die Schale in ihren Ausmaßen trotzdem auf die Körpermaße des Kindes in Zimmerbekleidung ausgemessen werden *(Abb. 57a)*.
In der Übergangszeit hilft dann ein Anorak, der über die ganze Fixierung angezogen wird *(Abb. 57b)*.

Sinnvolle und notwendige Ergänzungen

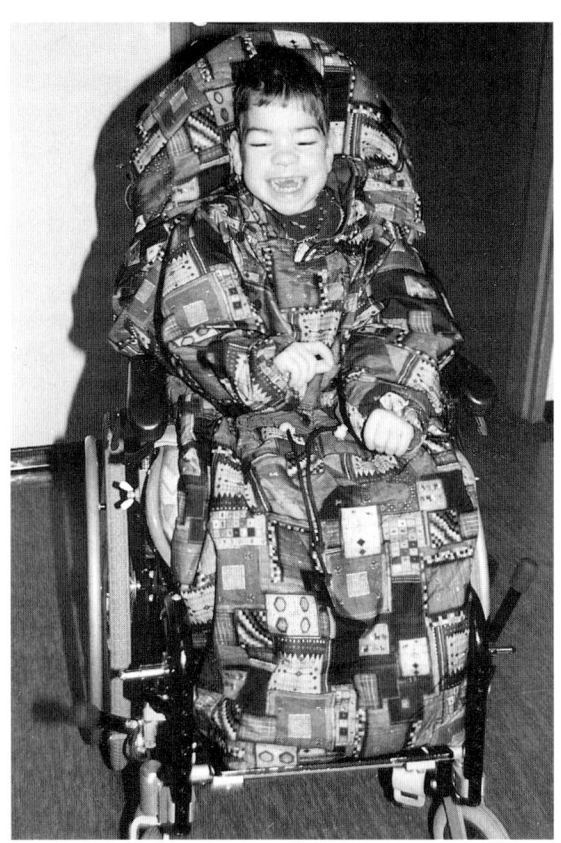

Bei einem Spaziergang in der kalten Jahreszeit läßt sich ein speziell dafür angefertigter Winterschlupfsack über das Kind und die ganze Schale anlegen *(Abb. 57c)*.

Bei beiden Bekleidungsstücken ist es nicht nötig, das Kind aus der Schale herauszuheben, sondern mit Hilfe von Klette, Gummizug und/oder Reißverschluß wird die »Ummantelung« angelegt. Genauso verhält es sich mit dem Regenschutz.

Abb. 57c

6.9.4 Zielgruppen und die spezifische Wirkungsweise

■ *Kinder, die keine oder nur geringe Kopf- und Rumpfkontrolle haben.*
Ihnen wird durch die überall exakt ausgemessene Becken-, Bein- und Rumpfführung die Chance gegeben, diese neue Stellung kennen zu lernen, um damit in aufrechte Position an dem Alltag ihrer Familie teilnehmen zu können.

■ *Kinder, die durch starke Hypotonie nicht zum aufrechten Sitz und damit zum eigenen Spiel kommen können.*
Indem die Kinder gezielt im Rumpf abgestützt werden können, erhalten sie bei aufrechtem Sitz jetzt die Möglichkeit, Eigenaktivität zu entwickeln.

- *Kinder, die eine massive Beeinträchtigung bei der Nahrungsaufnahme haben und nur unter erschwerten Bedingungen zu füttern sind.*

Häufig ist der Grund der erschwerten Nahrungsaufnahme die mangelnde Kopfkontrolle, d. h. den Kindern fehlt eine gute Nackenaufrichtung. Wird durch die richtig angepaßte Schale die Aufrichtung des Kopfes und des Schultergürtels gewährleistet, so ist überhaupt erst einmal die Grundvoraussetzung dafür geschaffen, daß das Kind schlucken kann. Durch den Schalensitz und das Gurtsystem hat die Mutter zusätzlich dann noch beide Hände frei, um evtl. Kieferkontrolle ausüben zu können und somit dem Kinde zur physiologischeren Nahrungsaufnahme zu verhelfen.

- *Kinder, die zu starken Asymmetrien neigen. Diese behindern die Kopfkontrolle, beeinflußen aber auch die Verdrehung der Wirbelsäule.*

Durch pathologische Reaktionen drehen diese Kinder ihren Kopf fast immer nur zu einer Seite. Neben der Tatsache, daß sich dadurch ihr Bewegungs- und Wahrnehmungsverhalten einschränkt, sind die orthopädischen Veränderungen als Spätfolgen zu bedenken.
Bleibt der Kopf und damit die gesamte asymmetrische Körperhaltung über einen längeren Zeitraum ohne Korrektur, verändert sich die Wirbelsäule (Skoliose) und die Beckensituation (Hüftluxation).
Diesen Kindern gilt es, einen Schalensitz zu verordnen, um rechtzeitig mit der Gegenkorrektur zu beginnen.
Die Kinder gewöhnen sich an das einseitige Bewegungs- und Haltungsmuster.
Ihre Toleranz, eine später erst einsetzende Korrektur ihrer inzwischen erworbenen Gewohnheitshaltung zu akzeptieren, nimmt erheblich ab.

- *Kinder, die durch die Beeinflussung der pathologischen Reaktionen zu Asymmetrien im Beckenbereich neigen.*

Ein großer Teil der Kinder möchte ständig und eigenaktiv spielen oder auch erzählen. Kann das Kind aber alle diese Aktivitäten nur unter Ausnutzung der pathologischen Reaktionen bewerkstelligen oder führt das Spiel mit den Händen zu ausgeprägten assoziierten Reaktionen, dann ist eine Ortholine-Sitzschale oft das Mittel der Wahl. Einerseits sitzt das Kind gut fixiert mit dem Rumpf in seinem Sitzsystem, es kann dabei mit seinen Händen spielen und die pathologischen Reaktionen können in soweit gemindert werden, daß sie nicht zwangsläufig beim Kind zu orthopädischen Sekundärschäden führen. Andererseits aber läßt sie zu einem erheblichen Anteil die Eigenaktivität des Kindes zu.

■ *Kinder, mit einer schweren Mehrfachbehinderung.*

Sehr leicht zu irritierende Kinder, die kaum Lagewechsel tolerieren, fühlen sich ausgesprochen wohl in solch einer umfassend angepaßten Schale. Indem der »unsichere« und schwierige Haltungshintergrund durch die Sitzschale stabilisiert wird, werden sie eigenaktiv, können zuhören und nehmen somit ihre Umwelt wahr.

Oft sind diese schwer mehrfachbehinderten Kinder auch blind. Die Augen aber sind ein wichtiges Sinnesorgan zur Orientierung. Mit den Augen halten wir uns »im Raum fest«. Blinde Kinder, auch ohne jede Körperbehinderung, neigen dazu, sich erst sehr viel später aufzurichten, weil ihnen die Motivation über die Augen fehlt. Eine gut angepaßte Schale kann eine Hilfe sein, dem Kinde bei dieser Aufrichtung zu helfen, bei gleichzeitig notwendigen orthopädischen Korrekturen.

Ein schwer mehrfachbehindertes Kind wird selten zum selbständigen Sitz kommen. Wegen der Stimulation des Kreislaufes und der inneren Organe ist es notwendig, die Kinder aber immer wieder in die aufrechtere Position zu bringen. Dieses läßt sich mit einer Ortholine-Sitzschale, individuell an das Kind angepaßt, ermöglichen, evtl. noch zusätzlich unterstützt durch das C.A.P.A.S.S.-System (s. C.A.P.A.S.S. Versorgung Kap. 6.11).

Größere Kinder mit einer schweren Mehrfachbehinderung werden in den Kindergarten oder die Schule gefahren. Für diesen Transport ist eine korrekt angepaßte Sitzschale, die auch einen Schutz bietet (z. B. während eines epileptischen Anfalles) dem Kinde zu verordnen und immer wieder den jeweiligen Bedürfnissen und Veränderungen anzupassen.

6.9.5 Rumpfführung

Die Auswahl der Sitzschale, die Auswahl der Korrekturhilfen sowie die individuell ausgemessene Innenausstattung, wie

- Sitztiefe • Sitzbreite • Sitzhöhe • Rumpfführung • Armführung

machen eine individuelle Versorgung für das jeweilige Kind möglich.

Um eine optimale Rumpfkontrolle zu erreichen, braucht das zerebralparetische Kind immer eine exakt angemessene Becken- und Rumpfführung. Dieses läßt sich so individuell und mit allen korrigierenden Maßnahmen durch eine Ortholine-Sitzschale erreichen. Dazu wird in die äußere Sitzschale je nach therapeutischer Zielrichtung ein Polster-Schalenrücken und eine beidseitige Rumpfführung, den Körpermaßen des Kindes entsprechend, eingebaut (s. Zeichnung links).

Der Rumpf wird seitlich zwischen den Körperausmaßen des Kindes und dem Schalenrand abgepolstert. Die Polster richten sich nach dem Körperumfang, d.h. sie werden an die einzelnen Körperregionen angeformt (s. rechte Zeichnung).

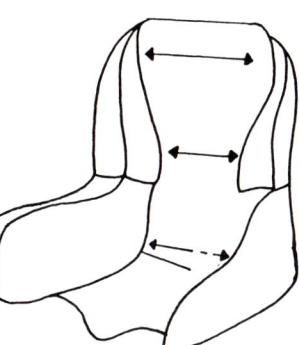

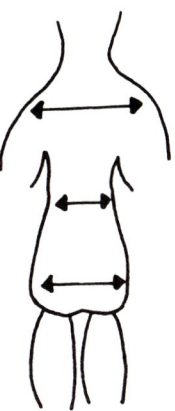

Freiraum für den Schultergürtel.

Breiter werdende Schaumstoffführung für den Rumpf-Taillenbereich.

Abflachung der Polster für den Gesäßbereich.

6.9.6 Lendenpelotte

Diejenigen Kinder, die eine so individuell angepaßte Sitzschale benötigen, sind immer unfähig, das Becken ohne Hilfe in der aufrechten Position zu halten.
Deswegen muß häufig diese gewünschte aufrechte Position des Beckens zusätzlich durch eine Lendenpelotte unterstützt werden.

Beschreibung Es handelt sich um eine Vorwölbung aus Schaumstoff, die in den Schalenrücken mit eingearbeitet ist. Die Dicke (Anwölbung) wird individuell ausgetestet.

Wirkung Die Lendenpelotte ermöglicht die lordotische Biegung der Wirbelsäule im Lendenwirbelbereich.

Zielgruppe ■ Kinder, die zur Kyphosierung des Rückens neigen, und die eine Unterstützung zur Rumpfaufrichtung benötigen.

Anwendung Hat man die Dicke der Lendenpelotte bestimmt, wird diese in das Rückenteil unter den Bezugsstoff eingearbeitet. Ein Ankletten der Pelotte auf den Bezugsstoff hat sich unseres Erachtens nicht bewährt, da sie beim Hereinsetzen des Kindes oft heruntergeschoben wird.

Damit die Lordose in der Lendenwirbelsäule aber vom Kinde gehalten werden kann, muß das Gesäßteil der Sitzfläche in der Schale immer im hinteren Bereich leicht nach oben abgerundet werden (ähnlich wie in einem guten Bürostuhl). Nur so wird das Becken aufgerichtet, und die Wirbelsäule insgesamt durch Extension stabilisiert.

Diese Rumpfaufrichtung, durch die Lendenpelotte und Sitzflächenformung bewirkt, wird durch eine Korrekturhilfe zusätzlich von vorne unterstützt.

Dies ist in aller Regel die Brust-Schulter-Pelotte, weil dies die einzige Korrekturhilfe ist, die das Becken aufrichtet, sich an den Rumpf anschmiegt und gleichzeitig die Schultern aufrichtet (Beschreibung s. Kap. 6.5.9).

6.9.7 Becken/Beinführung

ABDUKTIONSFÜHRUNG DER SEITENTEILE

Anfertigung

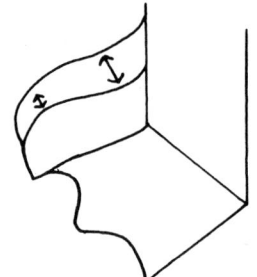

Die Polster der Seitenführung (zwischen Außenschale und den Beinen des Kindes) werden nach vorne verjüngt auslaufend zurechtgeschnitten und an den äußeren Schalenrand angeschraubt.

Wirkung Hierdurch erreicht man eine vermehrte Abduktion der Beine.

Zielgruppe ■ Kinder, denen die Abduktion schwer fällt.
Bei den spastisch-athetotischen Kindern unterstützt es die Abduktion. Dies ist der Grund, daß ein Abduktionsgurt (s. Kap. 6.5.4) immer mit der Abduktionsführung durch die Seitenteile kombiniert werden sollte.

KORREKTURHILFE BEI ZUVIEL ABDUKTION

Anfertigung

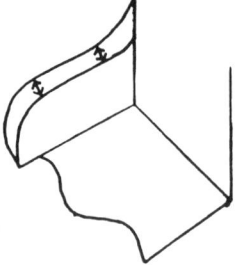

Zwischen Schalenrand und dem Oberschenkel des Kindes wird der Schaumstoff so zugeschnitten, daß das Kniegelenk in gerader Achse zum Becken steht.

Die parallele Führung des Schaumstoffes bewirkt die Mittelstellung des Beines. In Verbindung mit z. B. einem Beckenbügel (s. Kap. 6.5.1) wird so eine gute Mittelstellung des Beckens erreicht.

Wirkung

■ Kinder mit einer schlaffen Paraparese zeigen oft ein weites Auswärtsdrehen der Beine (Spina bifida).
■ Zerebralparetische Kinder, die dazu neigen, das Becken zu weit nach hinten zu kippen. Diese Stellung ihres Beckens führt zu vermehrter Abduktion und einer Außenrotation der Beine. Werden die Beine symmetrischer durch den Schalenrand geführt, so können diese Kinder ihr Becken besser in der Mittelstellung halten.

Zielgruppen

6.9.8 Unterstützung der Kopfkontrolle

Zu der Versorgung mit einer Ortholine-Sitzschale gehört immer auch die Unterstützung der Kopfkontrolle.

Wir unterscheiden:

- *Hinterhauptspolster*
- *Rechteckige Kopfstütze*
- *Kopfstütze in Muschelform.*

Hinterhauptspolster

Die einfachste Hilfe ist das *Hinterhauptspolster*. Dieses Polster schafft nur den Ausgleich zwischen der Rückenlehne und dem Hinterkopf.

Es ist manchmal bei den Kindern nötig, die einen kleinen Kopf haben und somit Gefahr laufen, wenn sie sich ablegen wollen, den Kopf zu überstrecken *(Abb. 58)*. Das Hinterhauptspolster ist immer in der Sitzschale integriert, d. h. der Schalenrücken muß deutlich über die Schulter des Kindes gezogen werden.

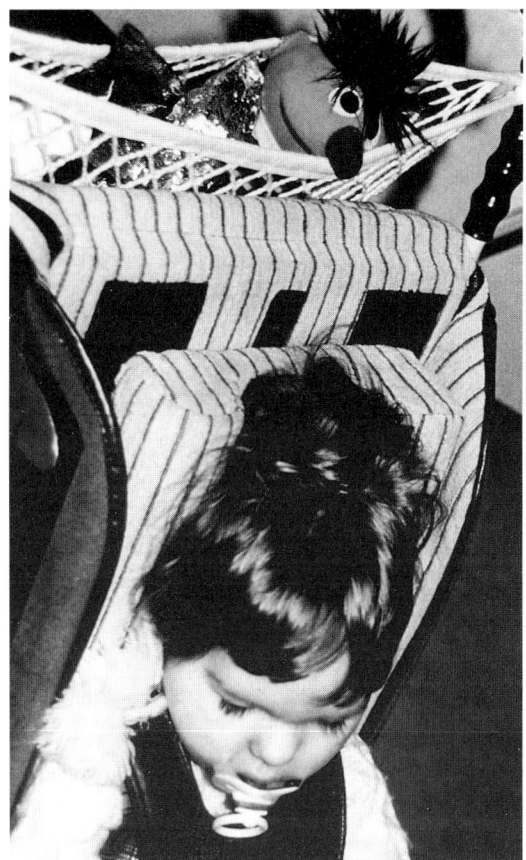

Abb. 58

Dies ist der Grund, warum sie selten in eine Sitzschale integriert wird, häufiger aber ist dies eine Lösung für den Kinderwagen.
In der Sitzschale benutzen wir häufig Kopfstützen.

Rechteckige Kopfstütze

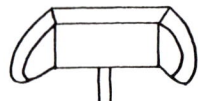

Die *rechteckige Form* wird aus einer Alu-Platte zurechtgebogen. Bei gravierenden Asymmetrien muß man manchmal die sonst übliche U-Form einseitig stärker anbiegen, um gegen die Seitwärtsneigung des Kopfes zu lagern.

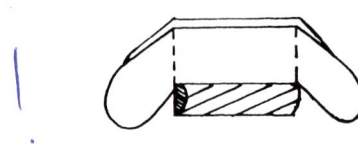

Haben die Kinder einen weit nach hinten ausladenden Kopf (ehemalige »Frühchen«), so kann man zur Unterstützung eine »Nackenrolle« an den unteren Rand der Kopfstütze anbringen lassen. Dies verhindert das Wegrutschen des Kopfes in die opisthotone Haltung.

Muschelform

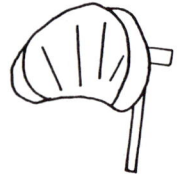

Die *Muschelform* ist die gebräuchlichste Kopfstütze. Durch die seitliche Formung und die Zentrierung in der Mulde »rutscht« der Kopf schon fast von allein in die Mitte.

Die vorgezogene untere Kante der Muschelform fängt den Hinterkopf ab und hält den Kopf in Aufrichtung mit Beugung des Nackens.

ANWENDUNGSBEISPIEL

Die rechteckige Kopfstützenform

Das Mädchen schaut nach rechts und neigt dabei den Kopf nach hinten. Die linke Schulter zieht nach vorne und macht anfänglich ein Anlegen am Schalenrücken unmöglich *(Abb. 59a)*.
Durch die Anspannung der Nackenmuskulatur ist die Kopfdrehung passiv nicht mehr ganz frei beweglich. Das macht eine sofortige Korrektur des Kopfes unmöglich. Von der Stellung des Kopfes hängt aber die gesamte Körperstellung des Mädchens ab.
Wir haben eine rechteckige Form aus Alu mit Verbundschaum bezogen. Je nach Zustand des Kindes kann die Mutter hier (zu Hause) die rechteckige Kopfstütze symmetrisch oder einseitig in eine angeschmiegtere Form biegen.

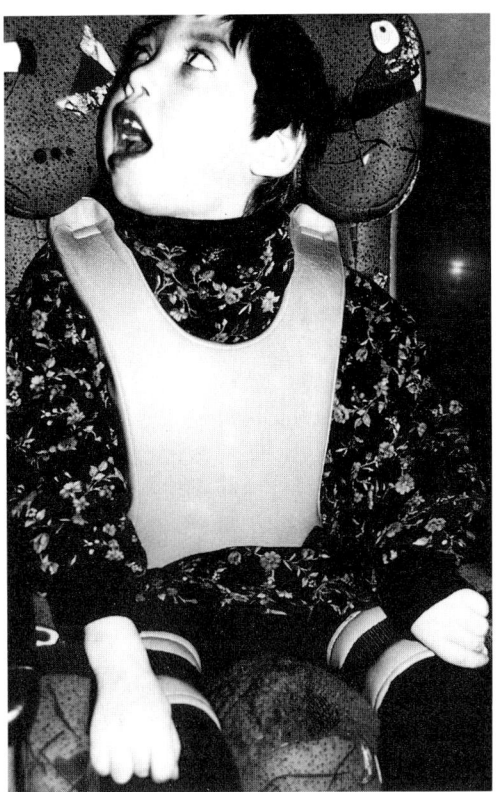

Abb. 59a

Durch geringfügiges Einbiegen beider Seiten spürt das Mädchen schneller die Begrenzung. Über die leichte Rundung in der Alu-Kopfstütze rutscht der Kopf zwangsläufiger in die Mittelstellung. Der Mundschluß ist so besser möglich.

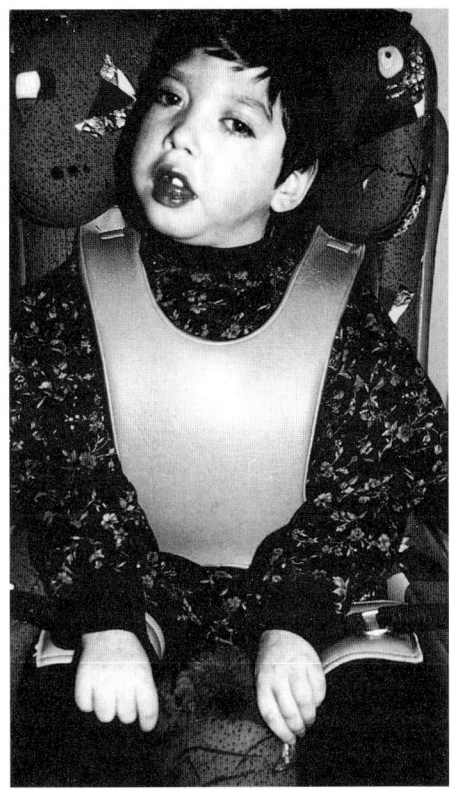

Abb. 59b

In dieser besseren Situation können die Augen »heruntergeholt« werden, und so wird Hinschauen möglich *(Abb. 59b)*.
Die symmetrischere Anlage des Kopfes hilft dem Mädchen, seine linke Schulter besser aufzurichten.
Die Mutter kann nach einer kurzen Eingewöhnungszeit jetzt noch einmal die Brust-Schulter-Pelotte nachkorrigieren.
Beachte auf dem Foto die Nahtstelle des linken oberen Gurtendes. Es ist jetzt deutlich weiter unter die Kopfstütze gezogen. Für das Kind bedeutet das eine verbesserte Schulteraufrichtung!

6.9.9 Korrekturhilfen zur Armführung

ARMAUFLAGEN

Anfertigung 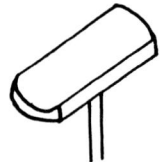 Grundsätzlich sollen die Arme frei beweglich bleiben. Wenn die Kinder aber den Stütz gebrauchen, muß man ihnen Armauflagen anbringen lassen.
Diese sind individuell den jeweiligen Bedürfnissen entsprechend anzupassen.

Wirkung Die Armführung gibt dem Unterarm genügend Halt und Stabilität. Das hilft dem Kinde dann besser, darüber seinen Rumpf aufzurichten.

Zielgruppe ■ Kinder mit einer Athetose, die über die Armauflage dann z. B. besser das Steuergerät des elektrischen Rollstuhls bedienen können.

Armfixierung

Anfertigung Armfixierungen werden mit den Armauflagen kombiniert. Die Armauflage läßt sich in Höhe und Neigungswinkel individuell einstellen, daß der Unterarm des Kindes darauf abgelegt und mit Zusatzgurten fixiert werden kann.

Wirkung Die Fixierung der Arme verhilft zu mehr Stabilität im gesamten Oberkörper. Die Armfixierung kann unter bestimmten Voraussetzungen die Stereotypien der mehrfach behinderten Kinder reduzieren.

Zielgruppe ■ Sehr bewegungsunruhige Kinder, die durch die Stabilität, die sie erfahren, dann z. B. besser gefüttert werden können.
■ Kinder, die zu Stereotypien neigen und sich jeder therapeutischen Zuwendung dadurch entziehen (Durchbrechen des pathologischen Zirkulus vitiosus).
Dies bedarf genauester Absprache, wann man diese Fixierung dem Kinde anzieht und auch welche Bezugsperson dazu legitimiert ist.

ARMSTÜTZEN

Die Original-Armstützen der Ortholine-Sitzschale sind kleine schmale Armstützen, die nicht zum Abstützen bzw. zur Ablage der Arme geeignet sind. Sie sind nur als Aufnahmevorrichtung für den Therapietisch gedacht, und aus diesem Grunde müssen sie immer in der Höhe und in dem Neigungswinkel zu verstellen sein.

HILFEN GEGEN DIE RETRAKTION DER ARME

Neigen die Kinder zu starker Retraktion der Arme, hilft es manchmal schon, die Polster der seitlichen Rumpfführung etwas weiter nach vorne über den äußeren Schalenrand zu ziehen.

Anfertigung

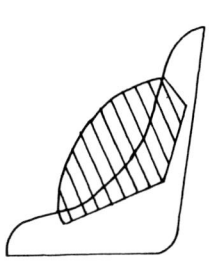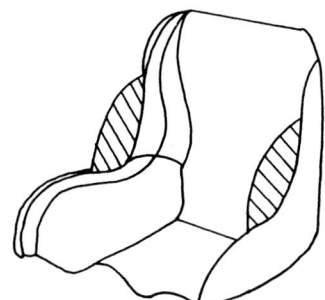

In Extremfällen muß man individuell, auf die Größe des Kindes abgestimmt, eine Kunststoffplatte anfertigen lassen und diese je nach Bedarf seitlich in die Sitzschale zwischen Schalenrand und der Schaumstoffabpolsterung schieben.
Der Beginn der Rundung richtet sich nach der Höhe der Schulter und der vorgewölbte Verlauf der Kunststoffplatte nach den Armen. Das Gesichtsfeld ist dadurch nicht eingeschränkt. Sie läßt sich schnell und jederzeit einschieben, ist aber auch sofort wieder zu entfernen.

Diese seitliche Begrenzung hilft dem Kinde, seine Arme vorne zu behalten. Will man das Kind erst an diese Position gewöhnen, oder muß man zunächst ausprobieren, ob das Kind diese Korrektur tolerieren kann, dann eignet sich hier der Einsatz des Schultertuches (s. Kap. 4.1).

Wirkung

■ Kinder, die zu einer starken Retraktion der Arme neigen und unfähig sind, diese Haltung allein aufzulösen. Dies sind Kinder mit einer schweren Tetraparese. Den Eltern ist es in Extremfällen nicht möglich, wegen der weit ausgestreckten Arme ihres Kindes durch eine Tür zu kommen.

Zielgruppe

6.9.10 Tischversorgung

In aller Regel gehört zu einer Sitzschale ein Tisch. Dieser muß auf die Fähigkeit des Kindes und seine Bedürfnisse individuell angepaßt sein. Der Tisch muß sowohl um das Kind wie um die Schale herum anzubringen sein (Segmenttisch).

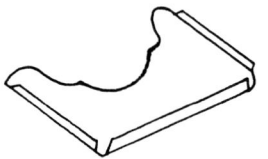

- Anrundung um den Bauch des Kindes
- Direkter Abschluß zum Schalenpolster
- Nach hinten gezogener Tisch als Ablage für die Arme.

Hier kann bei guter Ablage der Arme das Kind spielen, gefüttert werden, selbständig essen etc.
Der Tisch sollte rundherum einen kleinen Rand haben, damit nicht gleich jedes Spielzeug für das Kind verloren ist. Gegen das Wegrutschen hilft es auch, den Tisch mit einer Nicht-Rutschfolie auszulegen.
Manchmal (z. B. bei Krampfleiden) ist es ratsam, den Tisch abzupolstern.
Der Tisch muß über die Armstützen höhen- und winkelverstellbar sein.

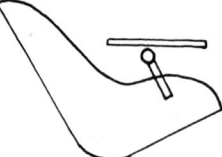

Zur Füttersituation.

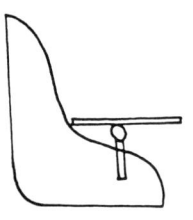

Zum selbständigen Essen oder Spielen.

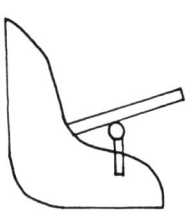

Zum Malen (Spielen); hier hilft evtl. eine zusätzliche Nicht-Rutschfolie.

6.9.11 Fallbeispiele fehlerhafter Sitzschalenversorgungen und deren Verbesserung

Diese Kinder wurden in unserem Kinderneurologischen Zentrum Bonn in den letzten Jahren vorgestellt.
Mit dieser Fotoserie möchte ich zeigen, wie individuell die Versorgung zu handhaben ist.
Die Kinder hatten eine maßgefertigte Schalenanpassung. Trotzdem waren entweder die Kinder darin unzufrieden, oder die Eltern stellten uns die Kinder vor, weil sie mit den Hilfen oder den angebrachten Korrekturen nicht zurecht kamen.
Mir scheint die Auswahl dieser Kinder gut geeignet, um im Einzelfall die grundsätzliche Auswahl der Sitzschale, die Art der Korrektur für das Kind, oder die an den verschiedensten Positionen gegebenen Hilfen, in ihren Wirkungen zu beschreiben. Nur so läßt sich meines Erachtens hinterfragen, ob diese therapeutischen Ziele erreicht wurden.
Abschließend werde ich die veränderte Versorgung vorstellen und begründen, warum sie so ausgefallen ist.
Ich bin mir sicher, daß es auch andere Lösungswege geben könnte. Unsere Entscheidung, in Zusammenarbeit mit den Eltern, dem Kinde und dem Hilfsmitteltechniker fiel folgendermaßen aus.
Diese Klein-Kinder-Sitzschale gehört dem Jungen *(Abb. 60a)*.
Die Mutter störte das unsichere Sitzen des Jungen darin. Wenn sie ihn in die Sitzschale hineinsetzt, schaut der Kopf schon über das Schalenende, mit der Zeit aber rutscht er insgesamt immer weiter in die Schale hinein.
Dies ist eine Sitzschale, die für das Kind angepaßt wurde.
An der linken Seite des Kindes kann man sehen (leider in der Aufnahme sehr dunkel), daß die Schale sowohl eine Becken/Beinführung hat wie auch eine Rumpfführung, die parallel zur Sitzschale geschnitten ist.

1. Fallbeispiel
Abb. 60a

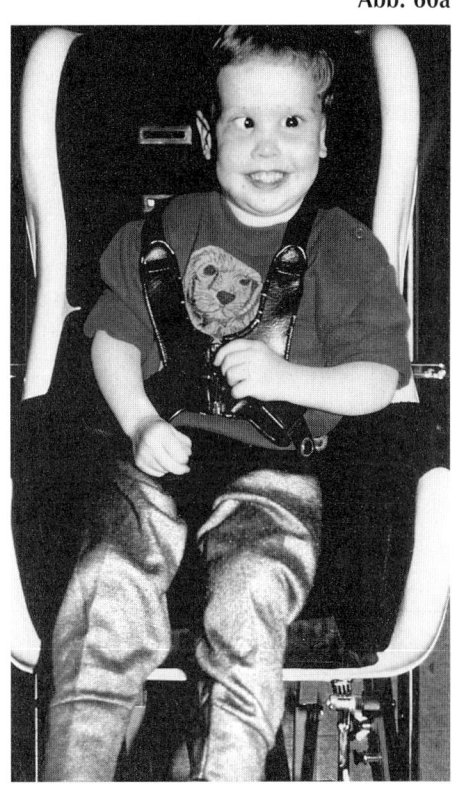

Fehlende Korrektur	Sowohl die Becken-Beinführung als auch die Rumpfführung kommen nicht mit dem Jungen in Berührung, haben also keine körpergerechte Anformung. Wenn das Gesäß richtig hinten am Schalenrücken ansitzt, ist es dem Jungen nicht möglich, die Knie anzubeugen.
Fehlende Korrektur	Sitztiefenregulierung fehlt. Der Junge kann durch die zu lange Sitzfläche seine Kniegelenke nicht anbeugen, seine Beine sind in Strecktendenz und zu dicht nebeneinander (Adduktion).
Fehlende Korrektur	Der integrierte Abduktionskeil fehlt, damit die Oberschenkel angebeugt und abduziert werden können. Das Becken ist asymmetrisch in der Schale fixiert.
Fehlende Korrektur	Eine symmetrische Beckenfixierung fehlt. Diese könnte ein Beckenbügel oder eine richtig geschnittene Brust-Schulter-Pelotte sein. Auf dem asymmetrischen Becken ist es natürlich der Wirbelsäule nicht möglich, sich besser aufzurichten.
Fehlende Korrektur	Eine nicht auf das Kind und die sehr breite Schale angepaßte Rumpfführung. Die Schultern sind asymmetrisch, beide Arme werden mit hoher Spannung gehalten. Der rechte Arm zieht nach hinten, die Hand ist angespannt.

Fehlende Korrektur	Dem Jungen fehlt • die symmetrische Beckenaufrichtung
	                 • die symmetrische Rumpfaufrichtung und
	                 • gleichzeitig die Schulteraufrichtung.
	Dieses läßt sich mit einer besser angepaßten Brust-Schulter-Pelotte erreichen.
	Mängel der vorhandenen Pelotte:<ul><li>Sie korrigiert ihn in keiner Weise in seinem asymmetrischen Sitz.</li><li>Sie ist nur Schutz gegen das Herausfallen.</li><li>Ganz unbefriedigend ist der Zuschnitt dieser Brust-Schulter-Pelotte.</li><li>Die Kunstlederplatte ist zu eng geschnitten und kann deswegen nicht direkt auf den beiden vorderen Beckenknochen ansetzen. Der beidseitige gleichmäßige Druck aber macht erst die Symmetrie des Beckens.</li><li>Unzureichend ist bei dieser Fixierung der Zug der Gurte.
	Erst ein korrekter Zug nach unten/außen macht die Aufrichtung des Beckens möglich.</li></ul>

Auswirkung auf die Wirbelsäule	Da sich über dem asymmetrischen Becken seine Wirbelsäule nicht allein symmetrisch aufrichten kann, verrutscht seine zu kurz zugeschnittene Brust-Schulter-Pelotte. Da diese Pelotte weder auf dem Beckenknochen

sitzt, noch bis zu den Schultern hochreicht, kann seine Wirbelsäule sich nicht symmetrisch aufrichten.

Der relativ steife Gurt schneidet einerseits am Hals ein und verhindert durch das Herrunterrutschen auf den anderen Arm hier jede Bewegung. Weder sitzt das Pelottenende auf der Schulter, noch stimmt der Zug des Gurtes. Wenn das Kind gerade in seiner Schale säße, sind die Schlitze zur Gurtführung zu tief. Die Zugrichtung geht nach hinten/unten und zieht so die linke Schulter (Arm) in Beugung und Innenrotation. Die rechte Schulter (Arm) erfährt ebenso keinerlei Korrektur.

Auswirkung auf die Schultergürtel- aufrichtung

Der Junge sitzt mit einem aufgerichteten Becken symmetrisch in dieser Schale *(Abb. 60b)*. Die Beine sind in Mittelstellung zwischen der Innenrotation wie auch der Außenrotation. Die Oberschenkel zeigen eine leichte Abduktion.

Nach korrigierter Versorgung

Die Beinstellung (Mittelstellung und Abduktion) wird durch einen integrierten Abduktionskeil erreicht.

Becken/Beinführung

Die Sitztiefe ist auf seine Oberschenkellänge eingestellt, dadurch kann er die Knie anbeugen. Das Einstellen der richtigen Sitztiefe geschah durch das Ausschneiden der Sitzschale unter den Oberschenkeln und der eingebauten Sitztiefenregulierung.

Das Becken ist durch die Brust-Schulter-Pelotte symmetrisch gehalten, indem die unteren, abgepolsterten Enden jeweils auf die Beckenknochen drücken und durch den Zug der Gurte nach unten/außen das Becken in der symmetrischen Aufrichtung halten.

Die Beckenführung ist hier parallel zur Schale geschnitten und gewährleistet für diesen Jungen, daß Hüft-Knie-Fußgelenk achsengerechter übereinanderstehen.

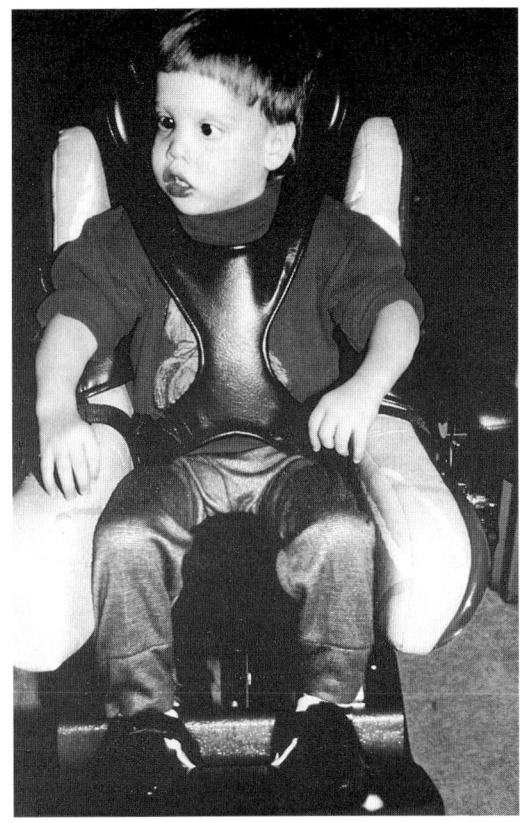

Abb. 60b

Fußfixierung Die Füße stehen mit der ganzen Fußsohle auf der Fußbank.
Diesem Jungen hilft es, die Füße fixiert zu bekommen, um nicht immer bei Aktivitäten, z. B. Spiel mit den Händen, von der Fußbank abzurutschen (Strecktendenz der Beine).

Rumpfführung Die körpernahe Rumpfführung gibt dem Jungen die Möglichkeit, seinen Rumpf symmetrisch in der Schale aufzurichten.
In dem Bereich der Schulter/Oberarme ist die Rumpfführung muldenförmig ausgeschnitten, um die Oberarme nach vorne zu führen, gleichzeitig läßt die Mulde den Schultern Platz, sich bei voller Aufrichtung hinten in der Schale abzulegen.

Brust-Schulter-Pelotte Sie zieht über die Schulter hinweg nach oben/außen, und bei gleichzeitigem Zug nach unten/außen über die Spinae bewirkt sie die Aufrichtung des ganzen Rumpfes.

Kopfkontrolle Damit der Kopf sich nicht nach hinten streckt, wird die Kopfstütze ein Stück nach vorne geholt, so daß der Kopf mit aufgerichtetem Nacken gehalten werden kann.

2. Fallbeispiel

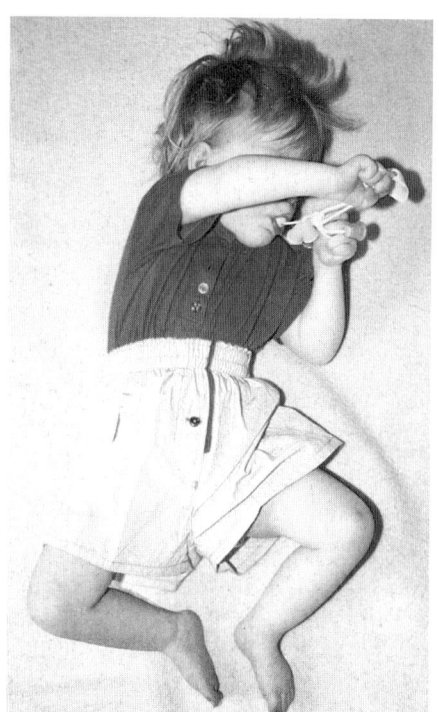

Dieses Mädchen spielt in allen Positionen, so hoch sie allein kommt, mit einer rechts konvexen Skoliose.
Die linke Hüfte ist stärker angebeugt und häufig stärker innenrotiert.
Selbst in der Rückenlage spielt sie nicht in der Mitte *(Abb. 61a, b)*.

Abb. 61a

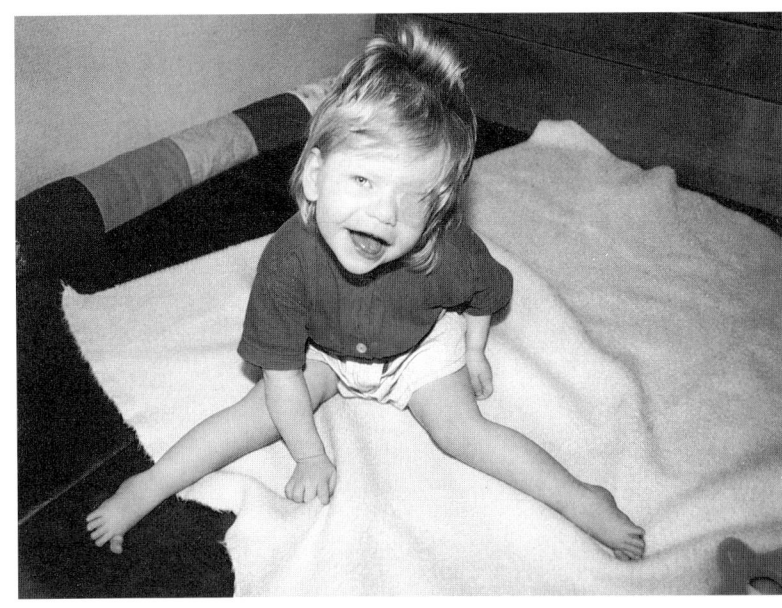

Abb. 61b

Auch sie besitzt eine körpergerecht angefertigte Sitzschale. Die Sitztiefe ist mit einer Sitztiefenregulierung der Oberschenkellänge des Mädchens angepaßt. Gegen das Herausfallen ist eine Sitzhose eingebaut.
Durch die Sitztiefenregulierung sind logischerweise die Knie in der Schale noch höher gekommen. Obwohl die Original-Fußstütze am höchsten Punkt eingestellt ist, reichen die Unterschenkel nicht mehr auf die Fußbank.
Die Mutter hat später zu Hause selber ein »Ausgleichskissen« genäht (Abb. 61c).

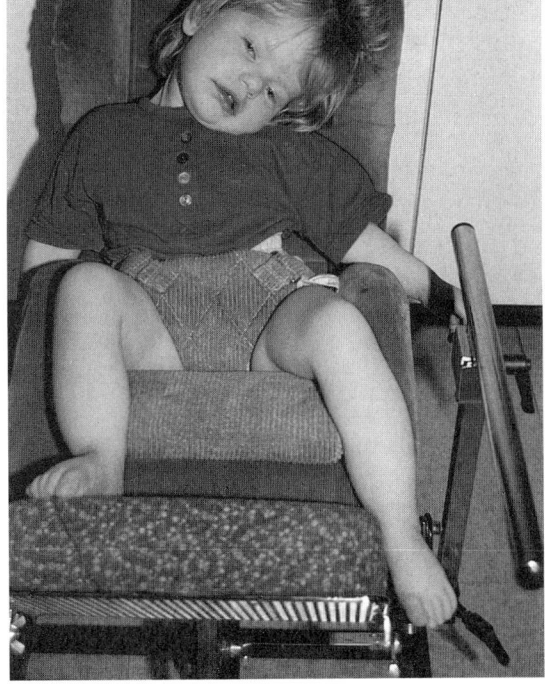

Abb. 61c

Wo liegen die Mängel dieser Schale? Die Verformung der Wirbelsäule (rechtskonvexe Skoliose) kann durch die mangelnde Rumpfführung nicht verbessert werden, genauso wenig die Kopfkontrolle.

Das linke Bein ist innenrotiert, das Abrutschen ist so nicht zu verhindern. Beide Arme ziehen das Kind noch mehr in die hypotone Fehlhaltung.

Den Kopf symmetrisch aufzurichten, bedeutet für das Mädchen aus dieser Position Schwerstarbeit. Wären nicht die Auswulstungen an der Schale, der Kopf würde seitlich herausfallen *(Abb. 61d)*.

Insgesamt liegen am Schalenrücken nur der Kopf an und dann erst wieder das Becken. Das Kind müßte aus dieser schwierigen Position heraus sich erst aufrichten, um den gesamten Rücken an dem Schaleinneren anzulehnen und so die symmetrische Aufrichtung halten zu können.

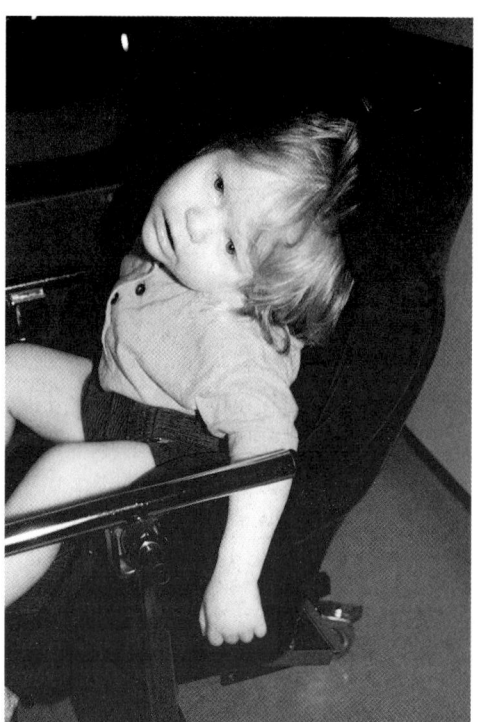

Abb. 61d

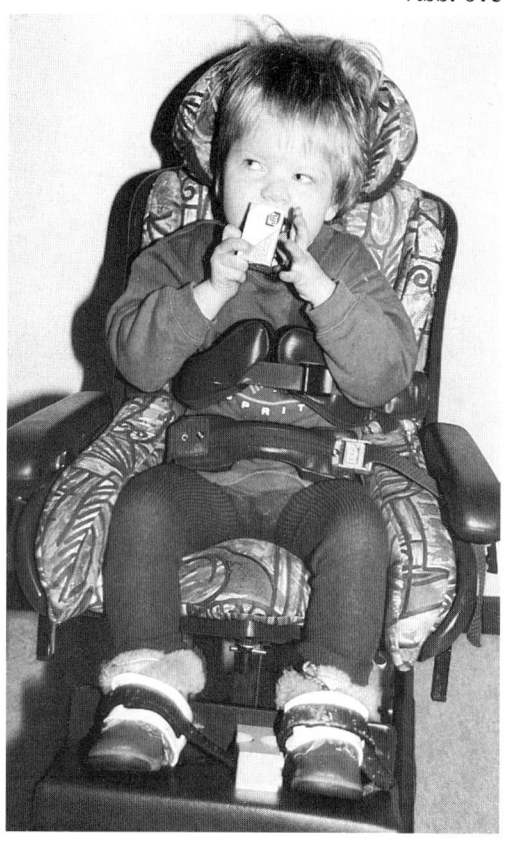

Abb. 61e

Nach korrigierter Versorgung

In dieser Schale sitzt das Mädchen mit aufgerichtetem Becken, die Wirbelsäule ist gerade aufgerichtet. Das Becken ist durch einen Beckenbügel symmetrisch in der Aufrichtung fixiert.
Die Wirbelsäule wird durch die körpergerechte Anformung gestützt, (weit in die Schale im Taillenbereich hineinreichend, mit Beginn der Oberarme verjüngen sich die Seitenteile). Durch die Sternum-Pelotte (Druck auf das Brustbein) werden die Halswirbelsäule und der Schultergürtelbereich symmetrisch aufgerichtet.
Einige Monate später nach der Auslieferung, ist der Druck nicht mehr exakt auf dem Brustbein, eine leichte Seitwärtsneigung des Kopfes ist wieder zu erkennen *(Abb. 61e)*.

3. Fallbeispiel

Dieser Junge hat eine im Moment noch passende Schale, kann sie aber in ihrer Hilfe und Korrektur nicht ausnutzen, da er durch die mangelhafte Begurtung weder das Becken noch die Wirbelsäule symmetrisch aufrichten kann. Das alles macht ihm eine symmetrische Rumpfaufrichtung, vor allen Dingen aber eine Kopfkontrolle unmöglich. Seine so eingestellte Kopfstütze fängt nur den nach hinten gestreckten Kopf ab. Die Kopfstellung verstärkt aber die pathologische Reaktion des Jungen *(Abb. 62a)*!

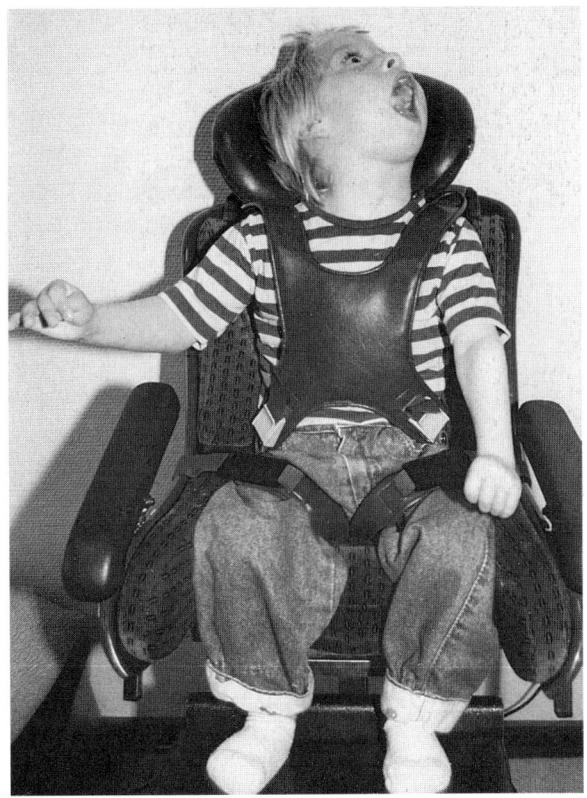

Abb. 62a

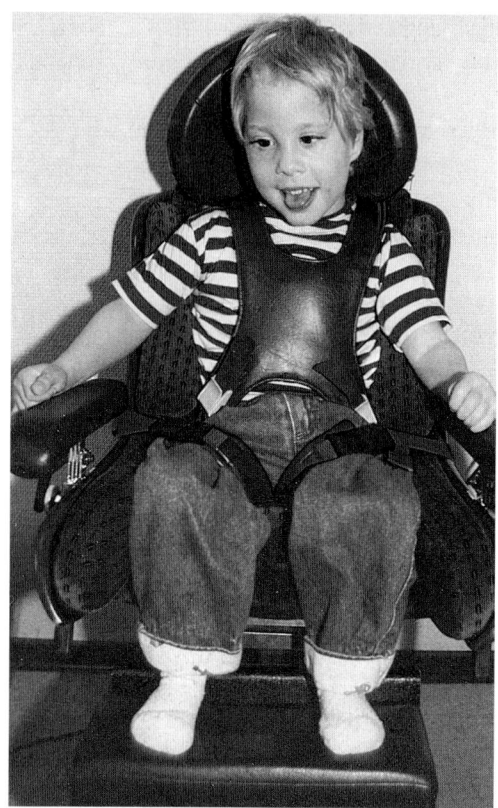

Schon mit den vorhandenen Gurten läßt sich die überstreckte Haltung des Jungen auflösen. Beachte die deutlich veränderte Kopf- und Augenhaltung. Während er vorher mit Haltearbeit beschäftigt war, kann er jetzt durch eine bessere Einstellung der Kopfstütze seinen Kopf in der Mitte halten. Die asymmetrische Haltung kann deutlicher inhibiert werden, und der Junge ist zufrieden mit dieser verbesserten Kopfhaltung (Abb. 62b).

Abb. 62b

Trotzdem Seine Sitzhose kann das Becken nicht symmetrisch aufrichten, weil sie nicht direkt auf den Beckenknochen die notwendige Korrektur ansetzt.

Außerdem ziehen die Gurte der Sitzhose nur zu einem Teil die Beine in Abduktion, auf jeden Fall aber nicht in die Außenrotation. Der Zug geht hier nach außen/oben, müßte aber nach außen/unten ziehen, und läßt so eher die Innenrotation wie Adduktion der Beine zu.

Die Brust-Schulter-Pelotte ist in sich zu klein. Wenn der obere Zug noch gerade richtig über die Schulter geht und das Mittelteil der Pelotte damit eben noch auf das Brustbein drückt (unbedingt wichtig für die Kopfkontrolle), so ist sie dann nicht mehr lang genug, um auf die beiden Beckenknochen korrigierend einzuwirken.

Außerdem gehören die beiden unteren Verschlüsse oben auf das Pelottenende fest vernäht. Nur so ist gewährleistet, daß trotz korrekter Befestigung kein schmerzhafter Druck auf die Beckenknochen ausgeübt wird.

Eine neue Schale ist unbedingt notwendig.

Ich zeige bewußt nur die Schale ohne den Jungen darin. *Die neue Schale*
Mit diesem Foto möchte ich deutlicher, als es mit dem Kinde darin möglich ist, die »Innenausstattung« der Sitzschale darstellen *(Abb. 62c).*
Die Sitzschale mußte zur Angleichung seiner Oberschenkellänge erheblich ausgeschnitten werden.
Zur symmetrischen Fixierung des Beckens bekam der Junge einen Beckenbügel. Gegen die immer wieder einschießende Asymmetrie ließen wir ihm eine Sternum-Pelotte einbauen. Der relativ starke Druck auf dem Brustbein verhilft ihm zu einer besseren Aufrichtung des Kopfes. Durch die so ebenfalls erreichte Schulteraufrichtung kann der Junge ab und zu auch mal die Arme nach vorne holen und sie dort auch halten. Wenn bei starker Anspannung (z. B. Freude) die Arme dennoch nach außen rutschen, so ist der vorgezogene abgefütterte Rand eine Hilfe

- sich nicht zu stoßen,
- schneller wieder locker lassen zu können,
- aber vor allen Dingen eine deutliche Unfallverhütung, nämlich sich nicht die Arme einzuklemmen zwischen dem Tischhalter und Schalenende. Zwischen Bügel und Schalenrand ist nur ein kleiner Spalt für die Aufnahmehalterung des Tisches.

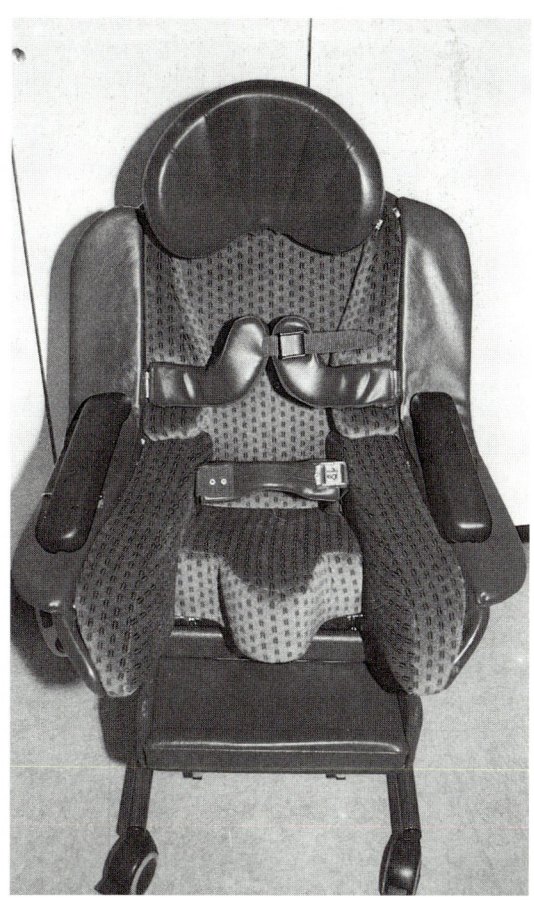

Abb. 62c

6.10 Abgegossene/aufgeschäumte Schale

Anfertigung Bei der abgegossenen Sitzschale ist die äußere Hilfe die gleiche wie bei der Ortholine Schale und wird auch in der Größe nach den gleichen Kriterien ausgesucht.
Die Innenausstattung aber ist vom Material her völlig anders.
Hier wird um das Kind herum ein Flüssig-Schaumstoff aufgeschäumt, der sich exakt um das Kind schmiegt und in dieser Position dann aushärtet.
Die Grundausrüstung der Schale ist die äußerliche Hülle, die mit einer Lage relativ festem Verbundschaum ausgelegt ist. Bevor das Kind herein gesetzt wird, legt man zwischen Kind und Schalenrücken eine leere Plastiktüte mit der Öffnung nach oben. Wenn die beiden Schaumstoffkomponenten miteinander verrührt sind, wird diese Flüssigkeit in den Plastiksack gegossen, und diese schäumt dann unter Wärmebildung auf. Überall da, wo das Kind anliegt oder aufsitzt, kann keine Schaummasse hin, aber dort wo »Lücken« sind (z. B. Lendenlordose, Taillenbereich, jeder konkave Winkel) kann der Schaum sich ausbreiten. Dies bewirkt ein korrektes Halten des gesamten Rumpfes des Kindes.
In diesen wenigen Minuten gilt es, das Kind exakt in der Sitzschale zu halten. Das Becken, der Schultergürtel, die Beinführung etc. müssen in aller Regel gleichzeitig durch mehrere Therapeuten korrigiert werden (Abb. 63).

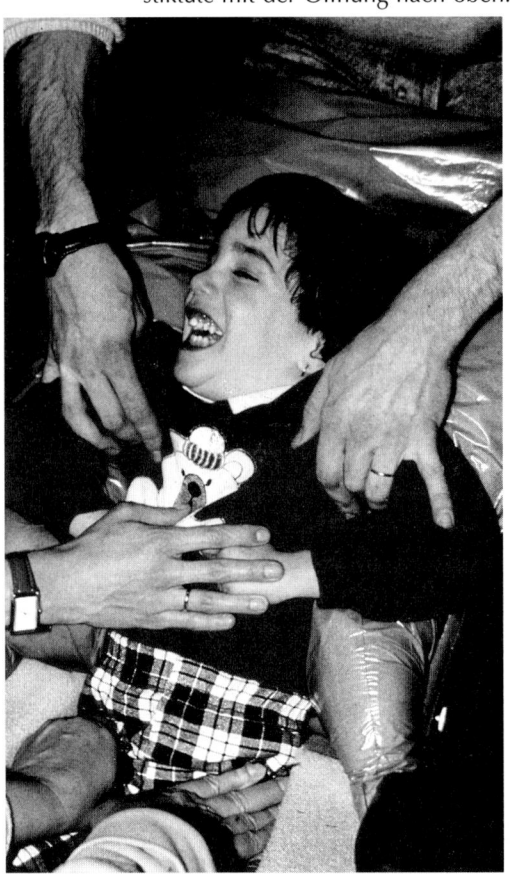

Abb. 63

Dieses ist der Moment, der über das Gelingen des Abgusses entscheidet. Während sich der Weichschaum um das Kind herum aufschäumt, ist die exakte Handhaltung der Therapeuten mit der notwendigen Zug- und Druckführung das therapeutische Mittel der gewünschten Korrektur.
Gleichzeitig aber ist darauf zu achten, daß während das Kind gehalten in der Schale sitzt und sich der Weichschaum um das Kind moduliert, keine Hand der Therapeuten an den aufschäumenden Schaum kommt oder gar hereingedrückt wird, denn das würde eine exakte Anformung an den Rumpf des Kindes verhindern.
Wie ein Kind am besten im Sinne der Korrektur gehalten wird, andererseits die Hände des Therapeuten den Weichschaum nicht stören, gilt es vorher auszuprobieren. Gleichzeitig sind vorher Zug- und Druckrichtung untereinander klar festzulegen.

- Die Hände an der Spinae halten das Becken symmetrisch und aufgerichtet.   *In diesem Falle*
- Die Hände an der Schulter strecken den Rumpf (Aufrichtung des Rumpfes), richten die Schultern auf und halten gleichzeitig die Arme abgewinkelt vom Körper.
- Die Hand in der Mitte macht keine Korrektur, sondern hilft hier dem Mädchen in seiner Bewegungsunruhe, vor allen Dingen in diesem momentanen Streß, so lange still zu sitzen, bis der Weichschaum angehärtet ist. Das dauert nur wenige Minuten.
- Deutlich ist zu sehen, daß die Korrektur gut ansetzt, der Weichschaum sich aber nur um das Kind herum schäumt.

Wenn man eine komplette Sitzschale anpaßt, sind das zwei Arbeitsgänge:
- Das Umformen der Beckenregion, der Sitzfläche.
- Das Umformen des Rückens, evtl. mit integriertem Abguß des Kopfes oder aber mit einer extra Kopfstütze.

Wenn beide Arbeitsgänge notwendig sind, muß man mit der Becken-Sitzpartie beginnen, denn für die Aufrichtung der Wirbelsäule ist das »gehaltene« Becken unabdingbar.

Indem der Flüssigschaumstoff sich exakt um den Rumpf des Kindes herum anschäumt, gibt er eine exakte Rumpfführung und verhindert somit häufig eine Zunahme der Wirbelsäulenverbiegung.   **Wirkung**
Die abgegossene Schale wird aber auch dann benötigt, wenn die Kinder durch die besser fixierte Rumpf/Beckensituation erst einmal fähig gemacht werden können, ihre Hände gezielt einzusetzen.

191

Zielgruppen
- Kinder, die so stark von ihren asymmetrischen Bewegungsmustern beherrscht werden, daß ihnen keine gezielten Bewegungen mit den Händen möglich sind (z. B. dem Kind mit einer Athetose, um die Sensorbedienung an einem E-Stuhl zu ermöglichen).
- Sehr hypotone Kinder, bei denen die Unfähigkeit, sich aufrecht zu halten, zur Beeinträchtigung der Atmung sowie der Herz- und Kreislaufsituation (z. B. bei Muskelerkrankung) führt.
  Häufig führt diese Hypotonie, zumindest bei den größeren Schulkindern, dann auch zur Veränderung des Skeletts.
- Drohende Fixierung der Wirbelsäulenverformung (Skoliose) mit der Ausbildung eines Rippenbuckels. Die skoliotische Form der Wirbelsäule hat dann eine ungünstige Auswirkung auf das Becken, d. h. die Hüfte luxiert.

Dies sind Kinder mit einer schweren Mehfachbehinderung, bei denen die ungleichmäßige Belastung am Becken oder an der Wirbelsäule evtl. zu Druckstellen führt. Können die Kinder sich nicht mehr überall gleichmäßig in der Sitzschale ablegen, abstützen etc., so nimmt die vermehrte Haltearbeit für diese Kinder zu. Das führt zu Unruhe, verstärkten Asymmetrien, Weinen und zu allgemeinem Unwohlsein. Unter solchen Bedingungen in einer regulären Sitzschale angeschnallt zu werden, bedeutet für diese Kinder vermehrte Anstrengung, sich zu halten, anstatt durch dieses Hilfsmittel einen besseren stabileren Haltungshintergrund zu erfahren. Nur mit einem durch die Sitzschale unterstützten Haltungshintergrund kann das Kind die Schale tolerieren, im Sinne der Bewegungserleichterung eigenaktiv werden und so bei guter Korrektur sitzen! Die stabilere aufrechtere Position, gehalten durch den auf das Kind geformten Abguß, macht unter Umständen erst eine aktive Teilnahme am Leben (Spaziergang/Schulbesuch etc.) möglich.

Solch eine Versorgung setzt ein gutes Wissen über die Tonusqualitäten des Kindes voraus, denn die Verdrehung, z. B. die des Beckens und/oder die Verformung der Wirbelsäule, gilt es adäquat auszukorrigieren. Das Kind darf nur so weit auskorrigiert werden, wie es die Korrektur ohne erneuten Spannungsaufbau zulassen kann. Schmerzen durch die Überkorrektur oder auch dadurch bedingte Druckstellen verursachen wieder eine neue Verspannung!

Durch solch eine exakt angepaßte Versorgung läßt sich andererseits aber oft eine längere Verweildauer der Kinder in der Sitzschale erreichen.

Die gesamte Wirbelsäule wird abgestützt, weil der Flüssigschaumstoff, anders als bei der Ortholine-Sitzschale, in jede Lücke hineinschäumt, z. B. in die konkave »Lücke« der Wirbelsäule. Das Kind wird rumpfnah gehalten, durch die bessere Abstützung kommt es wieder zu neuen, aktiven Aufrichtebewegungen.

6.10.1 Anwendungsbeispiele

Versorgungsbeispiel für einen Jungen mit einer schwersten Tetraparese *(Abb. 64a)*.

Dieser Junge kann auch in Rückenlage nicht mehr den ganzen Rücken auf der Unterlage ablegen, dies bedeutet eine ungleiche Gewichtsverteilung. Die rechte Schulter hat eine ausgeprägte Protraktion, die aber tendentiell noch ausgleichbar ist.

Die linke Hüfte ist luxiert. Sowohl die Hüftgelenke, wie die Kniegelenke sind in der endgradigen Bewegung eingeschränkt.

In Bauchlage sieht man die Skoliose mit dem Rippenbuckel *(Abb. 64b)*. Die untere Brustwirbelsäule wie die obere Lendenwirbelsäule zeigen noch deutlich die geröteten Dornfortsätze.

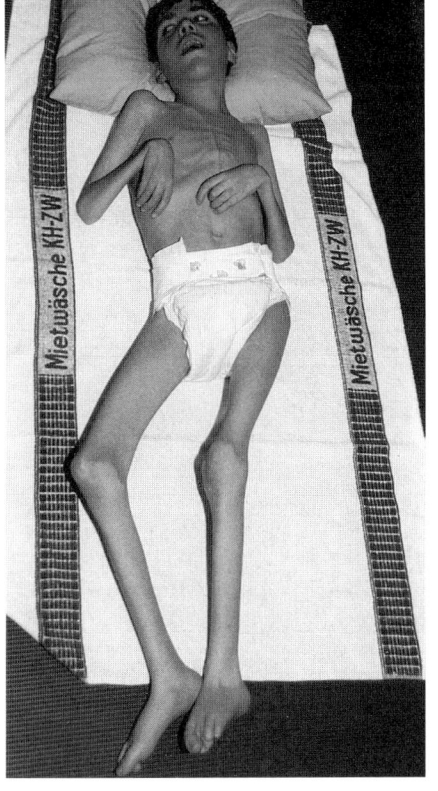

Abb. 64a

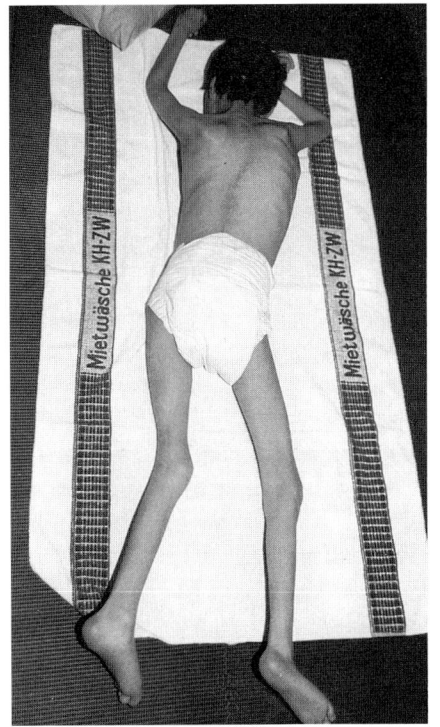

Unter der Pampers verborgen, am untersten Ende der Wirbelsäule, hat der Junge eine offene Druckstelle.

Auch hier ist die asymmetrische Beckenstellung deutlich zu sehen. Diese Positionen sind fixiert und lassen sich passiv nicht ohne Widerstand verändern.

Abb. 64b

Die abgegossene Schale

Die erste Anprobe

Deutlich sichtbar ist die unterschiedliche Sitzfläche. Das linke Becken des Kindes ist weiter hinten in der Schale. Die linke Beinführung (Sitztiefe) ist von vorne weiter eingeschnitten. Der Rücken wird unterschiedlich gegen den Schalenrücken gedrückt (links mehr als rechts). Der Weichschaum schmiegt sich rechts mehr an den Körper des Kindes.

Bei genauem Hinschauen sieht man die unterschiedliche Färbung des Schaumstoffes. Die helle Farbe im Kopfbereich und der seitlichen Becken/Beinbegrenzung ist aus Weichschaum. Der dunkle Ton des Rücken- und Gesäßbereiches ist aus Relaxschaum. Dies ist ein besonderer Schaum, der dem punktuellen Druck nachgibt. Wichtig bei Kindern, die zu Druckgeschwüren neigen (häufig an den Dornfortsätzen, am Trochanter major, oder an den Sitzhöckern).

Nur die obere Hälfte der Kopfstütze ist aus normalem Schaumstoff, ebenso wie der letzte äußere Teil der Beinführung *(Abb. 64c)*.

Bei der Anprobe haben wir die Möglichkeit Nachbesserungen vorzunehmen.

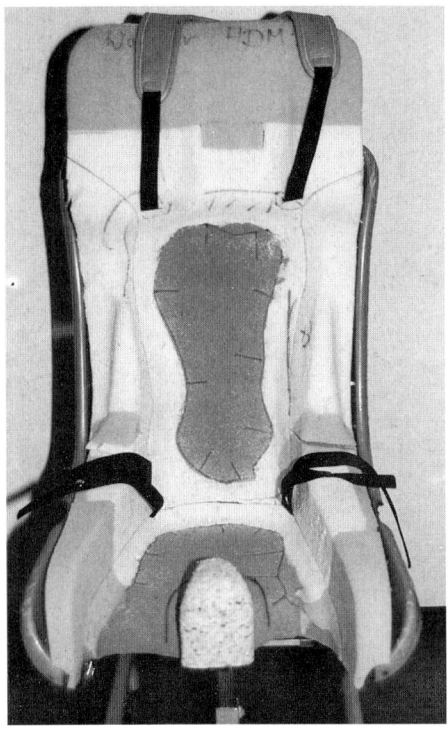

Hier

Die linke Körperseite muß noch stärker ausgefüttert werden.

Die rechte Schulterpartie läßt sich noch weiter in der Schale aushöhlen, die roten Linien deuten an, wieviel noch herausgeschnitten werden muß, damit sich der Junge besser in der Schale ablegen kann.

Die Nackenpartie muß noch weiter abgeflacht und ausgeschnitten werden. Der Abduktionsblock kann noch mehr verbreitert werden.

Abb. 64c

Die Nackengegend ist abgeflachter und läßt dem Hals mehr Aufrichtung zu. Die rechte Schulterpartie ist weiter ausgehöhlt und gibt somit die Möglichkeit, die Schulter in besserer Aufrichtung an den Schalenrücken anzulehnen. Die linke Rumpfführung ist um einige Zentimeter weiter nach vorne angeformt und gibt dem Jungen so mehr Stabilität, um nicht noch mehr in die Skoliose hineinzurutschen. Der Abduktionsblock ist ummantelt. Das bedeutet stärkere Abduktion *(Abb. 64d).*

Die zweite Anprobe

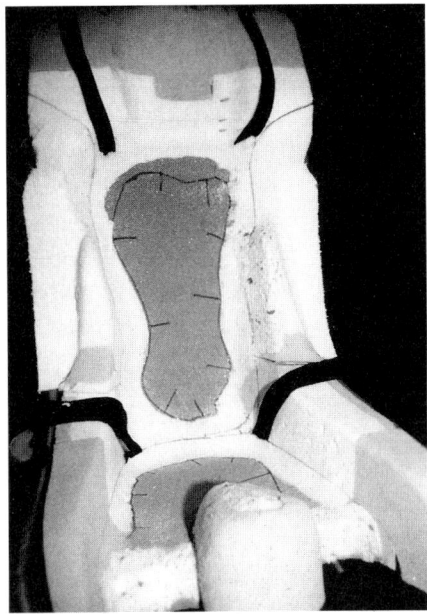

Abb. 64d

Hier kann man deutlich den verschobenen Beckenbereich sehen und die dadurch bedingte unterschiedliche Sitztiefe.
Die Sitzschale ließ sich für diesen Jungen nicht symmetrischer aufbauen. Die Hüftluxation, seine eingeschränkten Bewegungen in Hüft- und Kniegelenken lassen keine vollständige Korrektur mehr zu.
Das Ziel dieser Versorgung ist es, den Jungen in diesem Zustand überall Anlageflächen zu geben und somit seine Muskelspannungen zu reduzieren *(Abb. 64e).*

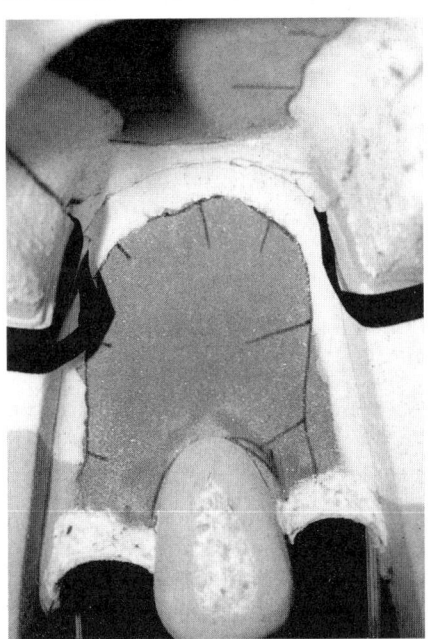

Abb. 64e

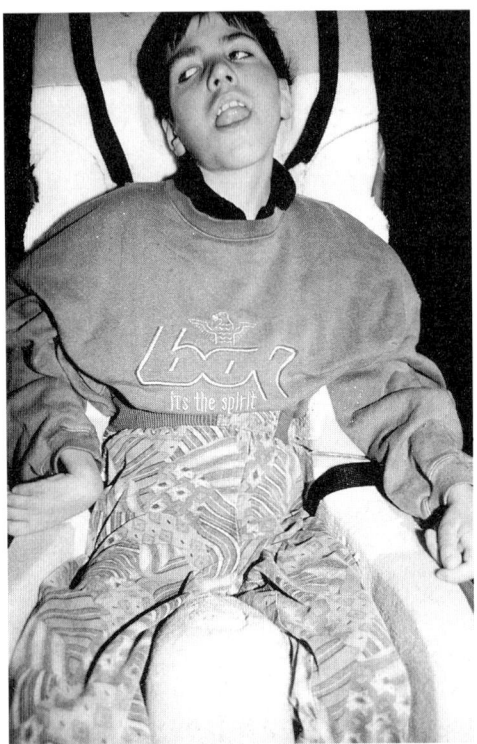

Obwohl es sich um eine für diesen Jungen abgegossene Schale handelt, reicht sie allein nicht aus. Das Becken zeigt nach wie vor die Tendenz, sich zu verdrehen. Die Schultern sind unterschiedlich an den Schalenrücken angeschmiegt. Der Kopf ist nach hinten gekippt, aber vor allen Dingen seitwärts geneigt *(Abb. 64f).*

Als Korrekturhilfe von vorne benötigt der Junge eine Brust-Schulter-Pelotte. Wird sie korrekt angelegt, bleibt sein Becken stabil in der Mitte. Beide Schultern sind gleichmäßig aufgerichtet und lehnen sich parallel an der Rückenlehne an. Der Kopf kommt besser in die Mitte.

Abb. 64f

Die Brust-Schulter-Pelotte ist ein Probeexemplar. Sie ist aus Stoff zugeschnitten und dient nur zur Anprobe. Hier hört das Mittelteil zu früh auf. Es muß noch höher, damit das ganze Sternum bedeckt wird, um die Aufrichtung für Schulter und Kopf zu erreichen. Der Zug der Gurte muß weiter nach oben ziehen, d. h. die Schlitze in der Schale müssen weiter nach oben versetzt werden *(Abb. 64g).*

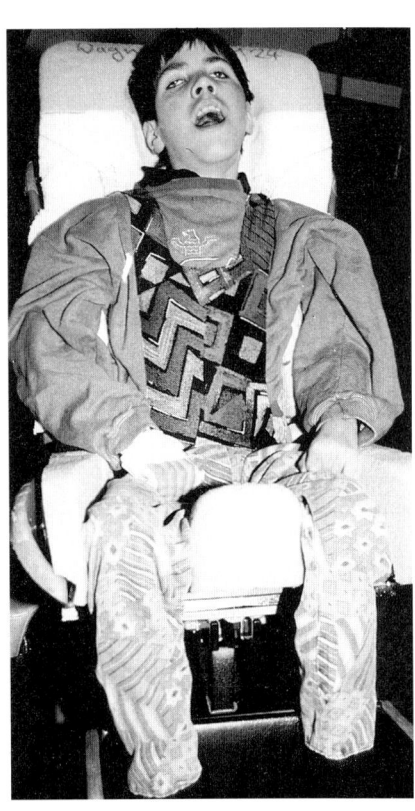

Abb. 64g

Die korrekte Umformung der Schulterpartie reicht nicht aus, daß der Junge die Schulter ablegen (= aufrichten) kann *(Abb. 64h)*.

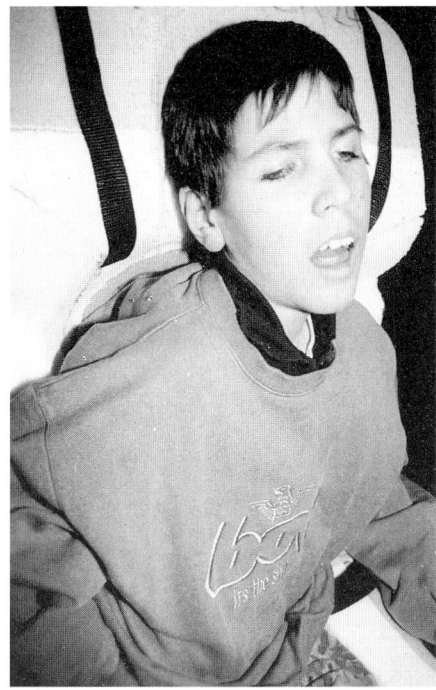

Detail der Schulter

Abb. 64h

Mit Hilfe des Zuges der Brust-Schulter-Pelotte kann die Schulter besser aufgerichtet werden. Trotzdem ist es erforderlich, die oben besprochenen Nachbesserungen des richtigen Zuschnitts der Brust-Schulter-Pelotte ebenso wie die exakte Schlitz-(Zug)führung noch durchzuführen *(Abb. 64i)*.

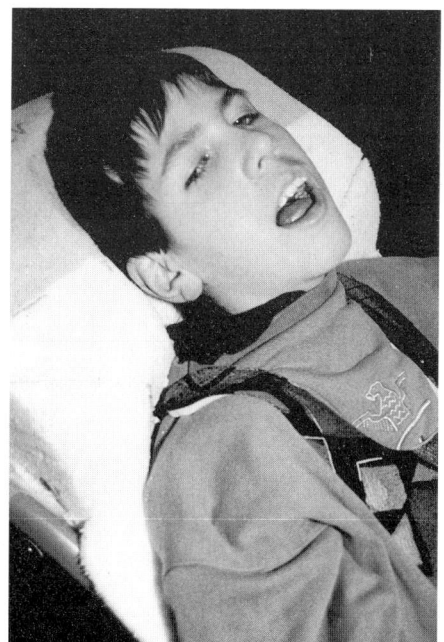

Abb. 64i

Versorgungsbeispiel für ein athetotisches Mädchen

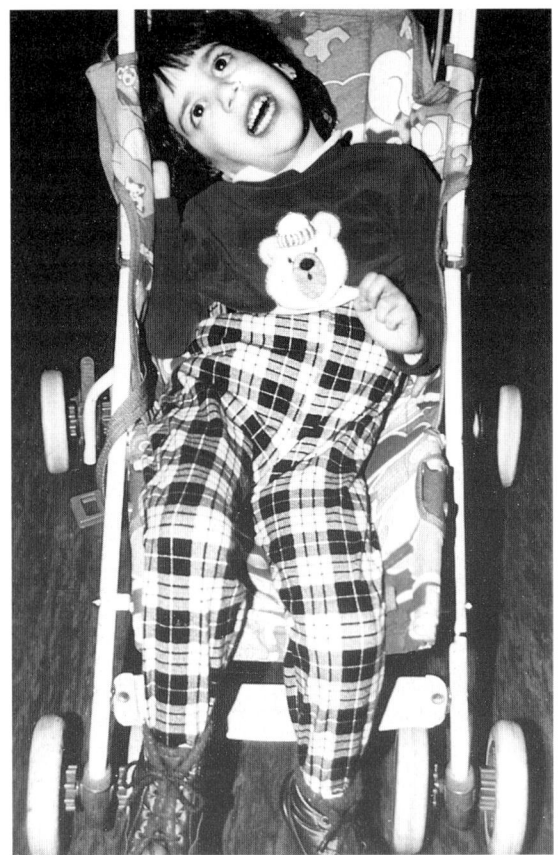

Abb. 65a

Dieses Mädchen wurde uns vorgestellt mit der Frage nach einem Hilfsmittel, das dem Kind half, das Becken symmetrisch halten zu können *(Abb. 65a)*.
Wenn man versuchte, das Becken symmetrisch aufzurichten, war es vom Kinde aus gesehen zwar möglich, bedurfte aber eines festen Druckes und konnte von dem Mädchen nur beibehalten werden, wenn sie allgemein ruhig blieb. Wollte es aber etwas erzählen, den Kopf drehen etc., löste es wieder ausgiebige Rotationsbewegungen im Becken aus.
Dieses Mädchen hat eine Athetose. Am liebsten lag es auf dem Rücken und spielte dann mit den Füßen, und das auch sehr geschickt. Dabei aber war der Oberkörper asymmetrisch verdreht, die Hände konnten zum Spielen nicht eingesetzt werden. Mit den Aktivitäten der Beine verstärkte sich der Speichelfluß, der Mund wurde weit geöffnet, und ihre Sprache war dann nicht mehr verständlich.
Bei diesem Mädchen entschlossen wir uns zu einer Ortholine-Sitzschale, mit körpergerecht angefertigter Sitzfläche aus Schaumstoff.

Der Beckenbereich aber und der weitere Aufbau der Wirbelsäule sollte mit Weichschaum ausgeschäumt werden.

Es wurde ein Weichschaumabdruck gemacht. Nach wenigen Minuten war er angeschäumt, d. h. so fest geworden, daß man das Mädchen zu einer ersten Voranprobe noch einmal hineinsetzen konnte.

Das Becken ist in der Schale symmetrisch aufgerichtet. Das Mädchen kann diese Stellung halten. Mit der optimalen Anlage des Beckens im Rückenteil rutscht das Becken nicht sofort wieder weg, obwohl das linke Bein schon wieder die Tendenz der Innenrotation und Streckung zeigt.

Die Wirbelsäule ist gerade, ohne seitliches Verbiegen.

Der Rumpf wird an beiden Seiten gut gestützt, bis auf eine kleine Ecke an der linken Körperhälfte, die bis zur ersten Anprobe aufgefüllt werden muß.

Die Aussparung für die Kopfstütze ist zu erkennen.

Die Arme können in Abduktion nach vorne gehalten werden. Das Ausschneiden der zu großen Ausstülpung des Weichschaumes zwischen Arm und Rumpf kann erst bei der ersten Anprobe geschehen. Um die Reduktion exakt festzulegen, sind die richtige Einstellung der Kopfstütze und die zusätzliche Begurtung unbedingt notwendig *(Abb. 65b)*.

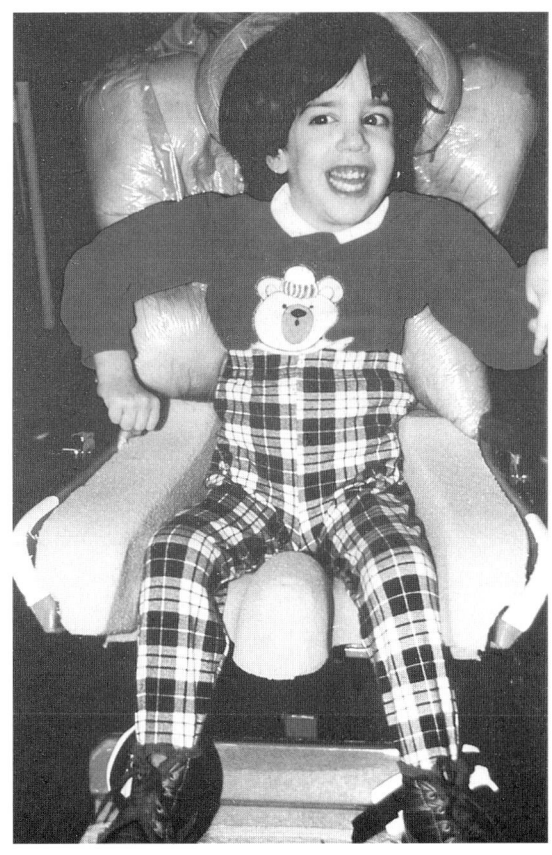

Abb. 65b

Die erste Anprobe

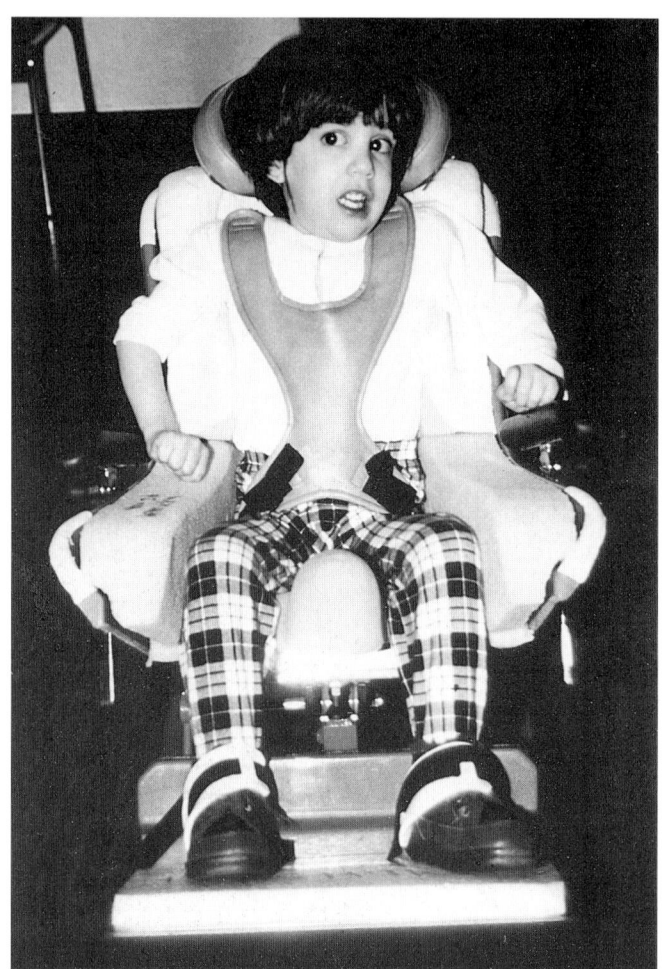

Abb. 65c

Die Brust-Schulter-Pelotte paßt nicht richtig. Der Zug geht nicht hoch genug über beide Schultern, die Schlitze in der Sitzschale müssen also noch etwas weiter nach oben.

Ohne den Plastiksack ist genau zu bestimmen, was an der seitlichen Rumpfführung geändert werden muß. Die seitliche Rumpfseite ist exakt an das Kind angeschmiegt. Nach außen zum Schalenrand hin ist aber zuviel Aufschäumung. Dies muß in der Werkstatt wieder etwas abgeschliffen werden, damit das Mädchen die Arme besser an den Rumpf bekommt, und es sie dann auch besser bewegen kann.

Die Ecke im linken Taillenbereich ist aufgefüllt, ebenso auch eine kleinere auf der rechten Seite *(Abb. 65c).*

Man sieht, daß das Becken symmetrisch aufgerichtet ist. **Die letzte**
Die Brust-Schulter-Pelotte fixiert das Becken in dieser symmetrischen Posi- **Anprobe**
tion, auch beim Spielen und Erzählen (und das in zwei Sprachen)! Die
Schlitze für den Zug der Brust-Schulter-Pelotte sind jetzt genau in der
Höhe, mit der die Gurte ihre Schultern nach hinten oben ziehen, d. h. aufrichten. Der Rumpf wird durch die Seitenführung gehalten, und darauf läßt
sich in Ruhe der Kopf symmetrisch halten. Er rutscht aber immer wieder
etwas in die Seitneige, wenn sie z. B. sprechen möchte, - und sie möchte
und kann es. Die Schale kann nun mit dem von den Eltern und dem Kinde
ausgesuchten Stoff bezogen werden. Vorher werden aber noch die beiden
oben (rot gestrichenen) Ecken verjüngt *(Abb. 65d)*.

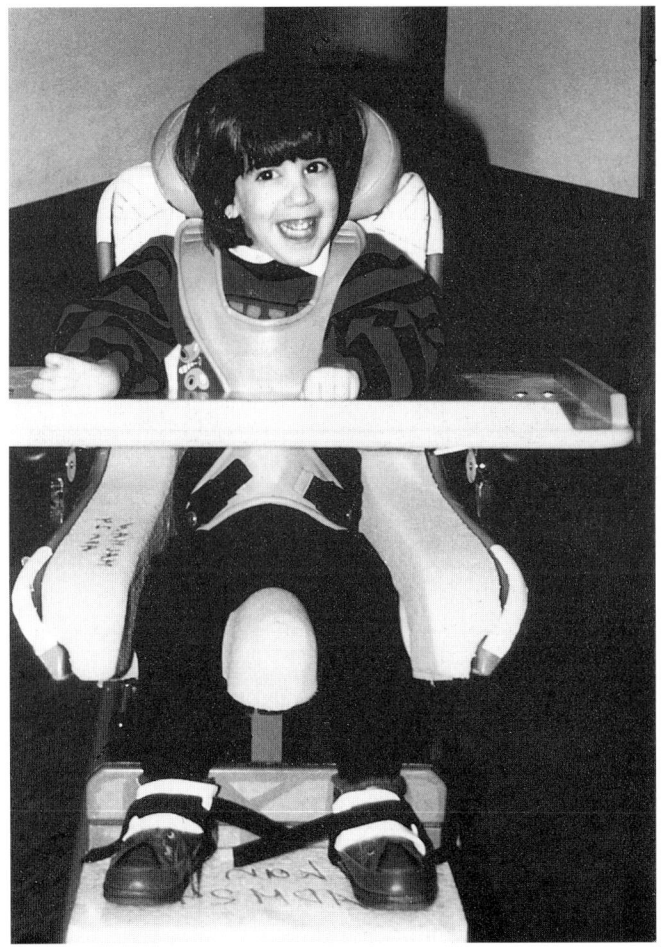

Abb. 65d

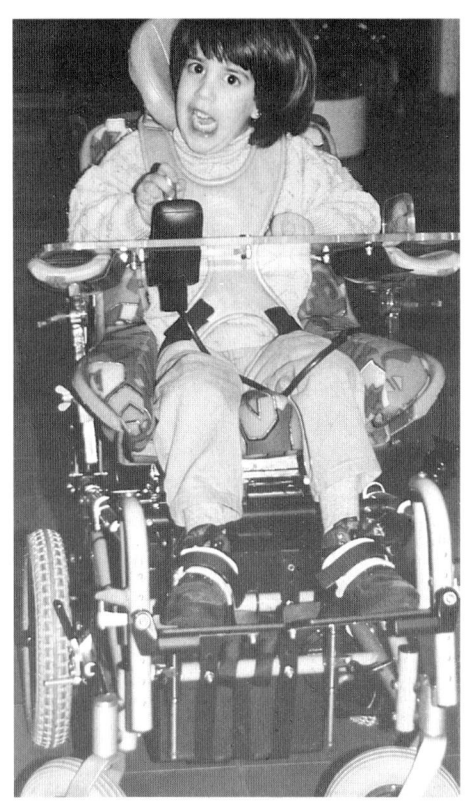

Inzwischen sitzt das Kind gerne und oft in ihrer Schale. Im Kindergarten hat sie ein normales Untergestell, aber zu Hause möchte sie sich, auch draußen, allein fortbewegen. Dies ist der für sie ausgesuchte Elektro-Rollstuhl *(Abb. 65e)*.

Deutlich sieht man, wie schwer es ihr fällt, die Symmetrie beim Bedienen des Steuerknüppels beizubehalten *(Abb. 65f)*.

Bei vermehrter Aktivität, z. B. dem Anschieben eines Aktiv-Rollstuhls, würde noch mehr die Asymmetrie ausgelöst bzw. ein eigenständiges Schieben für sie unmöglich werden. Da bei den Anproben, die wir mit diesem Mädchen hatten, ihre Arme nicht immer gleichmäßig gut eingesetzt werden konnten, haben wir vorerst das Steuergerät in einen Schlitz eingebaut. So können die Eltern, je nach Möglichkeiten des Kindes, die Steuerung immer weiter symmetrisch einstellen.

Abb. 65e　　　　　　　　　　　　　　　　Abb. 65f

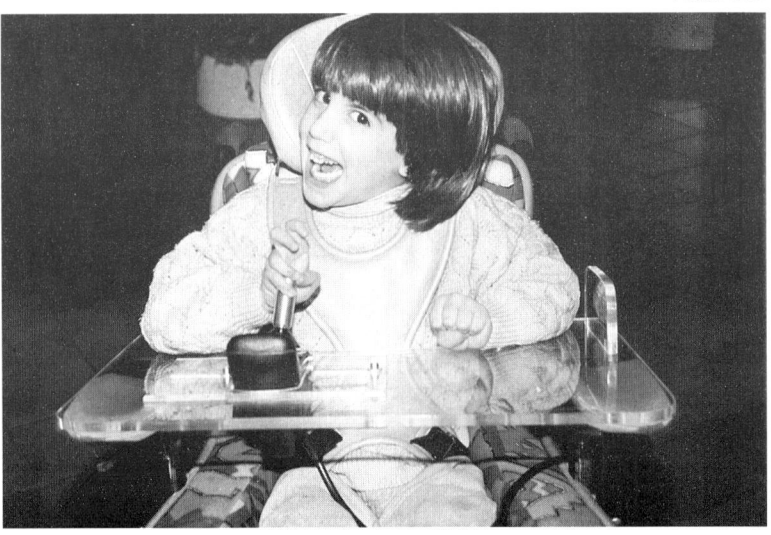

Beispiel einer mißglückten Versorgung

Dies ist auch eine abgegossene Schale. Die Eltern suchten uns auf, weil sie zwei Probleme mit dieser Versorgung hatten:

- Das Aussehen der Schale.
- Der sonst stets vergnügte Junge weinte nach kurzer Zeit in der Schale (Abb. 66a)!

Der Arzt/Therapeut sucht vergeblich nach den Hilfen bzw. den Korrekturen, die dieses Sitzsystem dem Jungen eigentlich verschaffen sollte. Der Junge hat keine Verformung der Wirbelsäule, keine Hüftprobleme und trotzdem wird sein Becken nicht gleichmäßig auf beiden Seiten belastet. Es wirkt so, als hätte er eine starke asymmetrische Stellung des Beckens mit linkskonvexer Wirbelsäule.

Bei der Untersuchung hat der Junge

- ein symmetrisches Becken,
- frei bewegliche Hüftgelenke,
- keinerlei Veränderung an der Wirbelsäule.

Der Abduktionsblock bringt die Beine zu stark in Außenrotation und Abduktion. Dadurch wird sein Becken nach hinten gekippt. Diese Beckenstellung aber verstärkt die Tendenz zu einem Rundrücken. Da der Junge sich nicht allein aufrichten kann, rutscht sein Gesäß bis an den Abduktionsblock heran, das verstärkt zusätzlich die gebeugte Haltung des Rumpfes.

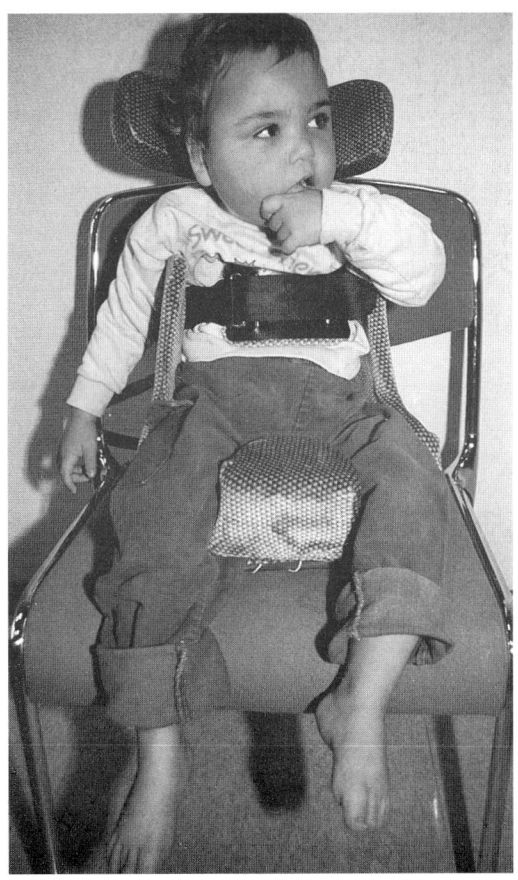

Abb. 66a

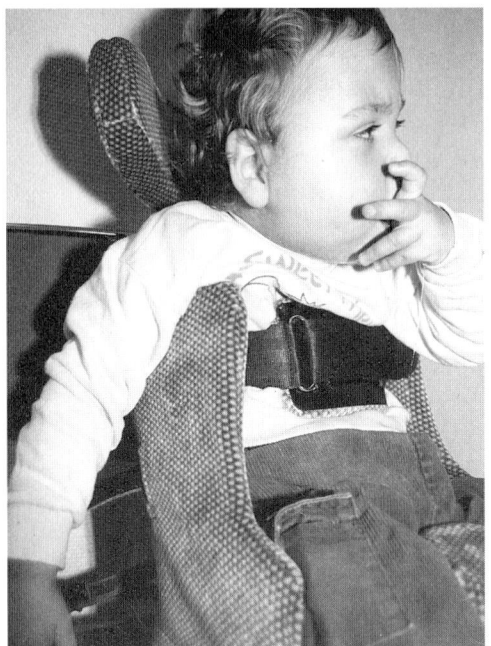

Der rechte Arm wird in der Achsel vom Schalenrand gehalten! Sonst würde der Junge noch weiter in sich zusammenrutschen.
Der Rumpf ist so hypoton, daß es dem Jungen schwer fällt den Kopf aufzurichten, aber vor allen Dingen ihn länger in dieser Position zu halten. Da kann solch eine nicht aufrichtende Kopfstütze keine Hilfe sein.
Er schiebt den Kopf nach vorne unten (= kurzer Hals) um so wenigstens zu lutschen. Der Gurt ist nur »Rausfallschutz« *(Abb. 66b)*.

Abb. 66b △   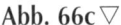 Abb. 66c ▽

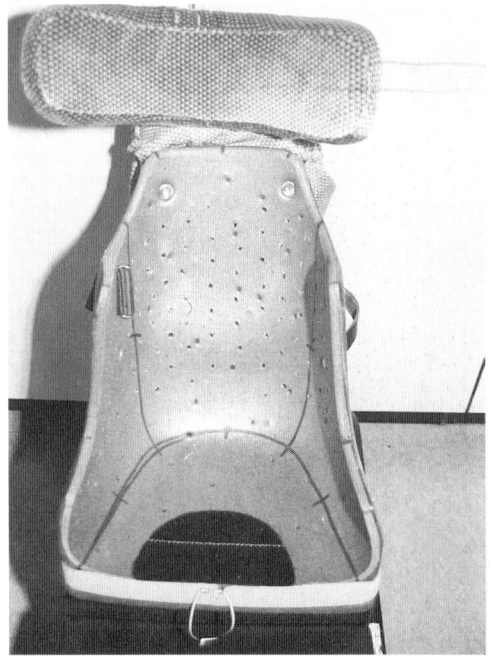

Macht man den unkindlichen Bezug von der Schale, so sieht man den leicht verzogenen Sitzflächenbereich.
Der Schalenrücken ist nicht ganz symmetrisch. Das Kind hat keine Verformung in der Wirbelsäule und eine völlig exakte Beckenstellung, keine Hüftgefährdung, die solch einen asymmetrischen Abguß rechtfertigt. Die Anstützung der Lendenwirbelsäule ist zu hoch. Es fehlt völlig die körpergerechte Anformung an den Schulterbereich, den Taillenbereich, den Gesäßbereich und die Beinführung *(Abb. 66c)*.

Wir hielten eine abgeschäumte Schale für eine Überversorgung. Da diese Sitzschale insgesamt im Rückenbereich zu kurz war, um noch irgendwelche Begurtungen oder Korrekturen in der notwendigen Zugrichtung anbringen zu können, hielten wir eine Änderung der vorhandenen Sitzschale für den Kostenträger nicht zumutbar. Eine Neuversorgung war billiger als eine Änderung, die dann auch noch nicht mal für das Kind optimal sein konnte. Unser Vorschlag war eine Ortholine-Sitzschale.

Die Innenausstattung bestand aus einer körpergerecht angeformten Rumpfführung und eine parallel verlaufende Beinführung, um die Beine in der Mittelstellung zu halten.

Wir hatten vor, als Kopfstütze die Muschelform zu benutzen, aber der Junge rutschte trotzdem noch mit dem Kopf leicht nach vorne in sich zusammen. Für ihn ließen wir eine Kopfstütze in Sonderanfertigung herstellen. Dies war eine Kopfstütze mit integrierter Nackenrolle, wobei die Dicke der Rundung sich nach der Stärke seines Hinterkopfes richtete (siehe Kapitel 6.9.8).

Das Lachen des Jungen auf dem Foto spricht für sich. Auch zu Hause saß er jetzt zufrieden und länger in dieser Schale *(Abb. 66d)*.

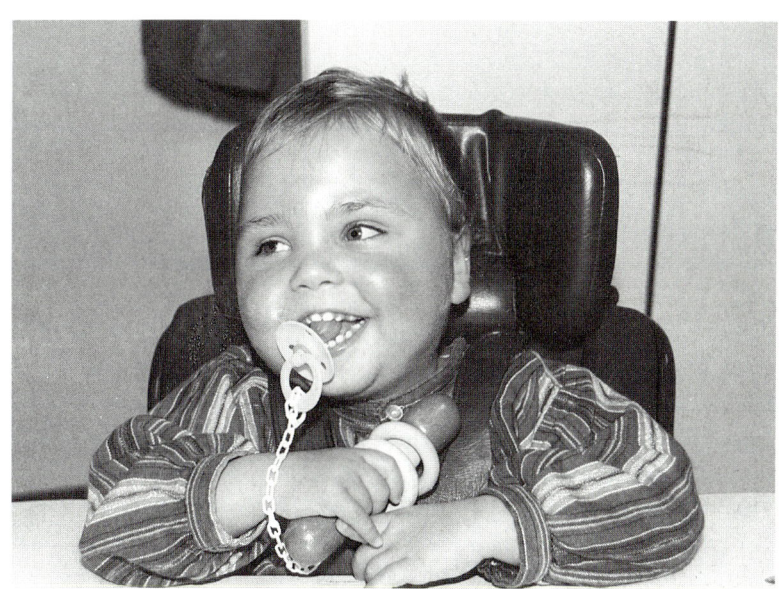

Abb. 66d

6.11 C.A.P.A.S.S.-System

Beschreibung Hierbei handelt es sich um ein rechnergestütztes Luftkissen-Bewegungssystem. Daher leitet sich auch der originale Name ab: **C**omputer **A**ided **P**ulsation **A**ir **S**itting **S**ystem.

Dieses System kann wahlweise in die individuell angepaßten Hilfsmittel (Stehständer, Sitzsysteme, Lagerungshilfen) eingebaut werden. Der Physiotherapeut Peter Halsig hat es vor einigen Jahren entwickelt. Seine Idee war, die physiotherapeutische Behandlung, d. h. Bewegungsanregung bei gleichzeitiger Korrektur auch außerhalb der Therapiestunde zumindestens teilweise durch diese computergesteuerte Stimulation fortzuführen.

Um Bewegungen durch das System beim Kind zu initiieren, werden folgende Geräte benötigt:

Die Lufttaschen und deren Verkabelung

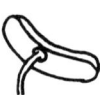 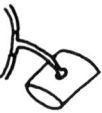 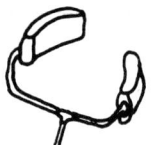

Bei den Lufttaschen unterscheiden wir:

• *Basistaschen* • *Bewegungstaschen*.

Die Basistaschen sind den Bewegungstaschen vorgeschaltet und zwar dann, wenn mit großem Bewegungsausschlag gearbeitet werden muß. Um die evtl. sehr großen Bewegungsausmaße zu reduzieren, stellen die Basistaschen eine Art Vorkorrektur dar. Ihre Funktion ist, für eine gewisse Grundstellung und Haltung des Kindes zu sorgen. Diese Grundeinstellung der Basistaschen bleibt eingeschaltet, auch wenn das C.A.P.A.S.S.-System nicht arbeitet. Werden dann die Bewegungstaschen eingeschaltet, reduziert die Vorspannung der Basistaschen den Bewegungsausschlag.

Die Black-Box

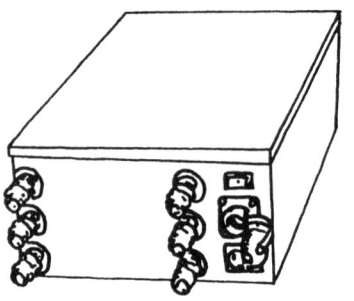

Der Anschluß an die Black-Box (= *Kompressor*).

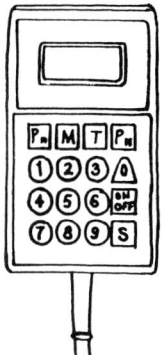

Das Bedienungsgerät

Die Tastatur kann von dem Kinde selber oder auch von dessen Eltern bedient werden.

Unterstützung der neurophysiologischen Übungsbehandlung nach dem Bobath-Konzept.

Wirkung

Wenn das System arbeitet, d. h. die Lufttaschen sich füllen, handelt es sich um langsam an- und abschwellende »Mikrobewegungen«. Diese kleinen, sich fortlaufend veränderten Bewegungen führen zu immer neuer Stimulation in der Peripherie. Somit erfahren die Kinder mit stark eingeschränkter Spontanmotorik aus diesen kleinen »Mikrobewegungen« ständig ein erhebliches somatosensorisches Feedback. Die sonst so geringe Möglichkeit sich zu bewegen, wird durch das Bewegen der Lufttaschen zum Teil ersetzt und regt somit die Motorik wie auch die Wahrnehmung des Kindes an. Wenn es uns gelingt, dieses Prinzip der neurophysiologischen Behandlung den Kindern in ihre Sitzversorgung einzubauen, dann haben wir das Positive des korrigierten aufrechten Sitzens, andererseits aber damit auch eine steuerbare individuell einsetzende Mobilisation, die das Kind aktiviert, Wahrnehmungen und Bewegungserfahrungen zu sammeln.

So helfen wir dem Kinde, der Habituation entgegenzusteuern.

Diese Versorgung rechtfertigt eine zumutbare Erhöhung der Sitzdauer, weil das Kind häufig Aktivierungen/Bewegungen bis hin zur Korrektur erfährt, wozu es aus eigenem Antrieb (Kraft) nie fähig sein würde.

Das C.A.P.A.S.S.-System reagiert auf plötzliche Widerstände. Kommt es zu plötzlichem Spannungsaufbau, wenn z. B. das Kind krampft, oder es sich aktiv gegen die Bewegung sperrt (kontrakte Muskulatur), so wird sofort jede Bewegung gestoppt. Das gesamte Programm, unabhängig davon, in welcher Arbeitsphase sich die Lufttaschen gerade befinden, schaltet sofort in Eigenregie ab.

Zu den weiteren Wirkungsmöglichkeiten des C.A.P.A.S.S.-Systems zählen:

Weitere Wirkungsmöglichkeiten

- Tonusregulation
  - Inhibition von pathologischen Haltungen und Bewegungen
  - Fazilitation von physiologischen Haltungen und Bewegungen

- Anregung der Stell-, Richt- und Stützreaktionen
- Kontrakturbehandlung
- Korrektur der Wirbelsäule (Skoliose)
- Mobilisation der Wirbelsäule
  - Minderung des intervertebralen Druckes.
- Mobilisation der kontrakten/insuffizienten Muskulatur
  - Die regelmäßige Anwendung führt zu Entspannung der verkrampften Muskulatur
  - Erholungsphasen treten ein.
- Dekubitusprophylaxe
  - Die Druckkissen sind großflächig
    Sie vermindern durch wechselnden Druck die jeweilige Auflagefläche.
- Aktivierung der vegetativen Funktionen, wie:
  - Atmung
  - Kreislaufregulation
  - Schlaf-Wachrhythmus
  - Verdauung.

Zielgruppen ■ Für viele unserer schwer mehrfachbehinderten Kinder ist die Versorgung mit einer Ortholine-Sitzschale unabdingbar (Transport in die Schule, Füttersituation etc.). Wenn wir aber beobachten, daß diese angepaßte Sitzschale von den Kindern nicht über längere Zeit toleriert wird (zu große Anstrengung), oder aber dieses unbewegliche Sitzsystem wegen der Immobilität zur Reduzierung ihrer Wahrnehmung führt, dann ist das eine Indikation für eine Versorgung mit dem C.A.P.A.S.S.-System.

Durch die Bewegungserleichterung helfen wir dem Kinde, häufigeres Bewegtwerden zu erfahren und zu tolerieren. Wir ermöglichen ihm so eine Verbesserung der Reizverarbeitung. Das Kind wird aufnahmebereit, Reize wahrzunehmen und zu verarbeiten.

■ Kinder mit einer Muskelerkrankung. Durch die Hypotonie sind diese Kinder ebenfalls bewegungsarm. Das Bewegen der Lufttaschen ermöglicht ihnen so kleine Bewegungen. Diese »Mikrobewegungen« helfen, Druckstellen zu vermeiden, und regen andererseits die vegetativen Funktionen dieser Kinder an.

Anwendung Um dem jeweiligen Behandlungsziel gerecht zu werden, lassen sich verschiedene Parameter einstellen.

Bewegungsdruck Der Bewegungsdruck *ergibt* sich aus den Druckänderungen und der Größe der Lufttaschen.

Die Druckänderungen können eingestellt sein von sanftem angepaßten bis hin zu gleichförmig aufbauendem Druck. (Bewegungsmodus oder/und Basishaltearbeit).
Das individuelle Einstellen je nach Therapie- und Korrekturziel geschieht am Bedienungsgerät.
Der Bewegungsdruck *bewirkt* die aktive Muskelarbeit und führt auch zur Vertiefung der Atmung.

Die Bewegungshäufigkeit *ergibt* sich aus der Wiederholung einer Bewegungseinheit (Bewegungsrhythmus) oder aus den Bewegungsschritten innerhalb einer Zeiteinteilung. **Bewegungshäufigkeit**
Die Bewegungshäufigkeit *bewirkt* die Aufhebung der Bewegungsarmut und verhilft somit zur Mobilisation.

Die Bewegungspausen *ergeben* sich während **Bewegungspausen**
- des Wechsels der einzelnen Bewegungskreise, aber auch
- in der aktiven Haltearbeit.

Die Bewegungspausen *bewirken*, daß:
- Eine neu eingenommene Haltung (aktiv) gehalten werden kann.
- Die jeweiligen Bewegungsabläufe getrennt von einander wahrgenommen werden können.
- Das Kind sich in seiner Gewohnheitshaltung ausruhen kann, um dann wieder (kurz) in die Korrektur hineinbewegt zu werden.

Die Bewegungsrichtungen *ergeben* sich **Bewegungsrichtungen**
- aus symmetrischem/asymmetrischem/wechselseitig/gleichseitig anschwellendem Druck
- durch den an verschiedenen Punkten gleichzeitig angreifenden aufbauenden Druck.

Die Bewegungsrichtungen *bewirken*
- die Mobilisation der Muskulatur wie der Gelenke
- die Aktivierung der somatosensorischen Afferenzen.

6.11.1 Möglichkeiten und Grenzen des C.A.P.A.S.S.-Systems

Das C.A.P.A.S.S.-System ist, anders als die vorher beschriebenen Hilfsmittel, ein »Arbeitssystem«. Es ersetzt nicht die individuelle physiotherapeutische Behandlung, unterstützt aber weit gezielter als jene die jeweilige Behandlung. Darum setzt das System genau wie in der Übungsbehandlung einen Ausgangsbefund voraus. Ähnlich der neurophysiologischen Behandlung gilt es, auch das System in den jeweiligen Hilfsmitteln immer wieder dem jeweiligen Ausgangsbefund anzupassen. Dies setzt ein genau definiertes Behandlungsziel voraus. Der Therapeut muß sowohl Behandlungsansätze wie die Durchführung bestimmen und muß sie, wie in der neurophysiologischen Übungsbehandlung, den jeweiligen Bedürfnissen des Kindes anpassen und variieren können. Es reicht also nicht aus, die Versorgung zu initiieren. Sie bedarf der ständigen Kontrolle und dem immer wieder neu zu definierendem Therapieziel, das sich in der Veränderung der Lufttaschen, der Druckstufen, der Bewegungsfrequenz etc. manifestiert.

Wie in der neurophysiologischen Behandlung, in der das Kind zu eigenaktiven Bewegungen angeregt wird, erreicht man durch die Volumenänderung der Lufttaschen Bewegungen. Je nach Einsatz kommen sie aktiv vom Kind oder nur passiv durch das System. Vorher genau definierte Körperregionen des Kindes lassen sich so bewegen.

Im Moment können wir das System nur in zwei Bewegungskreisen arbeiten lassen. Unsere Hände aber sind nicht so starr und können nacheinander oder auch immer wieder in andere Bewegungsrichtungen hineinbewegen oder im Sinne der Inhibition dagegen halten.

Solch ein C.A.P.A.S.S.-System kann also immer nur eine neurophysiologische Behandlung unterstützen. Sie kann sie aber niemals ersetzen.

Mit dem Bewegungssystem kann man zwar Gewohnheitshaltungen und Kontrakturen entgegenwirken. Es kann aber z. B. eine schon eingetretene Hüftluxation nicht mehr wieder einrichten.

Die Arbeit mit dem C.A.P.A.S.S.-System setzt ein korrektes Hineinsetzen des Kindes in das Hilfsmittel, z. B. Sitzschale, voraus. Nur so können die Lufttaschen gezielt ihre Wirkung ansetzen. Das C.A.P.A.S.S.-System ist also nicht das Allheilmittel für alles, sondern es bedarf eines gezielten Einsatzes, großen therapeutischen Verständnisses und eines hohen technischen Aufwandes. Dazu gehören ein vorheriges Einarbeiten der Eltern in die grundsätzliche Notwendigkeit der Hilfsmittelversorgung zur Unterstützung der therapeutischen Bemühungen für dieses Kind und nicht zuletzt, die Toleranz des Kindes gegenüber Hilfsmitteln überhaupt.

6.11.2 Anwendungsbeispiele

1. Fallbeispiel

Dieser Junge hat eine hochgradige Tetraspastik.
Es ist ein schwer mehrfachbehindertes Kind, das motorisch allein so gut wie nichts kann, aber sich gerne bewegen läßt, die verschiedensten Lagerungen toleriert, aber am besten auf die emotionale Zuwendung seiner Eltern und der Schwester reagiert. Er hat eine ausgeprägte Skoliose.

Die rechte Schulter zieht nach hinten/unten, die rechte Rumpfseite ist verkürzt. Das rechte Becken zieht nach oben, das Gesäß sitzt nicht mehr mit dem gesamten Körpergewicht auf der Unterlage. Durch die asymmetrische Überstreckung bohrte der Junge immer stärker seinen Kopf nach hinten und zur Seite.

Seine Gewohnheitshaltung

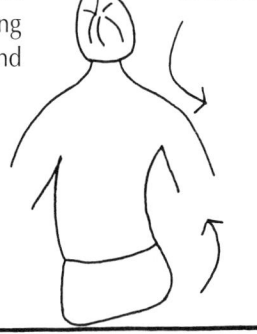

- Die Verformung der Wirbelsäule (Skoliose) hat sich verstärkt.
- Obwohl die Medikamente zur Muskelentspannung gesteigert wurden, nahmen die nächtlichen Schreiattacken zu.
- Die Unfähigkeit, seine Arme nach vorne zu ziehen, um z. B. seine Jacke anzuziehen, nahmen deutlich zu.
- Das Kind weinte morgens regelmäßig beim relativ langen Transport in die Schule. Dies war die ersten anderthalb Jahre ohne Probleme möglich.
- Die Infektanfälligkeit nahm zu.

Indikation, ihm ein C.A.P.A.S.S.-System zu verordnen

Der vor sich hin nörgelnde Junge (eineinhalb Stunden Autofahrt bis in unser Zentrum) wurde beim Anstellen des ersten Arbeitsganges ruhiger, hielt inne und ließ sich durch das Bewegungssystem in seine ihm ungewohnte Bewegungsrichtung bewegen.

Schon bei den ersten Anproben gab es viel zu beobachten

Der Start des C.A.P.A.S.S.-Systems war das Einschalten der Basistaschen

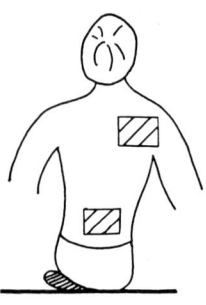

Durch die Basis-Lufttaschen wird
- die Lendenwirbelsäule angestützt,
- seine linke Gesäßhälfte angehoben,
- die rechte Schulter nach vorne geschoben. Durch die Basistaschen wird eine gewisse Vorarbeit der Gegenkorrektur gegeben. Sie bleiben in aller Regel auch während der C.A.P.A.S.S.-Pausen eingeschaltet und gewährleisten somit auch, während das System nicht arbeitet, dem Jungen einen relativ guten symmetrischen, aufrechten Sitz.

Rotation im Schultergürtel

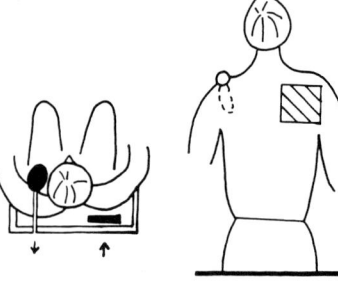

Rotation im Becken

LWS-Anstützung und symmetrische Aufrichtung des Oberkörpers

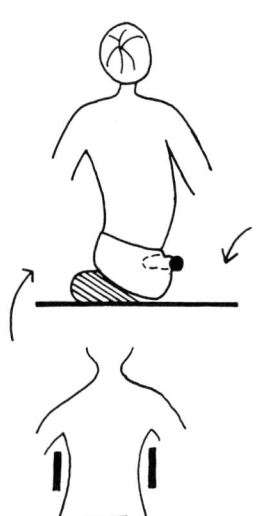

Die beiden Arbeitsgänge,
- Aufrichtung mit LWS Anstützung und
- Rotation im Schultergürtel-Beckenbereich,

blieben über mehrere Sekunden eingeschaltet.

Nachdem das System abgeschaltet war, gab es folgendes zu beobachten:
- Der Junge blieb auch noch danach eine geraume Weile wach, aufmerksam und konzentriert so sitzen.
- Das Nörgeln hatte aufgehört, das Gesicht wirkte entspannt, die Lippen waren fast geschlossen.
- Er hatte eine gleichmäßige Atmung.
- Beide Arme hingen entspannt seitlich neben dem Rumpf.
- Der Kopf wurde aufrecht gehalten und nur leicht an die Kopfstütze angelehnt.
- Er reagierte auf Ansprache und ließ sich zur Heimfahrt von seinen Eltern ohne Protest anziehen.

Inzwischen hat der Junge diese C.A.P.A.S.S.-Versorgung schon etwas länger als ein Jahr
- Die Eltern berichten über ruhigere Nächte.
- Seine Atmung ist tief und gleichmäßig.
- Das morgendliche Anziehen/Füttern geht wieder zügiger und vor allen Dingen ohne Weinen des Kindes.
- Inzwischen kann er die Teeflasche alleine halten und sie zum Munde führen.
- Seine Anfallsproblematik hat sich durch das C.A.P.A.S.S.-System nicht verstärkt.
- Die Medikamente zur Muskelentspannung bekommt er inzwischen nicht mehr.

2. Fallbeispiel

Auch in diesem Fallbeispiel zeige ich einen schwer mehrfachbehinderten Jungen. Gravierend ist seine ausgeprägte Tetraspastik und die damit verbundene erhebliche Bewegungsunfähigkeit. Durch diese verminderte Spontanmotorik kommt es aber zu seiner erhöhten Muskelsteife und nicht zuletzt zu den Kontrakturen. Er hat eine ausgeprägte S-Skoliose mit einer erheblichen Torsion im Bereich der oberen Brustwirbelsäule. Er leidet an Druckgeschwüren unter seinen Sitzhöckern, so daß die Eltern schon einen Liegendtransport in Betracht gezogen hatten, aber wegen der entsprechenden Einschränkungen der visuellen Kontaktmöglichkeit davor noch zurückgeschreckt sind. Der Junge kann unter Ausnutzung seiner pathologischen Bewegungen seinen Kopf kurzfristig anheben. Er ist aber unfähig, seinen Kopf allein oben zu halten.

Therapeutische Anforderungen an das C.A.P.A.S.S.-System

- Gewichtsverlagerung einzubauen, um die Sitzhöcker zu entlasten
- der skoliotischen Veränderung entgegenzuwirken
- die Wirbelsäule insgesamt zur Aufrichtung zu bringen
- Der Junge soll dadurch fähiger werden, seinen Kopf alleine oben zu halten.

Die Aufrichtung des Körpers startet über die:

Basis-Haltetaschen Diese Basiskissen unter dem Gesäß und in der Lendenregion üben eine gewisse Vorspannung aus. Anschließend bleiben sie konstant in einer minimalen Einstellung, d. h. sie sind konstant mit Luft gefüllt. Ihre Funktion ist die Stellungs- und Haltungskontrolle des Jungen. Dies ist der Grund, daß sie auch, ohne daß das System in die Bewegung arbeitet, eingeschaltet bleiben. Sie bedeuten einerseits die Grundkorrektur der Haltung des Kindes, lassen aber andererseits durch die Vorspannung den therapeutisch notwendigen Bewegungsausschlag zu.

Bewegungs-Lufttaschen Soll der Junge sich aus dieser Stellung heraus jetzt in eine aufrechtere Haltung bewegen, kommen die Bewegungstaschen in Aktion *(Abb. 67a)*. Hier zeigt sich der optimale Einsatz der Ergoline-Sitzschale, in welcher sich punktgenau die Lufttaschen einbauen lassen.

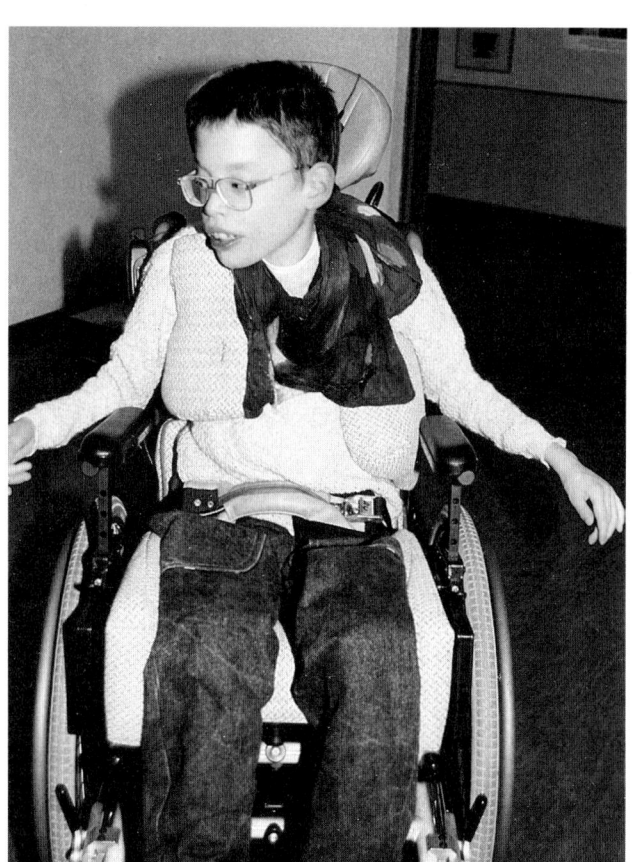

Abb. 67a

Über Lufttaschen gesteuert, bewegt sich die Rumpfpelotte, die seinen rechten Oberkörper umfaßt, nach oben. Die Aufrichtung wird unterstützt durch die Bewegungslufttaschen unter seinem linken Gesäß und durch eine Lufttasche hinter der Lendenwirbelsäule (zusätzlich zu dem Basiskissen). Um diese Aufrichtung zu unterstützen, werden noch zwei weitere Lufttaschen aufgeblasen. Die beiden Lufttaschen an der linken Körperseite (unterer Rippenbogen) und die Lufttaschen in der seitlichen Schalenwand (im rechten Beckenbereich) drücken gerade in die Körpermitte und lassen so ein Ausweichen des korrigierenden Druckes der anderen Pelotten nicht zu.

Bewegungsmodus 1

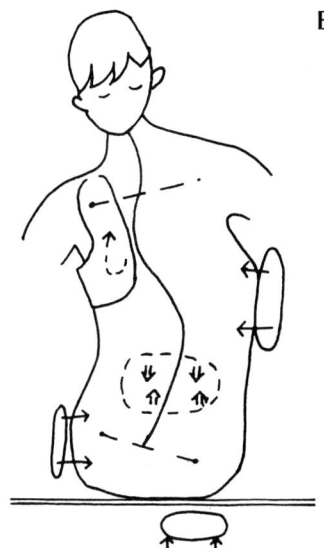

Nachdem der Druck aus den Lufttaschen des Bewegungsmodus 1 wieder nachgelassen hat, beginnt danach sofort der zweite Arbeitskreis. Die Basiskissen unter dem Gesäß und in der Lendenregion bleiben aber konstant gefüllt. In diesem Bewegungsmodus 2 »arbeiten« jetzt drei Lufttaschen gleichzeitig.

Bewegungsmodus 2

Das linke Becken des Jungen und die linke Schulter werden aufgerichtet. Gleichzeitig bläst sich noch die dritte Lufttasche auf. Sie ist auf der Höhe des rechten Beckens des Jungen im Sitzschalenrücken eingebaut. Sie schiebt das Becken nach vorne unten. Durch das gegenläufige Arbeiten der beiden Lufttaschen im Beckenbereich wird die Symmetrie für den Jungen erreicht *(Abb. 67b)*.

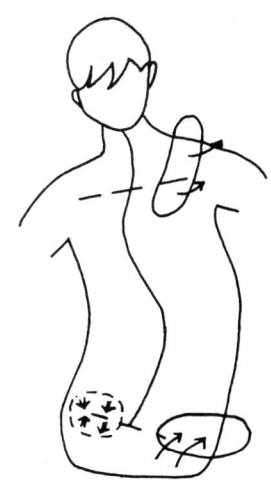

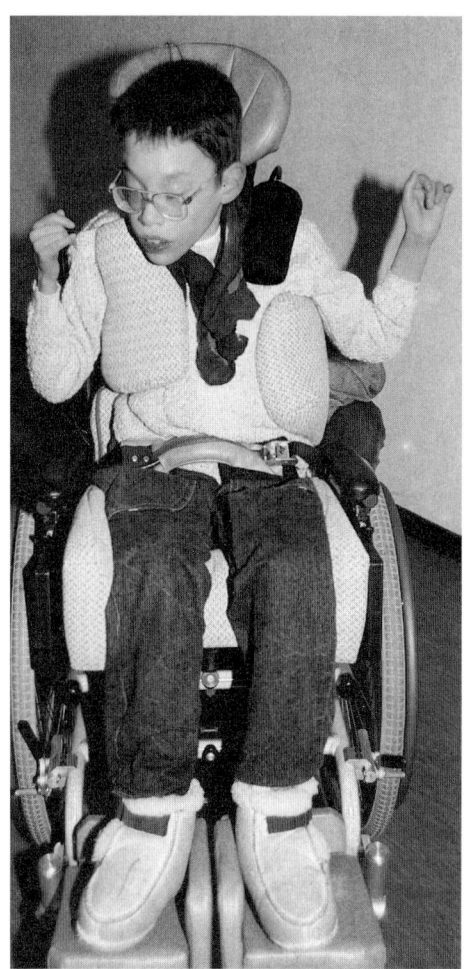

Abb. 67b

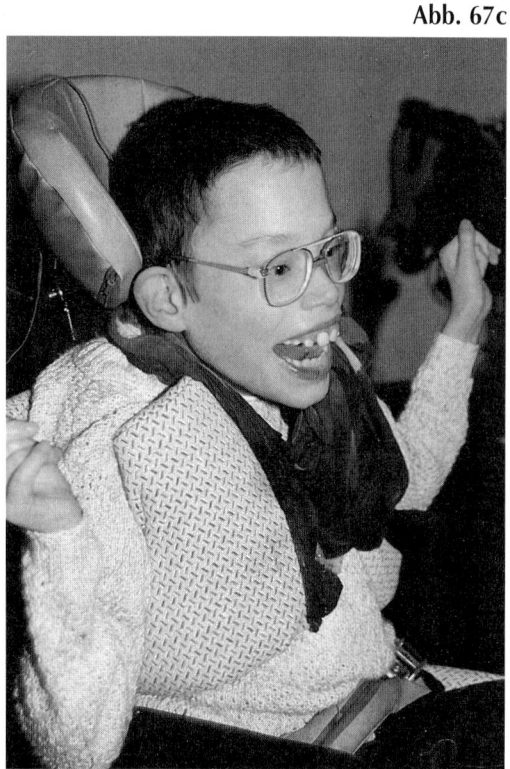

Abb. 67c

Veränderungen, die sich schon nach einigen Monaten zeigten

- Der Junge ist deutlich wacher, munterer geworden *(Abb. 67c)*.
- Während das System arbeitet, hält der Junge den Kopf allein oben. Seine Augen »wandern umher« und verfolgen die Abläufe der Umgebung.
- Er ist fähig, in solch einer Situation mimisch zu reagieren.
- Auch ohne daß das System arbeitet und ohne daß er dazu extra aktiviert wird, hebt er jetzt immer schon mal für kurze Zeit den Kopf hoch und läßt ihn auch dort.
- Sein Kreislauf und seine Hautdurchblutung haben sich merkbar verbessert.
- Seine Hände sind angenehm temperiert, und seit kurzer Zeit holt die Mutter den Jungen morgens
- mit warmen Füßen aus dem Bett!
- Seine Atmung ist regelmäßiger und tiefer (Zwerchfellatmung).
- Während das System arbeitet, ist der Junge fähig, den Speichel, der sonst unaufhörlich läuft, herunterzuschlucken. Dieses hält auch nach der Anwendung noch für eine Weile an.
- Durch die Gewichtsverlagerung am Becken ist die dunkelblaue Verfärbung der Druckstellen der Sitzhöcker erheblich verblaßt, obwohl er insgesamt in dieser Ergoline-Sitzschale wieder häufiger sitzt als früher.
- Die großflächige »fließende« Korrektur an der Wirbelsäule toleriert der Junge ohne Probleme. Inzwischen haben wir den vorhandenen Stehständer um zweieinhalb Zentimeter im Rumpfbereich höher einstellen müssen, weil sich der Junge besser aufrichtet.
- Dem Jungen selber scheinen diese Bewegungen in seiner Sitzschale nicht zu stören, im Gegenteil, er hat Mittel und Wege gefunden, seiner Umgebung kundzutun, wenn er wieder bewegt werden möchte.

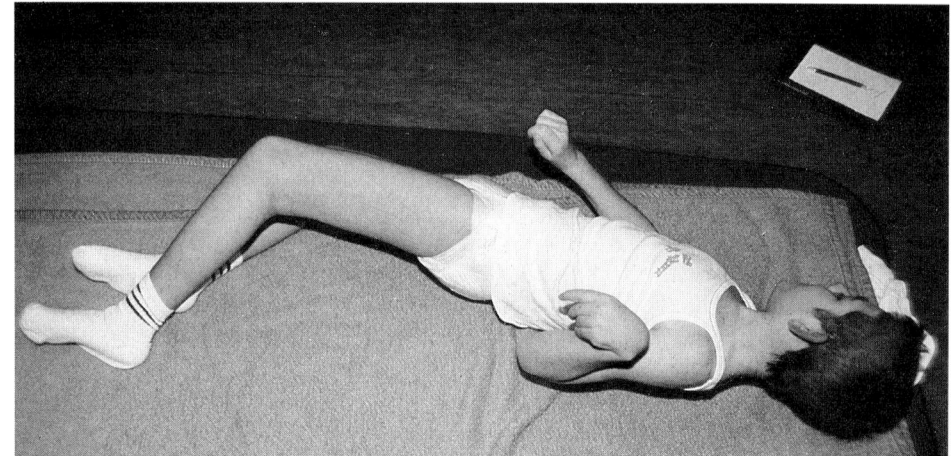

Abb. 68

3. Fallbeispiel Dies ist ein schwer mehrfachbehinderter Junge mit einem therapieresistenten Anfallsleiden. Er wird beherrscht von pathologischen Bewegungsmustern, in denen er sich stereotyp bewegt (*Abb. 68*).
Vorherrschend ist seine asymmetrische Streckung.
Die Oberschenkelköpfe sind noch in der Pfanne, aber der Junge kann das Becken nicht mehr ganz aufrichten. Beim Versuch, ihm die Oberschenkel anzubeugen, weicht das Becken in die Kippung nach hinten aus.

Therapeutische Ziele der C.A.P.A.S.S.-Versorgung
- Aufrichtung des Beckens,
- Aufrichtung des Oberkörpers,
- Rotation zwischen Schulter und Becken.

Dieser Junge bekam eine Ergoline-Sitzschale, in welche die Luftkissen eingebaut wurden. Der Sitz wird auf einem Rollstuhluntergestell befestigt.
Das Becken des Kindes wird mit einem Beckenbügel in der Symmetrie gehalten.

Einbau der Lufttaschen

Basistaschen Unter dem Gesäß auf der Sitzfläche ist jeweils eine Basistasche eingebaut. Die Basistaschen dienen als Vorkorrektur zur Beckenaufrichtung.

Bewegungs-lufttaschen Auch sie sind unter dem Gesäß (Sitzfläche) eingearbeitet. Sie werden oben auf den Basistaschen angebracht.

Auf diesem Foto (*Abb. 69*) läßt der Druck der Lufttasche auf der linken Seite der Sitzfläche nach, während die Lufttasche sich auf der rechten Seite der Schale hochwölbt.

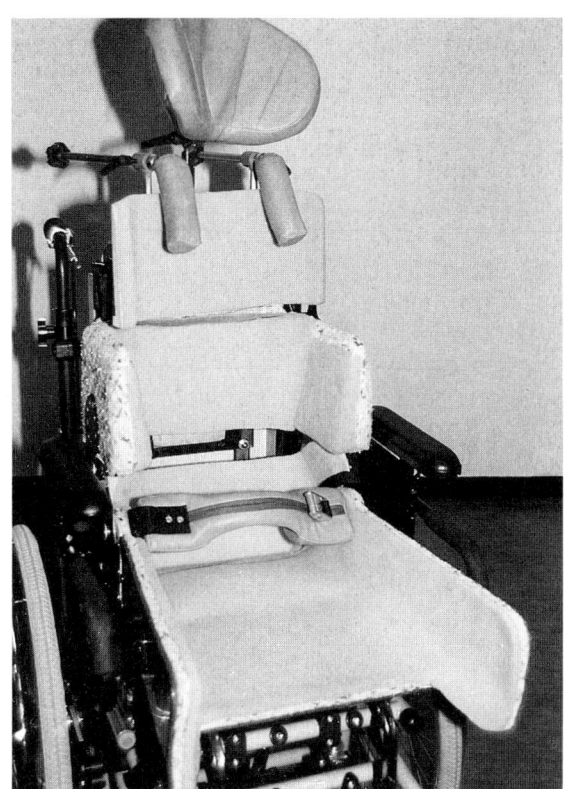

Abb. 69

Der Schalenrücken des Sitzsystems wurde in drei Teilen aufgebaut:

Ein Schulterteil

Es geht ganz um den Rücken herum und wird in leichter Biegung um die Schultern des Jungen geführt. Das Schulterteil ist in der Mitte am Rollstuhlrücken befestigt, und es läßt Drehbewegungen nach rechts und links zu. Deutlich sieht man die Einsparung im Schulterteil für die Reklinationsbügel (s. Kapitel 6.5.10).

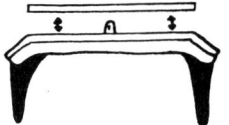 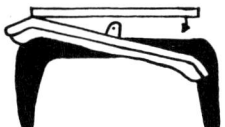 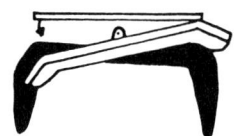

Dieser Teil des Schalenrückens stützt den Rumpf des Kindes. Die beiden nach vorne ausladenden Rumpfpelotten halten den Oberkörpfer des Jungen symmetrisch und lassen so das »Einsinken« auf einer Rumpfseite nicht zu.

Ein Rumpfteil

Eine Lenden-anstützung

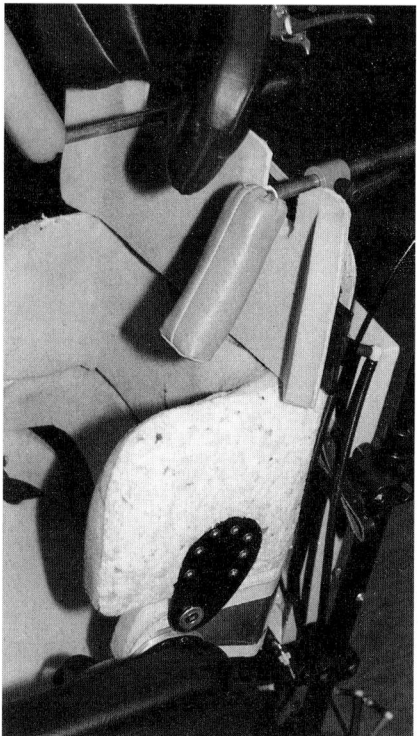

Die Form der Lendenführung hält das Becken des Jungen in der Symmetrie und verhilft ihm zur Beckenaufrichtung. Deutlich ist zu sehen, daß die einzelnen Teile des Schalenrückens mit der Sitzfläche, aber auch untereinander verbunden sind (*Abb. 70*).

Abb. 70

Bewegungsmodus 1

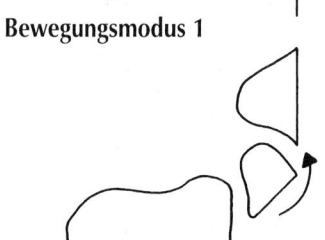

Durch die Möglichkeit der Bewegung der einzelnen Schalenteile ist eine Bewegung der Schale in sich möglich. Die Bewegung beginnt mit dem Schalensitz. Die gesamte Sitzfläche wird nach hinten zum Rollstuhlrücken hinbewegt. Gleichzeitig wird die Lendenanstützung nach vorne und nach oben hochgeschoben. Dies bewirkt für den Jungen die Aufrichtung des Beckens und eine exakte Anstützung der Lendenregion (*Abb. 71a*).

Unterstützt wird die Aufrichtung des Beckens durch die Basishaltetaschen, die während beider Bewegungsmodi angeschaltet bleiben.

Während das Becken des Jungen durch das C.A.P.A.S.S.-System symmetrisch aufgerichtet wird (von vorne unterstützt durch den Beckenbügel, siehe Kapitel 6.5.1) erhalten das mittlere Rumpfteil und das Schulterteil der Ergoline-Schale den Oberkörper aufrecht. Die seitlich an das Kind angeformten Pelotten lassen seine sonst asymmetrische Haltung nicht zu. Unterstützt wird die Aufrichtung auch im Schulter-Nackenbereich durch die Reklinationsbügel (siehe Kapitel 6.5.10). Alles dieses zusammen macht ihm eine so gute Kopfkontrolle möglich.

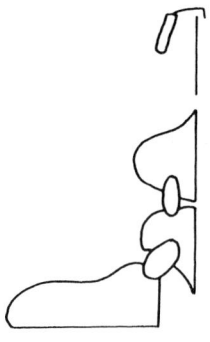

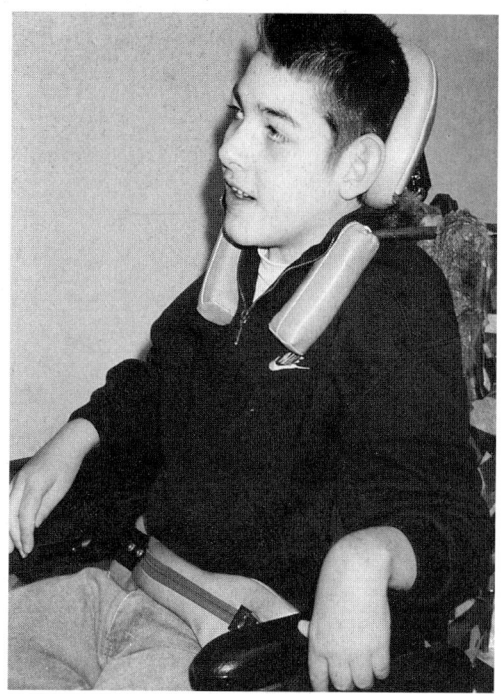

Abb. 71a △   Abb. 71b ▽

Bewegungsmodus 2

Ist die Aufrichtung im Becken und dem gesamten Oberkörper erreicht, beginnt der zweite Arbeitsgang des Systems. Dieser vollführt die Rotation für den Jungen.

Eingeleitet wird die Rotation unter anderem durch das Schulterteil. Zwischen Schalenrücken und beweglichem Schulterteil sind jeweils rechts und links Luftkissen angebracht. Durch die Fixierung des Schulterteils in der Mitte des Rollstuhlrückens kann die aufgeblasene Lufttasche jetzt die rechte Seite nach vorne bewegen.

Die Phase der Aufrichtung zeigt *Abb. 71b*.

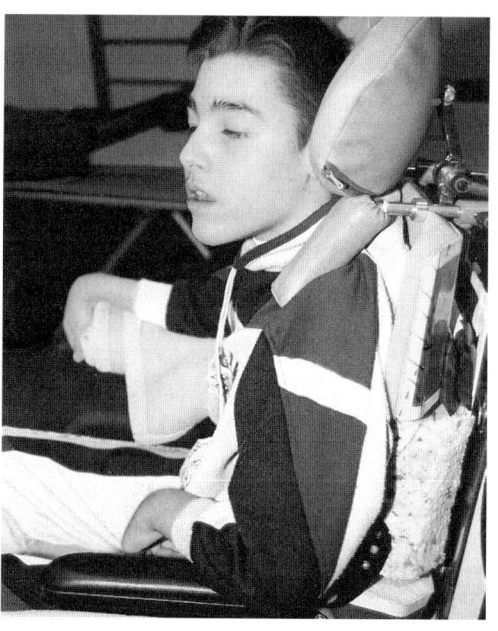

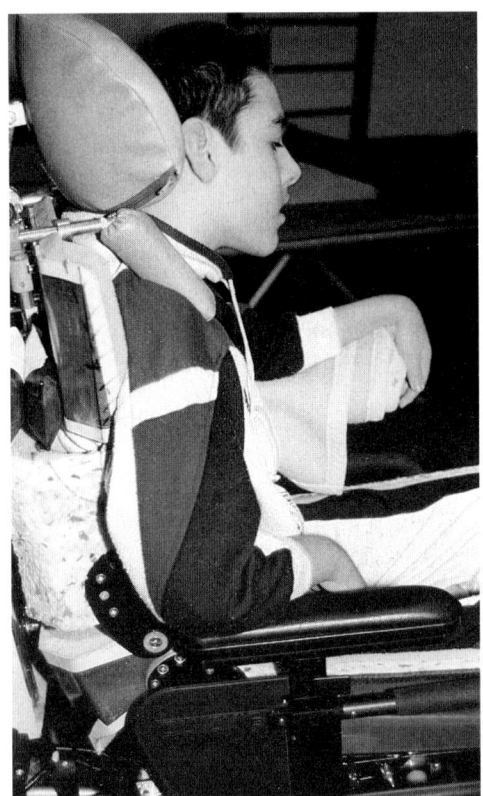

Auf diesem Foto (*Abb. 71c*) sieht man die Arbeitsphase, in der die rechte Schulter nach vorne geschoben wird.

Abb. 71c

Auf *Abb. 71d* sieht man die gleiche Arbeitsphase, nur von vorne. Die rechte Seite des Schulterteils wird nach vorne geschoben. Bei aufgerichteter Sitzschale wird gleichzeitig das linke Becken angehoben.

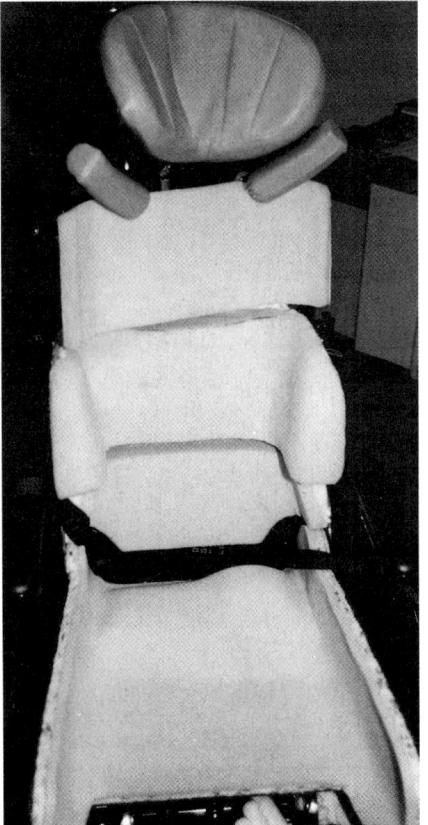

Abb. 71d

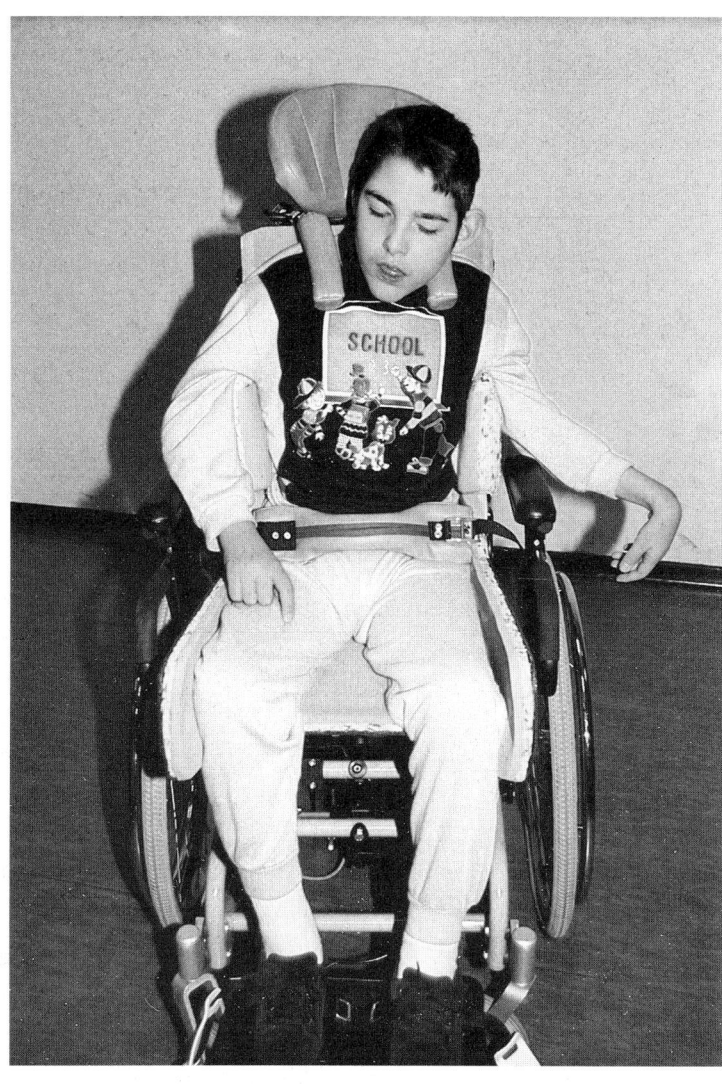

Abb. 71e

Man kann dem Jungen deutlich ansehen, daß sein rechter Schultergürtel nach vorne gedreht wird. Beide Reklinationsbügel sind direkt am Schulterteil der Sitzschale fixiert und verhelfen dem Jungen zur symmetrischen Aufrichtung, aber auch zu der Drehbewegung (Abb. 71e).
Die Fotos (Abb. 71f, g) zeigen die noch aufgerichtete Stellung der einzelnen Teile des Schalenrückens, sowie die Positionierung des Fußteiles. So werden das Knie- und Fußgelenk im Winkel von 90° angebeugt. Zusätzlich werden die Füße in dieser Stellung fixiert (Fußfixierung, s. Kapitel 6.5.6).

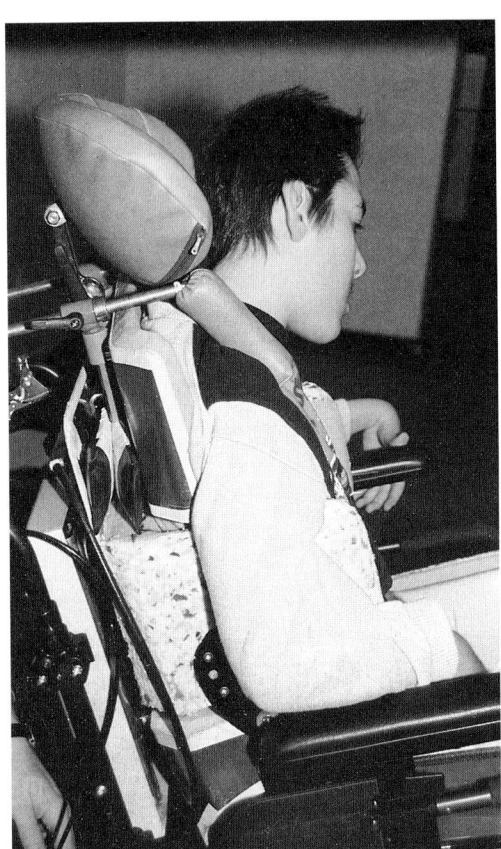

Abb. 71f

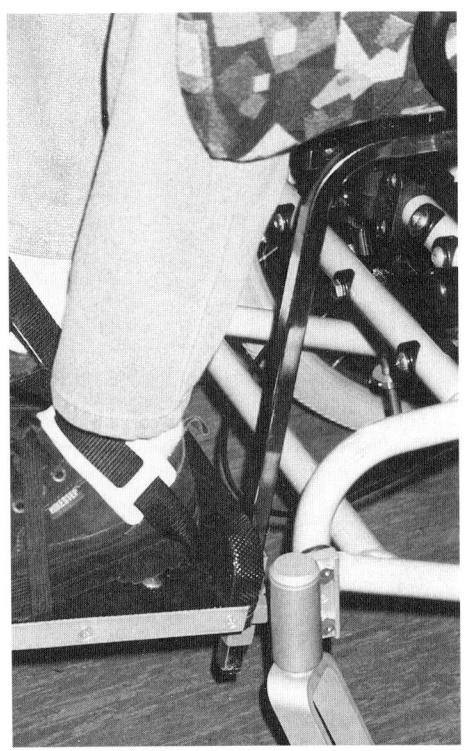

Abb. 71g

Diese Bein/Fußstellung ist eine wichtige Voraussetzung für die Mittelstellung des Beckens (*Abb. 71g*).

In der Bewegungspause bringt das C.A.P.A.S.S.-System die aufgerichtete **Bewegungspause**
Ergoline-Sitzschale aus der korrigierten Position wieder in eine etwas entspanntere für den Jungen zurück (*Abb. 71h*).

Während der eigentlichen Bewegungspause sieht man wie die Teile des Schalenrückens sich von einander entfernen. So kann sich die Wirbelsäule des Jungen wieder etwas mehr anbeugen. Gleichzeitig schiebt sich die gesamte Sitzfläche nach vorne, so daß der Junge nicht länger mit dem exakt aufgerichtetem Becken sitzen muß. Diese insgesamt entspanntere Haltung des Jungen setzt sich natürlich auch im Bein- und Fußbereich fort, in dem sich die Fußstützenhalterung zusammen mit der Sitzfläche nach vorne bewegt.

Im Vergleich zu den vorhergehenden Fotos ist das Auseinanderbewegen der einzelnen Schalenteile, wie auch der Abstand zwischen Fußstützenhalterung und Rollstuhlrad zu sehen (*Abb. 71i*).

Abb. 71h

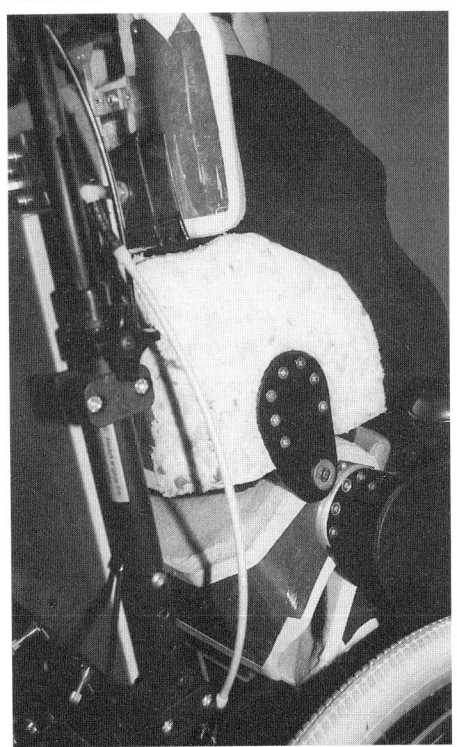

Abb. 71i

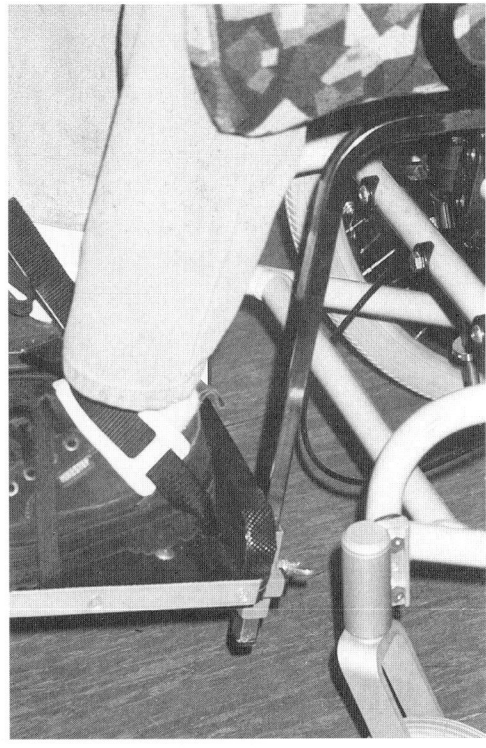

Danach folgt wieder Bewegungsmodus 1:
Aufrichtung des Beckens und des gesamten Oberkörpers des Jungen.

Beim sich dann anschließenden Bewegungsmodus 2 wird in die andere Rotationsrichtung hineinbewegt.

6.12 C.A.P.A.S.S. Versorgung als Lagerungshilfe

Beschreibung Diese Lagerungshilfe ist eine Matratze, die auf die Größe der Kinder zugeschnitten ist. Je nach Notwendigkeit werden am Kopf/Schulter- und Beckenbereich sowie an den Kniegelenken Lufttaschen eingearbeitet. Diese arbeiten im Sinne des physiologischen Drehens, d. h. sie bewegen das Kind mit Rotation von einer Seite zur anderen. Jeweils in der Mitte (Rückenlage) bleibt das Kind für einen Moment liegen, um dann in die andere Richtung bewegt zu werden.

Wirkung Diese Lagerungshilfe bewirkt eine Bewegung des gesamten Rumpfes unter physiologischer Mitbewegung des Kopfes, der Arme und der Beine. Die Kinder können so ihre Körperspannung reduzieren.

Die Bewegungen bedeuten taktil-kinästhetische Reize, abgestimmt auf die Möglichkeiten und Bedürfnisse des Kindes. Diese intensiven Körperstimulationen wiederum haben große Auswirkungen auf die vegetativen Funktionen beim Kind.

Zielgruppen
- Schwerbehinderte Kinder, die so hypoton sind, daß sie von sich aus allein zu ganz geringen Bewegungserfahrungen kommen.
- Schwerst zerebralparetische, bewegungsarme Kinder, die sich nicht oder nur ungenügend eigenaktiv bewegen können.

Bei diesen oben genannten Kindern ist es durch das System möglich, kleinste Bewegungen immer neu zu spüren, sich aktiv und wach zu halten.

6.13 C.A.P.A.S.S. Versorgung im Stehständer

Beschreibung

In den vorhandenen Stehständern lassen sich z. B. im Knie/Hüft/Beckenbereich Lufttaschen einbauen, die sich gleichzeitig oder wechselweise aufblasen können und somit Bewegungen auslösen.

Wirkung

Hier kann man gezielt das System zu Mobilisation und Dehnung der Muskulatur arbeiten lassen.

Je nach Einrichtung der Luftkissen lassen sich kleine Gewichtsverlagerungen zur Seite wie auch nach vorne bzw. nach hinten ausführen. Ebenfalls alternierende Beinbewegungen können durch dieses System initiiert werden.

Diese kleinen Bewegungen reduzieren den »Blutstau« in den Beinen, der Kreislauf wird angeregt und heben so den Nachteil der mangelnden bis fehlenden sensomotorischen Erfahrungen durch die Fixierung der Beine und Füße auf. Der Stand auf den Füßen fördert u. U. die Aufrichtung des Oberkörpers.

Zielgruppen

- Kinder, die Beugekontrakturen im Kniegelenk und/oder Hüftgelenk haben und dadurch zunehmend unfähiger werden, zu stehen.
- Schwer mehrfachbehinderte Kinder, die wegen der schlechten Kreislaufsituation in den aufrechten Stand gebracht werden sollten, können durch die minimalen Gewichtsverlagerungen ihre Spannungen verringern, und das ermöglicht ihnen eine längere Verweildauer im Stehständer.

6.13.1 Anwendungsbeispiel

Dieser Stehständer wurde für ein Mädchen verordnet, weil die Kontrakturen in den Knien deutlich zunahmen. Auch die Hüftgelenke sind nicht mehr auf 180° auszukorrigieren.

Die Eltern haben uns das Kind vorgestellt, weil es – zunehmend – den Oberkörper, im Rollstuhl sitzend, nicht mehr aufrecht halten konnte. Sie hatte bis jetzt noch nie im Stehständer gestanden. Das starre Stehen mit gebeugten Knie- und Hüftgelenken war für sie nicht möglich. Schon nach kurzer Zeit taten ihr die Füße weh und in der Beinmuskulatur nahm dermaßen die Spannung zu, daß der Druck in die Innenrotation/Abduktion anstieg.

Wir verordneten ihr einen Stehständer mit dem C.A.P.A.S.S.-System.

Der Stehständer wurde mit folgenden Lufttaschen versorgt (*Abb. 72*):
- Lufttasche am vorderen Beckenkamm
- Lufttasche am hinteren Becken (unter den Sitzhöckern)
- Lufttaschen an den Unter- und Oberschenkeln.

Die Kniescheibe bleibt von jeder Druckbelastung frei. Die beiden Beinführungen am Ober- und Unterschenkel sind durch ein Scharniergelenk verbunden. Sie können je nach möglicher Kniestreckung, nachkorrigiert werden.

Wenn nun das System arbeitet, die Knie- und Hüftgelenke sich strecken und sich dabei gleichzeitig alternierend gegeneinander bewegen, helfen ihr die Luftkissen (angebracht im Rückenteil (s. *Abb. 73*)), sich deutlich im gesamten Oberkörper aufzurichten. In der Art und Weise, wie die einzelnen Lufttaschen in ihrem Bewegungsdruck untereinander geschaltet wer-

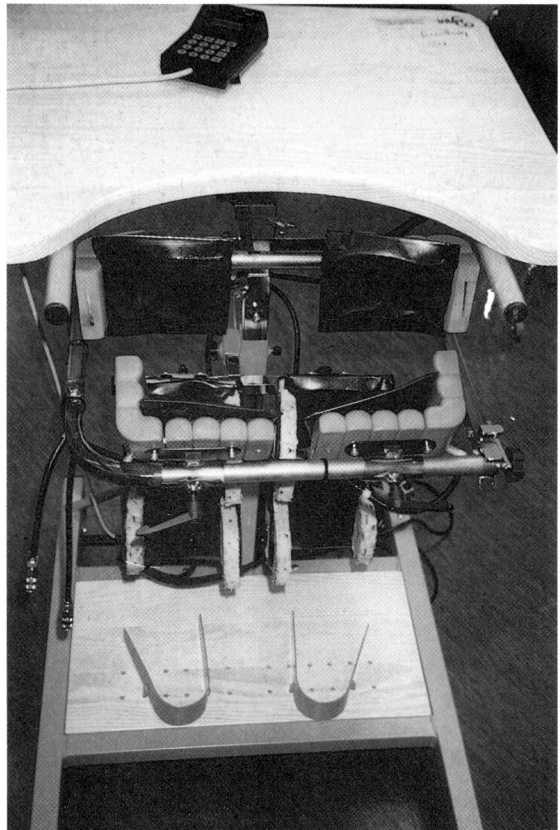

Abb. 72

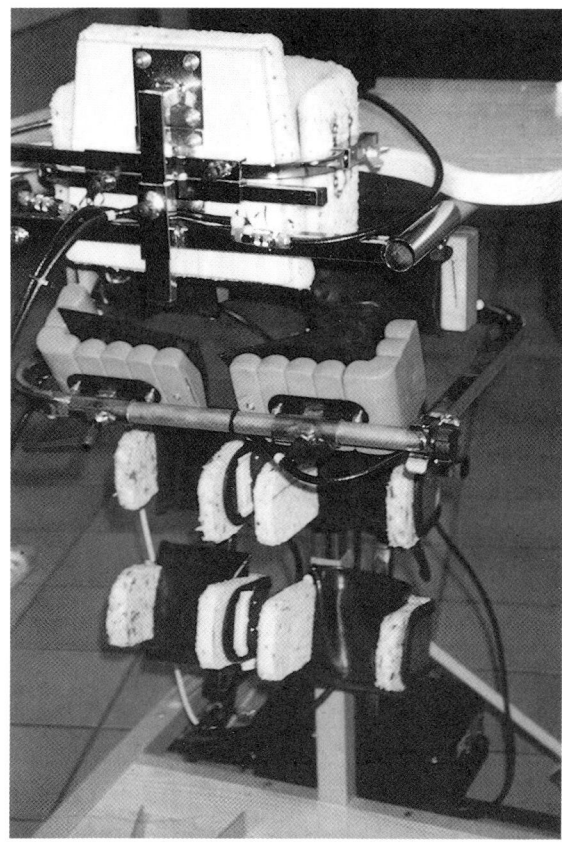

Abb. 73

den, läßt sich, beginnend mit der alternierenden Beinbewegung, die Rotation im Körper weiter fortführen.

Das rechte Bein wird in Hüft- und Kniegelenk gestreckt. Die Lufttasche im hinteren Rumpfteil richtet den Oberkörper auf und die linke Lufttasche, angebracht im seitlichen Rumpfteil, bewegt das Mädchen in die gegenläufige Drehbewegung (Rotation).

BEISPIEL

7 Hilfsmittel zum Transport der Kinder

7.1 Der Rehakinderwagen

Kann ein zerebralparetisches Kind (noch) nicht allein sitzen, bedarf es der individuellen Unterstützung und, wenn notwendig, auch Korrekturen der pathologischen Haltungs- und Bewegungsmuster beim Spazierenfahren. Dies geschieht durch die Verordnung eines auf die jeweiligen Bedürfnisse des Kindes abgestellten Rehakinderwagens, der folgende *Verstellmöglichkeiten* haben sollte:

- ein stabiles Rückenteil
- ein »mitwachsendes« Sitz- und Rückenteil
- eine verstellbare Kopfstütze
- eine Winkelverstellung, von der aufrechten in eine liegendere Position, ohne daß der Hüftwinkel aufgeklappt werden muß (siehe auch Kapitel 6.9.2)
- ein verstellbares Fußbrett
- eine stabile Seitenführung, damit evtl. notwendige seitliche rumpfnahe Rumpf- und Beinführungen angebracht werden können
- die Möglichkeit, verschiedene Gurtsysteme zu integrieren.

Die Innenausstattung des Reha-Kinderwagens kann ähnlich angewendet werden wie in den jeweiligen Sitzschalen. Die Korrekturhilfen, die auch hier erst den Sitz ermöglichen, wurden schon beschrieben (siehe Kapitel 6.5). Der Rehakinderwagen sollte leicht in seinem Eigengewicht sein. Mit wenigen Handgriffen müssen die Eltern ihn zusammenklappen können. Er muß gut gefedert sein. Die Umsetzbarkeit des Rehakinderwagens muß möglich sein.

BEISPIEL In aller Regel soll das Kind nach vorne schauen können (Umwelterfahrung, Wachheit etc.) d. h. das Kind wird vorwärts geschoben. Manchmal aber ist es notwendig, daß ein Kind »rückwärts« geschoben werden muß. Das ist nicht selten der Fall bei einem hyperexzitablen oder wahrnehmungsgestörten Kinde, aber auch bei einem Kinde mit einem Krampfleiden, das durch die Mutter beobachtet werden muß.

Wenn dies durch schnelles einfaches Umsetzen geschieht, ermöglicht es auch das spontane Eingehen auf Witterungsbedingungen, wie z. B. starke Sonnenstrahlen oder heftigen Wind, dem die Kinder sonst ausgeliefert wären.

7.1.1 Versorgungsbeispiel

So (oder ähnlich) sollte ein Reha-Kinderwagen aussehen (*Abb. 74a–b*). Der Junge sitzt warm eingepackt in seinem mit Echt-Schaffell gefütterten Wintersack. Die Seitenführung und die in diesem Wagen vorhandene Sitztiefenregulierung ist im Kinderwagen eingebaut, der Schlupfsack liegt über

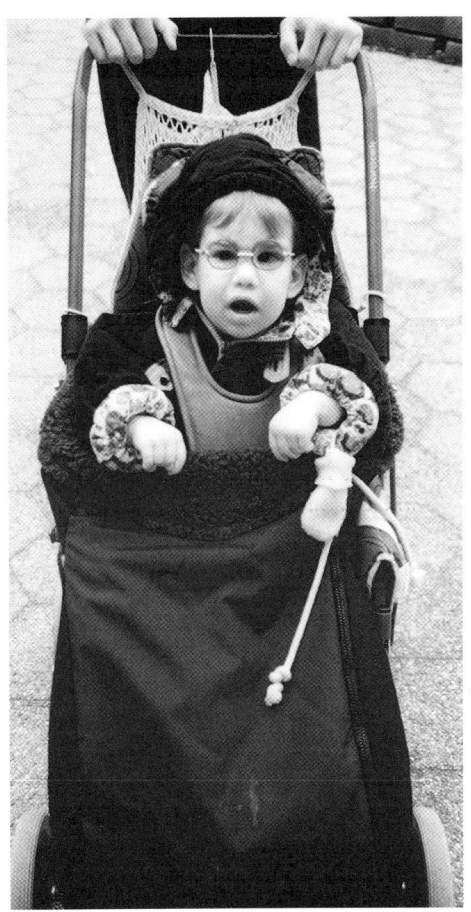
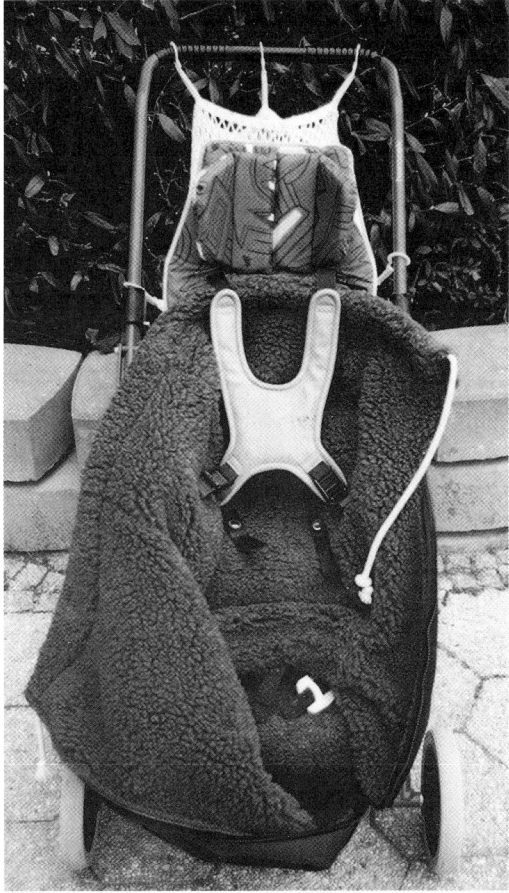

Abb. 74a–b

allem drüber, d. h. der Junge braucht nicht auf die individuellen Korrekturen zu verzichten. Aus dem Rückenteil des Wagens, aber auch durch die dafür vorgesehenen Schlitze im Winter-Schlupfsack, können die notwendigen Fixierungen angebracht werden. Für etliche unserer bewegungsgestörten Kinder ist die Versorgung mit einem Echt-Schaffell-Schlupfsack eine unbedingte Notwendigkeit. Denn diese Kinder leiden sowieso schon häufig unter Durchblutungsstörungen, die Bewegungsarmut läßt sie noch viel schneller frieren.

Beispiel einer fehlerhaften Versorgung Dieser Junge mit einer schweren Mehrfachbehinderung wurde uns vorgestellt, weil die Eltern mit dem »Hin- und Hergerutsche« in seinem Rehakinderwagen unzufrieden waren. Er kann nicht allein sitzen und hat keine Kopf- und Rumpfkontrolle. In dem Rehakinderwagen rutscht er in sich zusammen oder fällt von einer Seite zur anderen. Selbst wenn man ihn mit den Händen am Rumpf abstützt, schafft er es nicht, seinen Kopf in die für ihn angefertigte Kopfstütze abzulegen (*Abb. 75a*). Die Auswahl des Kinderwagens ist grundsätzlich gut, und er läßt sich mit seinen Verstellmöglichkeiten auch für dieses Kind optimaler einstellen.

Abb. 75a

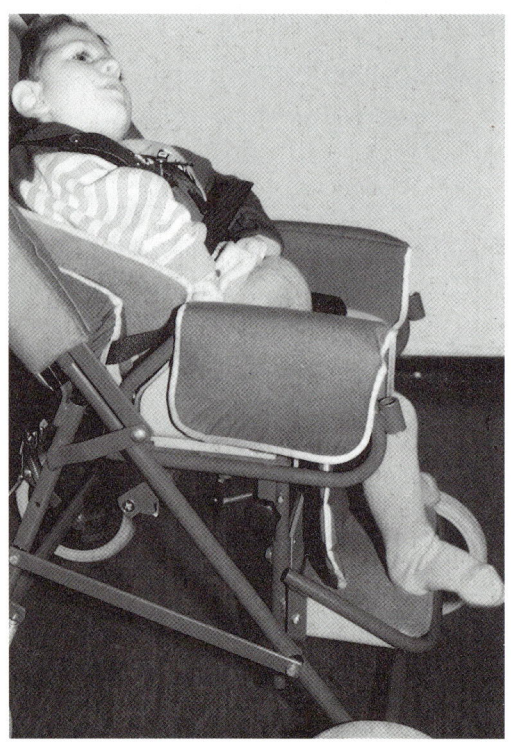

Durch den geöffneten Hüftwinkel ist jegliche Aufrichtung für den Jungen unmöglich. Damit das Becken sich aufrichten kann, muß der Sitzwinkel exakt auf 90° eingestellt werden. Das würde ohne weitere Veränderung des Wagens bedeuten, daß der Junge nach vorne in sich zusammenfällt.
Der nächste Schritt also muß sein, den gesamten Wagen und nicht nur das Rückenteil nach hinten zu neigen. Erst in der aufgerichteten Position des Beckens und damit der Wirbelsäule, lassen sich die Hilfen zur Kopf- und Rumpfkontrolle und damit die therapeutisch notwendigen Korrekturen für die Verbiegung seiner Wirbelsäule, wirkungsvoll anbringen.
Völlig unzureichend ist die Fußstütze eingestellt. Wenn er schon so im Rehawagen liegt, müßte auch der Winkel der Fußstütze in die Verlängerung der Liegeposition gebracht werden.

Welche Korrekturen sind eingebaut, und was bewirken sie im Einzelnen?
(Abb. 75b–c)

Die *Sitzhose* hilft hier nur gegen das Herausrutschen. Das Becken wird davon weder aufgerichtet noch symmetrisch gehalten. Der Stoffzuschnitt ist im Grundsatz richtig, aber viel zu kurz. Der Stoff müßte bis über die Oberschenkel reichen. Der relativ steife Gurt kann so jetzt stark in der Leistenbeuge einschneiden.

Die Sitzhose

Seine vorhandene *Brust-Schulter-Pelotte* macht keinerlei therapeutische Korrektur bei dem Jungen. Sie verhindert nicht das Verbiegen der Wirbelsäule, setzt nicht symmetrisch am Beckenknochen an, richtet den Jungen nicht auf, läßt das Nach-Außenfallen und das Verdrehen der Arme und der Schultern zu und ermöglicht nicht die Schulteraufrichtung. Ein gravierender Fehler ist die Druckknopffixierung der beiden oberen Brust-Schulter-Pelottenenden. Eine korrigierte Schulteraufrichtung läßt sich so nicht durchführen. In dieser Position sind die Schlitze zu hoch. Damit übt die Zugrichtung der Gurte keinerlei Korrektur für die Schulteraufrichtung aus.

Die Brust-Schulter-Pelotte

Abb. 75b–c

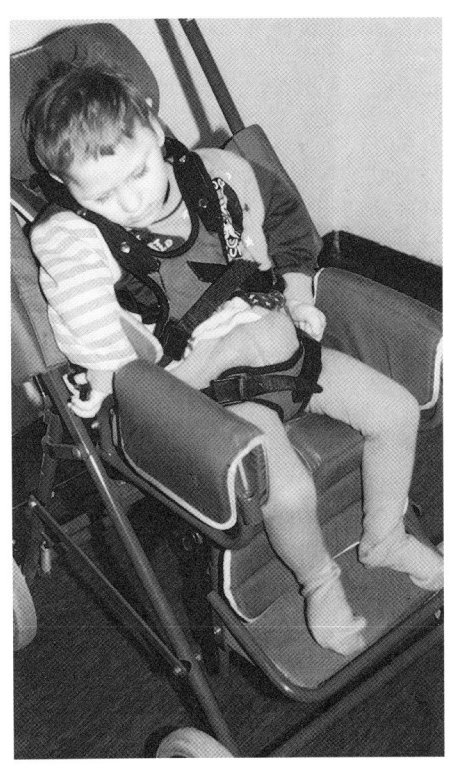
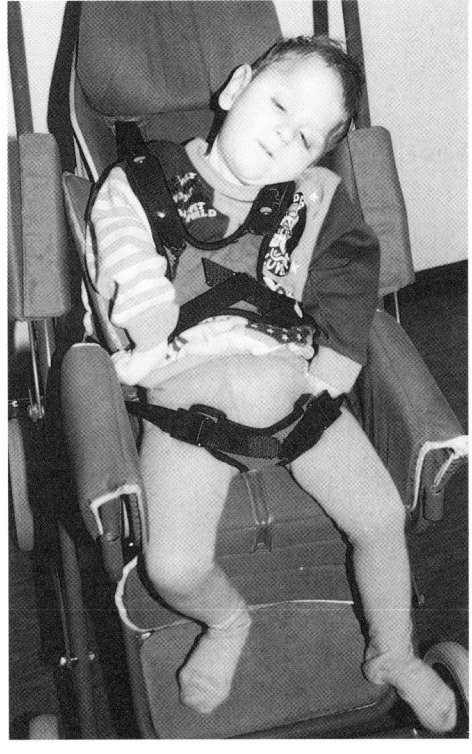

Grundsätzlich aber läßt sich der Kinderwagen mit dem Rückenteil so individuell einstellen, daß jede gewünschte Zugrichtung erreicht werden könnte. Die exakte Zugrichtung zur Aufrichtung der Schulter wird durch die Höhe der Schlitze in Bezug zur Rumpfgröße des Kindes gemessen und nicht durch die hier wenig abgestufte Möglichkeit der beiden Druckknöpfe.

Die Rumpfführung Durch die mangelnde körpernahe *Rumpfabstützung* rutscht der Junge seitlich in sich zusammen. Der Kopf fällt dabei von einer Seite zur anderen. Notwendig wären seitliche Rumpfführungen, individuell für ihn abgepolstert, die nicht nur den Rumpf abstützen, sondern auch eine Führung für die Arme im Sinne von Abduktion und Außenrotation sein sollten.

Die Kopfstütze Durch die mangelnde Rumpfaufrichtung kann er seinen Kopf nicht in der Mulde ablegen.

Die Abpolsterung der Schiebestange Der Kopfschutz ist grundsätzlich bedacht worden. Die Abpolsterung ist aber von den Eltern nach unten gezogen worden, damit der Arm (besonders der rechte) nicht zwischen Schiebestange und Kinderwagen rutscht. An dieser Stelle angebracht, bedeutet es eine weitere Erschwernis für die Eltern, denn genau darunter liegt der Klappmechanismus des Wagens.

Das Fußbrett Die Einstellung des *Fußbrettes* entspricht nicht der Unterschenkellänge.

Was bedeutet solch eine fehlerhaft eingestellte Hilfsmittelversorgung? Für den *Jungen* bedeutet dieser Rehakinderwagen keinerlei Erleichterung seiner motorischen Probleme. Von vorne kann man sehen, wie schwer ihm diese Haltung in dem für ihn eingerichteten Rehakinderwagen fällt. Das Becken ist asymmetrisch verschoben, die Wirbelsäule kann sich so nicht symmetrisch aufrichten. Der Kopf fällt gegen die Schiebestange.
Für die *Eltern* bedeutet solch eine Spezialversorgung keinerlei Hilfe. Während des Spazierganges müssen sie immer wieder dem Jungen den Kopf aufrichten, die Arme in den Wagen legen, die Füße zurück auf das Fußbrett stellen etc.
Für den *Therapeuten* bedeutet dieser Rehakinderwagen ein Nicht-Eingehen auf die therapeutisch notwendigen Korrekturen.
Für den *Kostenträger* heißt diese Versorgung, viel Geld ausgegeben zu haben, ohne daß gewährleistet wird, daß Verschlechterungen vermieden werden könnten.

7.2 Das Tragetuch

Das Tragetuch läßt sich genau wie bei den nichtbehinderten Kindern gut einsetzen.

Es handelt sich um ein Tuch, das man in verschiedenen Längen kaufen kann. Die Länge des Tuches bestimmt die Möglichkeiten und Variationen, die die Eltern beim Tragen des Kindes einsetzen können. Es ist so gewebt, daß es sich besonders gut in die Diagonale verziehen läßt und sich somit exakt an das Kind anschmiegt, aber auch wenig punktuelle Druckbelastung für die Mutter macht. **Beschreibung**

Es ermöglicht dem Kinde: **Wirkung**

- in der Nähe der Mutter zu sein
- durch ihre Bewegungen sensomotorische Erfahrungen zu sammeln
- eine Korrektur seiner pathologischen Haltungen und Bewegungen durch die jeweilige Position in dem Tragetuch.

Die Körperwärme, der Herzschlag der Mutter sind eine große Hilfe bei den hyperexzitablen Kindern. Indem die Mutter das Kind spürt, kann sie mit seinen Irritationen umgehen, darauf eingehen und durch ihre Stimme, ihre Bewegungen, beruhigend darauf einwirken (Intensivierung der Mutter-Kind Interaktion). Kann das Kind den Kopf nicht allein halten, oder läßt es sich durch die Umwelt zu schnell irritieren, zieht man den Stoff des Tragetuches entsprechend hoch im Sinne einer Kopfstütze.

- Das Tragetuch ist für alle Säuglinge und Kleinkinder geeignet. **Zielgruppen**
- Schon das frühgeborene Baby kann damit in engem Körperkontakt mit seinen Eltern getragen werden und erfährt damit intensive Körperstimulation.
- Genau so wirkungsvoll ist das Tragen des Kindes mit einer zerebralen Bewegungsstörung. Hier kommt zu der Bewegungsstimulation zusätzlich noch die teilweise Korrektur der Haltung hinzu.
- Kinder mit einem Hyperexzibilitätssyndrom verhilft das Tragetuch zu mehr Begrenzung und Körperstimulation.

7.2.1 Arten des Tragens (Anwendungsbeispiele)

Man kann das Kind auf vielerlei Arten tragen. Dies richtet sich nach der Größe des Kindes, seinen Bedürfnissen, aber auch nach den Bedingungen, die der Vater oder die Mutter an das Tragen mit dem Tragetuch stellen. Hier gilt es immer wieder neu zu probieren, nachzufragen und die sich veränderten Proportionen zu beachten.

Möglichkeiten des Tragens können sein:
- liegend vor dem Bauch der Eltern
- senkrecht auf dem Rücken (Huckepack)
- aufrecht sitzend vor dem Bauch (Känguruh)
- auf einer Hüftseite der Eltern sitzend.

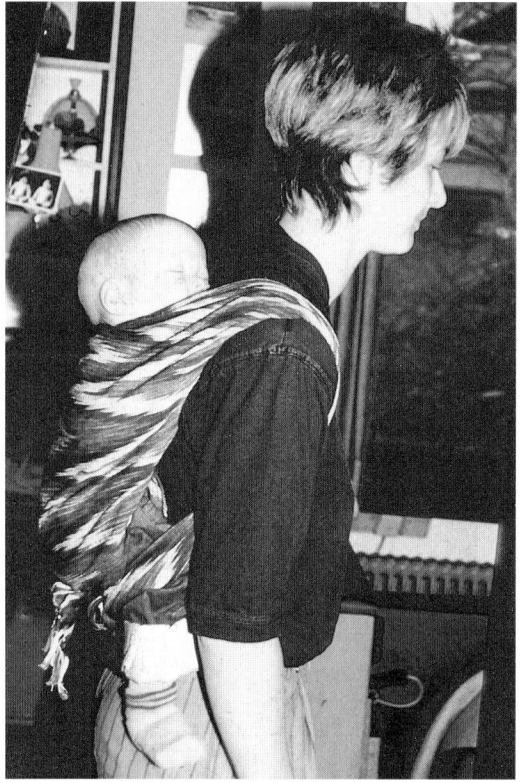

Diese Mutter trägt ihren Sohn senkrecht auf dem Rücken (Abb. 76).

Sein allergrößtes Problem ist die Unfähigkeit, ohne massivste Stimulation zur Körperorganisation einzuschlafen. Auf diese Weise verhilft sie ihm zu beruhigender Bewegung, kann aber auch gleichzeitig im Haushalt notwendige Verrichtungen erledigen.

Als wir diese Trageart in der Behandlungsstunde ausprobierten, schlief der Junge in kürzester Zeit ein. Auch das Blitzen durch den Fotoapparat störte ihn nicht mehr. Seitdem die Mutter tagsüber eine längere Zeit den Jungen so bei sich trägt, schläft er abends im Bettchen schneller ein.

Abb. 76

Die Fotoserie (Abb. 77a–b) zeigt ein gesundes Kind.
Diese Form des Tragens eignet sich aber besonders gut für das Tragen eines frühgeborenen Babys.
Der wenige Monate alte Säugling läßt sich quer vor dem Oberkörper der Mutter tragen (Abb. 77a). Die Wirbelsäule des Babys bleibt dabei gut symmetrisch abgestützt.
Schaut man in das Tragetuch, ist deutlich die gestreckte Wirbelsäule zu erkennen. Der Kopf ist in der geraden Verlängerung der Wirbelsäule (Aufrichtung der Hals-Nackenmuskulatur). Die Oberarme werden so direkt am Körper gehalten. Der Säugling, dem es sonst schwer fällt, die Arme gegen die Schwerkraft anzuheben, erhält somit die Möglichkeit, seine Hände an den Mund zu bekommen (Abb. 77b). Die Hüften sind gebeugt und die Beine trotzdem leicht gespreizt.

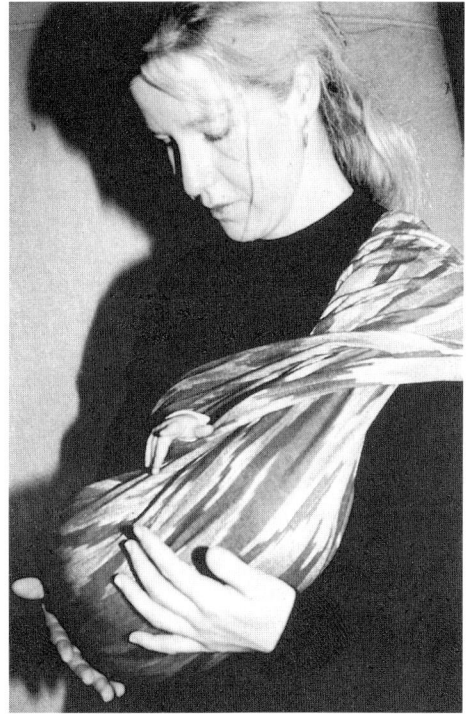

Abb. 77a

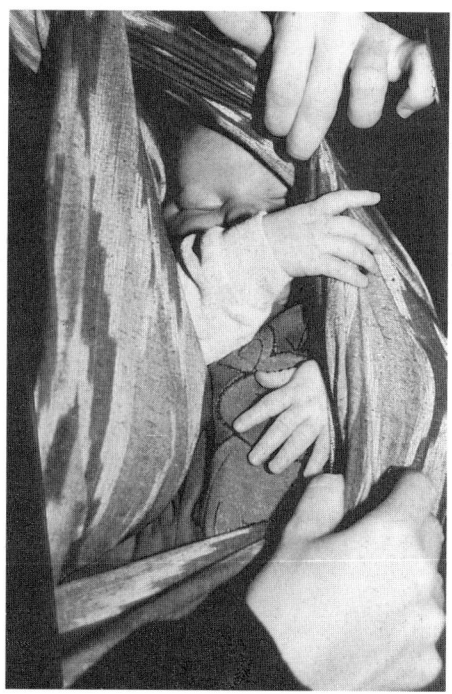

Abb. 77b

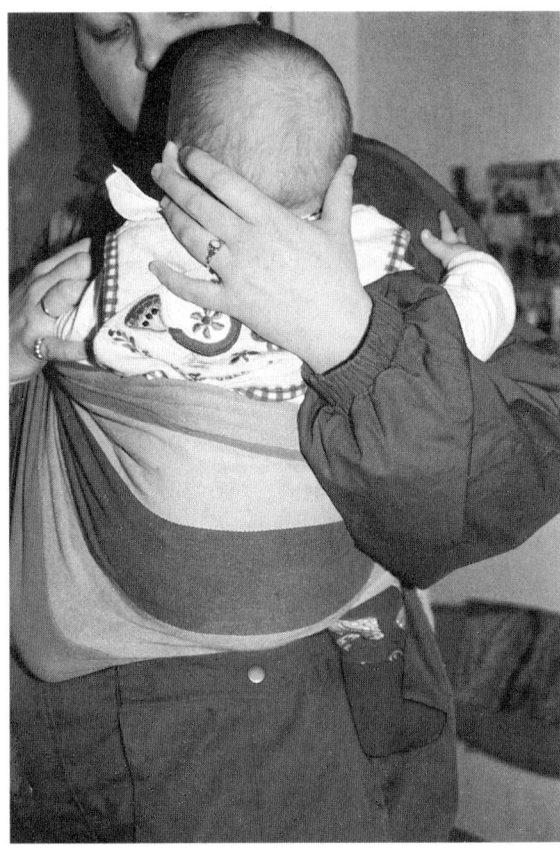

Abb. 78

Dieses Baby hat eine ausgeprägte Strecktendenz der Beine. Jede Aktivität mit den Händen oder Kopf löst Streckung, Adduktion und Innenrotation der Beine aus.
Die Mutter trägt ihren Sohn auf ihrer Hüfte. (Abb. 78)
Die Beine des Babys sind weit abduziert, in allen Gelenken angebeugt. Hier hat die Mutter zusätzlich den linken Fuß in das Tragetuch mit einbezogen. Auf diese Art und Weise provoziert sie die Supination des Fußes. Leider ist jetzt am linken Bein, durch das Tragetuch versteckt, die weite Abduktion und die Außenrotation des Beines nicht zu sehen, ist aber genauso wie beim anderen Bein für das Baby tolerierbar.

Diese Mutter trägt ihren Sohn symmetrisch aufgerichtet an ihrem Körper (Abb. 79).

Durch die Art, wie sie das Tuch hinten auf ihrem Rücken zusammenknotet, bekommt der sehr hypotone Junge eine gute und stabile Führung zur Aufrichtung seines Beckens. Die weit zur Seite gezogenen Tragetuchhälften legen sich großflächig um seine Oberschenkel herum und geben damit eine physiologische Becken- und Beinführung. Auch der Mutter kommt die breitere Auflagefläche an den Schultern durch die breitere Gewichtsverteilung zugute. Mit dem so gebundenen Tuch kann dieses Baby, welches kaum selber Gewicht übernimmt, deutlich länger von ihr herumgetragen werden. Diese Art der Bindetechnik verlangt grundsätzlich das lange Tragetuch.

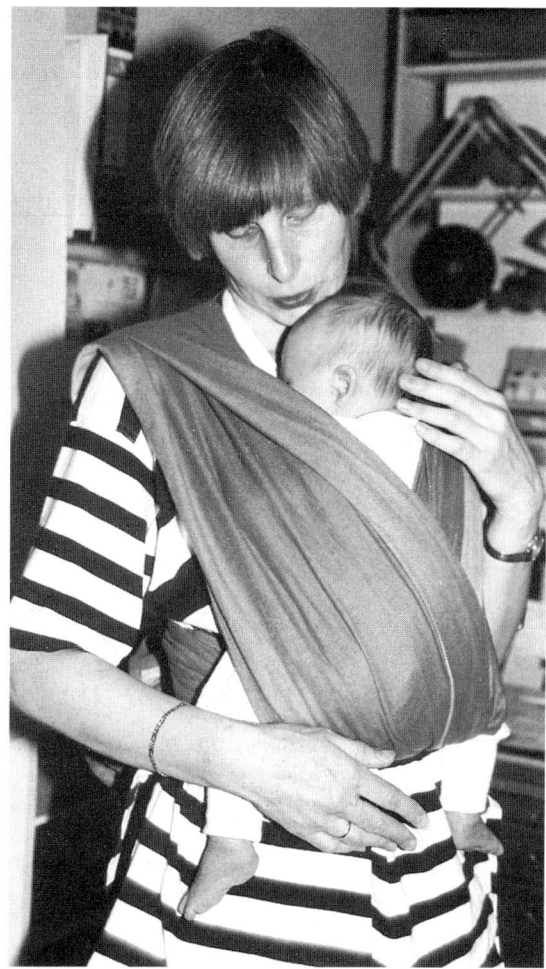

Abb. 79

7.3 Der Autositz

Einige der im Handel befindlichen Sitze lassen sich auch für die behinderten Kinder benutzen, ohne daß man sie umändern muß. Jede Änderung an dem Originalsitz ist durch den Gesetzgeber verboten.
Veränderungen, so sinnvoll sie für das Kind auch sein mögen, bedeuten den Verlust der TÜV-Abnahme.

7.3.1 Grundsätzliche Überlegungen zur Versorgung mit einem Autositz

Inzwischen ist es Vorschrift, daß jedes Kind im Auto einen eigenen Sitz gebraucht und darin angeschnallt sein muß. Die Tatsache, daß jedes Kind im Auto angeschnallt oder in einem Autositz transportiert werden soll, bedeutet für die Eltern, daß die Finanzierung mit einem geringen Eigenanteil übernommen werden muß. Dies gilt jedoch nur zur Neuanschaffung des Autositzes, nicht aber für therapeutisch notwendige Korrekturhilfen.

Grundsätzlich ist bei einer Hilfsmittelanpassung den Eltern zu raten, einen extra einzubauenden Spezial-Autositz anzuschaffen. Es gibt zwar mehrere Sitzschalenmodelle, die man, mit einem Spezialadapter versehen, auch als Autositz benutzen könnte. Dies macht aber in der täglichen Handhabung wenig Sinn.

BEISPIEL   War die Mutter mit ihrem behinderten Kinde beim Arzt, im Supermarkt etc., so muß sie nach dem Einkauf das Kind aus der Sitzschale heraus irgendwo erst einmal ablegen, um den Schalensitz im Auto einzubauen und dann danach erst das Kind wieder (jetzt im Autositz) anzuschnallen. Ein weiterer und therapeutisch gesehen entscheidender Grund ist die Tatsache, daß die Fixierungssysteme zur Korrekturhilfe (siehe Kapitel 6.5 ff.) immer hinten am Schalenrand befestigt werden. Wird also eine Sitzschale als Autositz genutzt, ist das korrekte Anlegen der jeweiligen Korrekturhilfen in aller Regel nicht gut möglich. Der vorgeschriebene Drei-Punkte-Gurt, der über die ganze Sitzschale gelegt wird, hält nur die Sitzschale fest, korrigiert aber in keiner Weise das körperbehinderte Kind. Fixierungshilfen in einem Spezialautositz werden in aller Regel von vorne betätigt.

7.3.2 Kriterien, die eine Autositzverordnung beeinflussen

Wichtig bei der Beratung zur Neuanschaffung eines Autositzes ist die Frage zum Einsatz des Autositzes.

- Bleibt der Autositz konstant in einem Auto?
- Darf er fest im Chassis verschraubt werden?
- Muß er leicht und einfach in der Handhabung sein, damit er ggf. zwischen den Autos der Eltern wechseln kann?
- Wird der Autositz im Kindergartenbus täglich aus- und eingebaut?

- Werden noch weitere Kinder im Auto der Eltern transportiert (Platzprobleme)?
- Dieses und natürlich auch die Behinderung des Kindes bestimmen dann im Einzelnen die Versorgung mit einem Autositz.

7.3.2.1 Der Kiddy-Autositz (Abb. 80)

Dieser ist ein handelsüblicher Autositz. Er ist sehr leicht in seinem Eigengewicht. Wechselt das Kind z. B. häufig zwischen den Autos der Eltern, ist ein Kiddy-Autositz oft eine gewünschte Versorgung. Er hat einen relativ hohen Rücken.
Die Sitzfläche hat eine kleinere Sitzmulde, so daß das Kind nicht so extrem im Langsitz sitzen muß. Möglicherweise läßt sich durch einen einzuklettenden Sitzkeil der Sitzwinkel noch deutlich verbessern.
Eine Sitzhose hilft gegen das Herausrutschen des Kindes. Sie läßt sich um den ganzen Autositz herum ankletten. So angebracht verändert es nicht den Originalsitz.
Kann das Kind nicht so aufrecht sitzen, läßt sich zwischen Autobank und Autositz ein Keil kletten, so daß das Kind in eine liegendere Position kommt.
Der Sicherheitsgurt hält den Autositz, das Kind kann sich auf dem Tisch abstützen (spielen). Vielleicht muß man den Tisch mit längerem Klettband verstärken, damit das Kind ihn nicht abreißt.

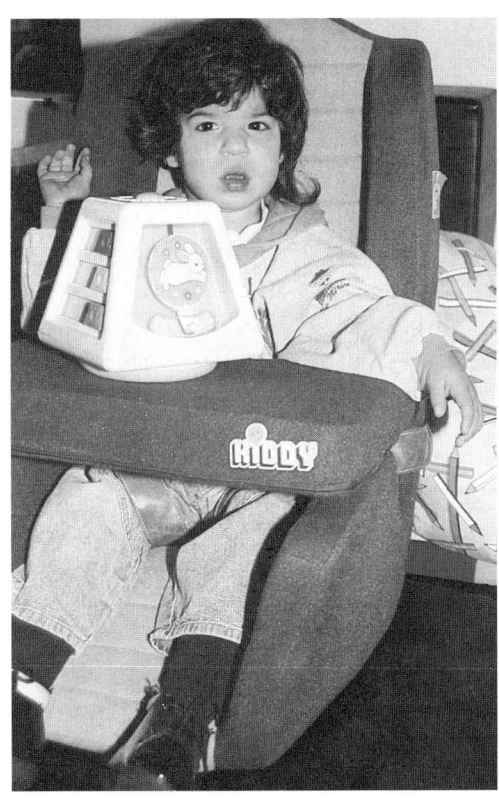

Abb. 80

7.3.2.2 Der Römer-King-Autositz

- Die Begurtung läßt sich individuell für jedes Kind und auch der Kleidung entsprechend von vorne exakt einstellen.
- Durch den Griff zwischen den Beinen des Kindes läßt sich der gesamte Autositz weiter nach hinten neigen.
- Der größte Vorteil ist die Möglichkeit der Auspolsterung. Je nach Notwendigkeit lassen sich seitliche Becken- und Rumpfführungen einbauen. Sie werden zwischen der Außenschale und den Körpermaßen des Kindes eingepaßt. Darüber wird dann der mitgelieferte Bezug gestülpt.
- Wenn es notwendig ist, läßt sich auch so eine Kopfführung anbringen, ohne daß durch diese Korrekturhilfen die TÜV-Abnahme in Frage gestellt ist.

Bei diesem Mädchen war die Sitztiefe noch zu groß.

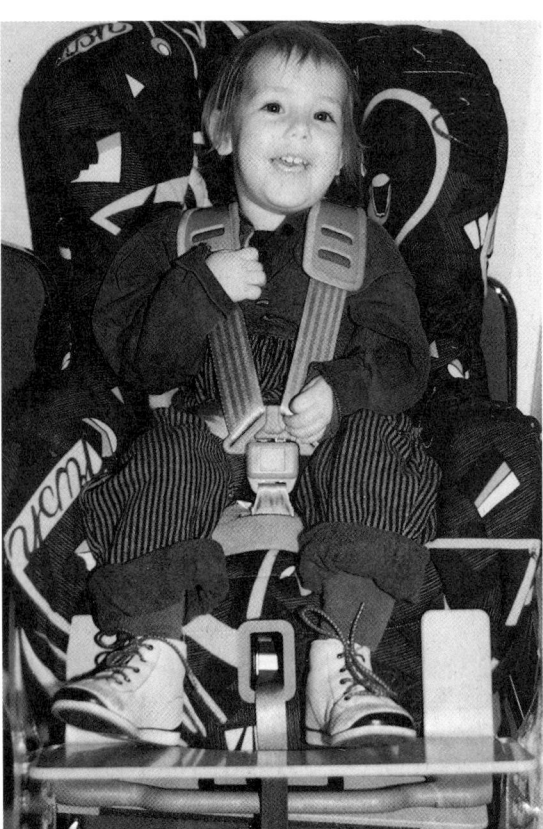

Um die noch nicht vorhandene Länge der Oberschenkel auszugleichen, paßten wir ihr eine Sitztiefenregulierung an. Nach der Anprobe wird er mit Klette versehen und auf der Sitzfläche befestigt. Darüber kommt dann der Originalbezug. Der Sitzkeil erhält natürlich einen Schlitz, durch den die Eltern dann den Gurt ziehen können (*Abb. 81*).

Die Füße können auf dem Fußbrett abgestellt werden. Die Höhe und der Neigungswinkel lassen sich durch die seitliche Einhängevorrichtung vielfältig einstellen.

Abb. 81

7.3.2.3 Behindertengerechter Autositz »Lars«
(Abb. 82a)

Werden die Kinder größer, wird es schwieriger für die Eltern, das Kind in gebeugter Haltung durch die niedrige Autotür zu reichen, um dann das Kind wieder über die seitliche Begrenzung des Autositzes hochzuheben. Die Haltung der Eltern dabei ist nicht als physiologisch zu bezeichnen.
Dieser behindertengerechte Autositz wird auf der Autositzbank befestigt. Wenn er mit dem Boden des Autos fest verbunden ist, läßt er sich schnell und einfach um 90° nach außen zur Tür drehen. Er läßt sich wahlweise zur einen oder zur anderen Autotür drehen.

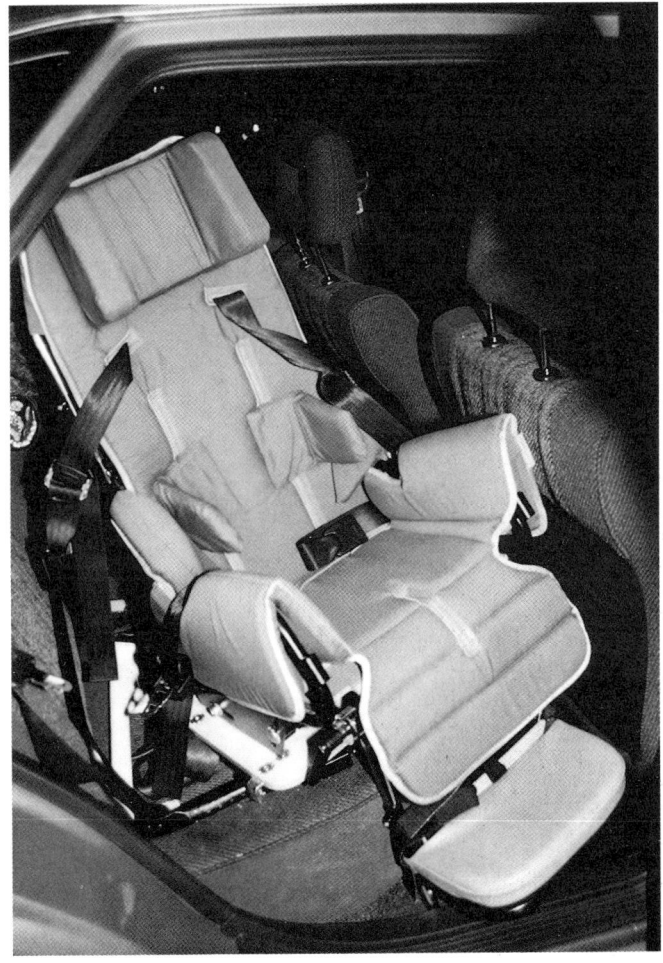

Abb. 82a

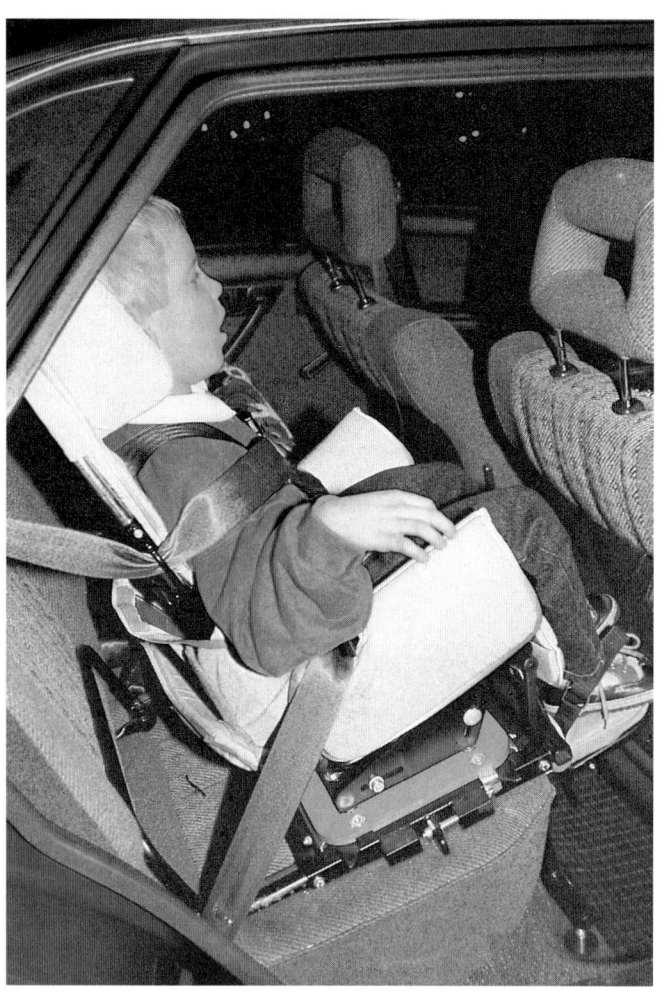

Abb. 82b

Der Junge kann so gerade von vorne in den Sitz gesetzt werden. Die Mutter muß nicht die hohen Seitenteile mit dem Gewicht des Kindes überwinden. Er wird durch Pelotten im Rumpf gehalten und – ebenfalls von vorne – mit den Originalgurten angeschnallt (*Abb. 82b*).
Danach dreht sie den gesamten Stuhl mit Kind wieder in Fahrtrichtung. Über alles kommt dann der vorgeschriebene Drei-Punkte-Gurt.
Dieser Autositz muß wegen der Drehmechanik im Boden des Autos fixiert werden. Ein schneller Wechsel von Auto zu Auto ist nicht mehr möglich. Der Autositz läßt sich sowohl vorne wie hinten im Auto fixieren. In allen gängigen Wagentypen läßt sich der Drehmechanismus auch mit Kind im Sitz einsetzen.

7.3.2.4 Loyds-Autositz

Der behindertengerechte Autositz ist extrem leicht, ähnlich dem Kiddy-Autositz. Ein schneller Wechsel zwischen den Autos läßt sich also problemlos bewerkstelligen. Der Autositz setzt sich aus mehreren Einzelteilen zusammen, die auseinandergezogen extrem lange mitwachsen können. Dies läßt sich mit Schrauben hinten an der Rückenschiene von den Eltern selber auskorrigieren. Wenn nötig, können die einzelnen Module auch selber geformt werden; das ist nötig bei Kindern, die eine exakte Rumpfführung gebrauchen, um den Kopf aufrecht halten zu können.

Abb. 83 zeigt die kleinste Einstellung des Autositzes. Die im Moment noch zu lange Sitztiefe des Autositzes wurde durch eine Sitztiefenregulierung ausgeglichen, damit der Junge nicht mit gestreckten Beinen sitzen muß. Grundsätzlich muß bei allen Autositzen das Kind in sich individuell angeschnallt werden. Anschließend wird der gesamte Autositz mit dem Drei-Punkte-Gurt nochmals abgesichert. Die Begurtung, die als Korrekturhilfe gedacht ist, ist niemals als Auto-Sicherheitsgurt gedacht.

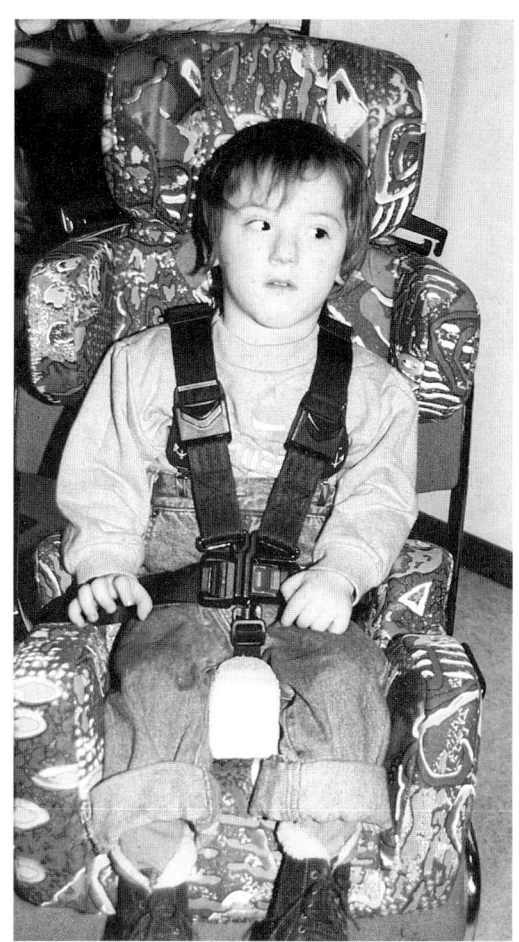

Abb. 83

8 Hilfsmittel zur Bewegungserleichterung

8.1 Bewußte Erfahrung der Bewegung

Jedes Kind möchte selbständig seine Umwelt erkunden, indem es sich dreht, rollt, krabbelt etc. Begriffe wie »oben, neben, nah, weit« sind nicht von vornherein bekannt, sondern werden erst durch Bewegungserfahrung begriffen. Die selbständige Fortbewegung des zerebralparetischen Kindes ist daher ein sehr wichtiges therapeutisches Ziel!

Unser Ziel muß sein Selbständige Fortbewegung unbedingt zuzulassen, aber bei allzu starken pathologischen Bewegungsanteilen diese durch kleine Hilfen zu reduzieren. Solch ein pathologisches Haltungs- und Bewegungsmuster ist häufig

- der Zwischenfersensitz oder
- der Häschensprung.

Werden diese pathologischen Bewegungsmuster nicht immer wieder einmal unterbunden, bergen sie die Gefahr der Kontrakturen und Fehlstellungen in sich.

BEISPIEL Für die zerebralparetischen Kinder ist der Zwischenfersensitz einerseits eine stabile Sitzposition, es verstärkt aber die Tendenz, die Beine zu adduzieren und noch mehr nach innen zu drehen. In dieser Stellung ist die Hüfte gefährdet zu luxieren. Zusätzlich kommt es durch den veränderten Muskelzug zur Verkürzung der Muskulatur, und dies führt zu Kontrakturen in Hüfte-Knie- und Fußgelenk. Diese kontrakte Muskulatur verursacht Gelenkfehlstellungen. Sie können unter Umständen das Stehen und Laufen erheblich behindern.

Neben den eventuell dadurch entstehenden Kontrakturen bedeuten die pathologischen Bewegungsmuster auch eine nur unvollkommene oder unzureichende Bewegungserfahrung für das betroffene Kind. Diese Bewegungserfahrung kann sich ein schwer betroffenes zerebralparetisches Kind nicht oder nur teilweise holen. Entweder ist das Kind so bewegungsarm, daß es nur ein geringfügiges Bewegungsrepertoire zur Verfügung hat, oder es ist geprägt durch massive tonische Reaktionen. Diese Bewegungsarmut oder aber das eingeschränkte Bewegungsverhalten wird für dieses Kind die Normalität. Je länger es darin verharrt, wird es sich zunehmend gegen andere – ihm nicht vertraute – Bewegungen wehren.

Ziel in der neurophysiologischen Übungsbehandlung ist es, das eingeschränkte Bewegungsverhalten zu verändern. Je mehr das Kind sich entwickelt, um so selbständiger kann es mit sich umgehen. Eine intakte Wahrnehmung ermöglicht eine Abstimmung mit gemachten Erfahrungen, und sie gestaltet eine direkte spontane Veränderungsmöglichkeit von Bewegungen. Dem Kind ermöglichen die gemachten Erfahrungen sich zunehmend besser zu organisieren. Klar ist, daß dabei nicht nur die motorische Bewegung an sich erfahren wird, sondern die Bewegung für das Kind auch gleichzeitig ein Ausdruck seiner Gefühle ist. Indem es über sein motorisches Tun Kontakt zu seinem Körper aufnimmt, nimmt es gleichzeitig Beziehung auf zu seinen emotionalen und kognitiven Fähigkeiten. Der Körper ist also nicht nur das, was man bewegen, anfassen kann, sondern mit dem Körper nehmen wir uns auch wahr.

Über die Stimulation des Körperbewußtseins erreicht das bewegungsgestörte Kind (je nach Ausmaß der Behinderung) den Umgang mit sich selbst, seinem Gegenüber und schließlich auch mit Material.

Eine weitere Gruppe zerebralparetischer Kinder sind die, denen die Möglichkeit fehlt, sich auf Bewegungen einstellen zu können. Das sind die Kinder, die sehr schnell irritierbar sind (hyperexzitable Kinder). Sie können Lageveränderungen ganz schlecht oder anfangs gar nicht tolerieren. Zu diesem Klientel gehören auch die schwer mehrfachbehinderten Kinder. Diese Kinder brauchen neben der Stimulation des Körperbewußtseins häufig Hilfen zur Unterstützung der Körperorganisation.

Diese Körperorganisation in Raum und Zeit läßt sich durch Rhythmus unterstützen. Ein regelmäßig wiederkehrendes Angebot kann dem Kinde eine Hilfe sein, für sich eine Erwartungshaltung aufzubauen. Indem es wach wird, zentriert und organisiert es sich. Indem es wach wird, zentriert es seine Fähigkeit, selbst Einfluß zu nehmen (»Information war gut«), aktiv zu werden (»Darauf kann ich mich einlassen«), das Angebot mitzuteilen (»Ich will das noch einmal«). Das Kind tritt in Interaktion!

Die jetzt im Folgenden vorgestellten Hilfsmittel stellen eine Auswahl dar, die es den schwer mehrfachbehinderten Kindern ermöglichen, sich trotz der massiven Beeinträchtigung überhaupt bewegen zu lassen, vielleicht sogar sich selber zu bewegen, bis hin zur selbständigen Fortbewegung.

8.1.1 Wellenreiter

Beschreibung   Der Wellenreiter ist ein Übungsgerät aus der Psychomotorik. Er sieht aus wie ein großer Autoschlauch, wird auch so aufgeblasen, ist aber in der Mitte nicht offen, sondern mit einem Boden geschlossen.

Wirkung   Die Kinder erfahren in der Rückenlage eine gute symmetrische Beugung. Das weiche Material bietet die Möglichkeit der Gewichtsverlagerung. Die Kinder können, wenn sie davor knien, den Stütz üben, in dieser erhöhten Position mit Materialien (auch mit Wasser!) spielen.
Der Wellenreiter eignet sich hervorragend als psychomotorisches Übungsgerät.

Zielgruppen
- Schwer mehrfachbehinderte Kinder, die weiche, nachgiebige Lagerung besser tolerieren als feste, lassen sich hierin gut lagern.
- Kinder, die Probleme haben, sich mit den Händen zu stützen, so z. B. athetotische Kinder.
- Kinder, die schon Gleichgewichtsreaktionen im Sitz haben, aber noch unsicher in diesen Positionen sind, so z. B. ein diparetisches Kind. Bei guter Inhibition der Beinstellung kann das Kind aufrecht sitzen und mit den Händen spielen.

Anwendungsbeispiel   Dieser Junge hat eine schwere Tetraspastik mit Kontrakturen im Ellenbogen (*Abb. 84*). Er liegt in einem schräg gestellten Wellenreiter in inhibitorischer Lagerung.
Die Mutter kann die Hände oder/und Arme bewegen, massieren und ist in guter Zwiesprache mit ihm. Die Beine des Jungen sind durch die Bank und die Beine der Mutter achsengerecht gelagert.
Bei Unmutsäußerungen des Jungen lassen sich Pausen einlegen, aber auch das Bewegungsangebot variieren, z. B. stampfen mit den Füßen, hin und herwiegen mit den Füßen, rhythmisch/arhythmisch.
Diese Variabilität des Tuns der Mutter mit ihrem Sohn läßt eine relativ lange

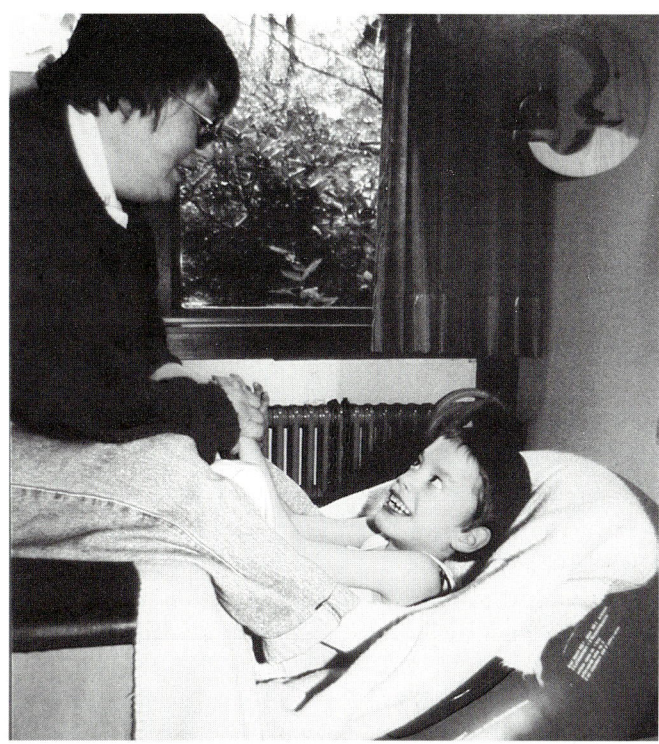

Abb. 84

Beschäftigung zu, ohne daß sie selber den Jungen heben und in der Lage verändern muß. Für den Jungen bedeutet es Kontrakturbehandlung, Zusammensein mit der Mutter, Bewegungsangebot und Spaß.

8.1.2 »Pflummiball«

Ein 1,20 m Physioformball wird nur geringfügig aufgeblasen. **Beschreibung**
Man kann das Kind in die entstehende Mulde hineinlegen oder -setzen.

Die gebeugte Lagerung in dem Pflummiball, wie auch das Bewegtwerden **Wirkung**
bei gleichzeitig gutem Halt, erleichtert es dem Kinde, in seiner Spannung nachzulassen.

- Kinder, die zu Streckspasmen neigen, genießen diese Mulde und kön- **Zielgruppen**
  nen so in ihrer Spannung nachlassen.
- Kinder, die sich nicht gerne anfassen lassen, können hierdrin bewegt werden, ohne daß zuviel Körperkontakt aufgenommen werden muß.

Anwendungsbeispiel

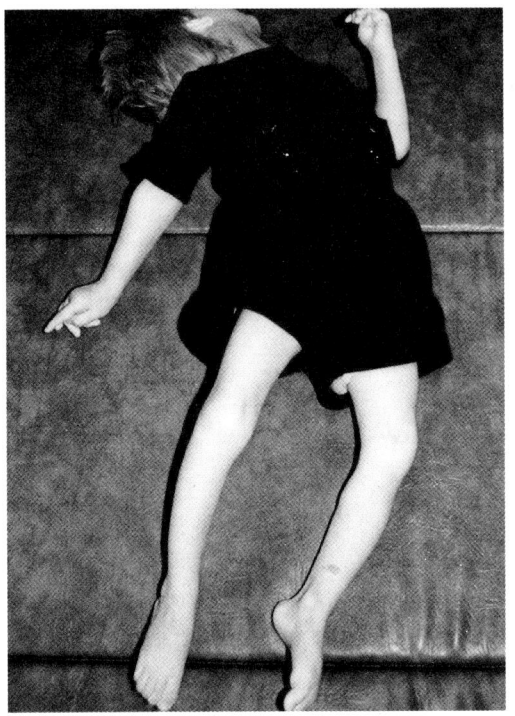

Der Junge kann nicht entspannt in der Rückenlage liegen. Massive tonische Reaktionen ziehen ihn in eine asymmetrische Haltung (Abb. 85a).

Durch die gebeugte Lagerung in dem »Pflummiball« kann der Junge seinen Körper, besonders den Rumpf anders wahrnehmen (Abb. 85b).

Abb. 85a △

Abb. 85b ▽

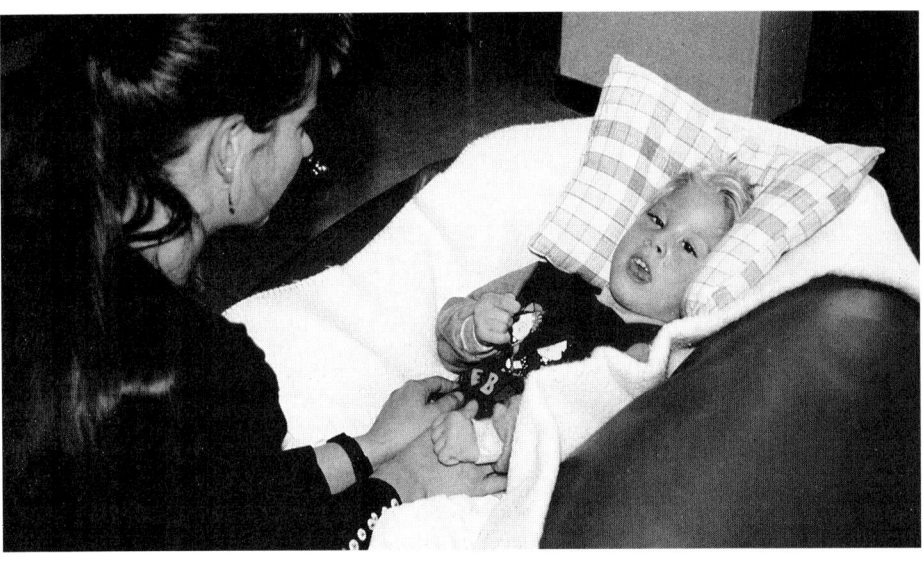

Durch die inhibitorische Lagerung kann der Junge Spannung abgeben. Er erlebt durch sich und durch die Bewegung den Wechsel zwischen Spannung und Entspannung und kann dadurch ein anderes Schweregefühl entwickeln. Die weiche Umgrenzung des Balles, die bewegliche Unterlage, erleichtert ihm die Bewegung.
Stimulation des Gleichgewichtsorgans ist so möglich.
Die Beweglichkeit des Balles lassen fließende, harmonische Bewegungen zu. Sie lassen aber auch mit gleichem Medium gegensätzliche Bewegungserfahrungen zu.
Unterschiede wie

- kleine/große Bewegungen
- grobe/weiche Bewegungen
- ruckartige/fließende Bewegungen
- stoßende/wiegende Bewegungen

können miteinander abwechseln.

Körperbezogene Erfahrung

Durch die Sicherheit, durch die Beweglichkeit bei gleichzeitiger Festigkeit kann der Junge eigenaktiv werden, Energie entwickeln, die Spaß macht. Durch die Geborgenheit fällt Leistungsdruck weg. Verkrampfungen und Ängste lassen sich so lösen, und das ist die Grundvoraussetzung dafür, selbst Initiative zu üben.

Emotionale Erfahrung

Der Junge erfährt auf diese Weise Einsichten in die Fähigkeiten des Körpers (Körperwahrnehmung).
Er macht Erfahrung mit

- der beruhigenden oder stimulierenden Wirkung einer Unterlage
- der Veränderung der Unterlage in Abhängigkeit zu seiner eigenen Beweglichkeit
- der Mobilität.

Kognitive Erfahrung

8.1.3 Hängematte/Schaukel

In aller Regel lieben Kinder es, rhythmisch bewegt z. B. geschaukelt zu werden.
Dies gilt es, den Kindern mit einer Bewegungsarmut, aus welchem Grund auch immer, zu ermöglichen. Inzwischen gibt es eine Vielzahl von Angeboten an Hängematten und Schaukeln, bei deren richtigem Einsatz man diesem Wunsch des schwerbehinderten Kindes nachkommen kann.

Beschreibung	Hängematten gibt es in einer Vielzahl zu kaufen. In aller Regel sind sie aus Stoff. Sie können an zwei Punkten aufgehängt werden oder aber auch mit beiden Enden an einem Punkt.
Wirkung	Einerseits ist die Hängematte oft eine gute Ausgangsposition für das Kind mit einem Spielzeug zu spielen, sich abzustoßen, selber aktiv zu sein, andererseits hat sie neben der Freude, die sie dem Kinde bereitet, einen hohen therapeutischen Wert im Sinne der inhibitorischen Lagerung. Kopf und Schultern werden in Beugung und Symmetrie gehalten. Der Stoff paßt sich körpergerecht um das Kind herum an.
Zielgruppen	■ Die Hängematte ist gleichmäßig gut geeignet für leichter betroffene Kinder, wie auch im ■ Einsatz bei schwer mehrfachbehinderten.
Anwendungs- beispiele	Diese Fotos zeigen unterschiedliche Hängematten oder Schaukeln. Die Auswahl und die Lagerungsposition in ihnen richtet sich nach der Behinderung des Kindes, aber auch nach der jeweiligen Zielsetzung für das betroffene Kind.
1. Beispiel	Hier bewirkt die Hängematte eine symmetrische, gebeugte Lagerung, unterstützt durch Kissen etc. Neben der inhibitorischen Lagerung erfährt dieser schwerbehinderte Junge ein Bewegungsangebot, angepaßt an sein momentanes Vermögen und Bedürfnis (*Abb. 86*).

Abb. 86

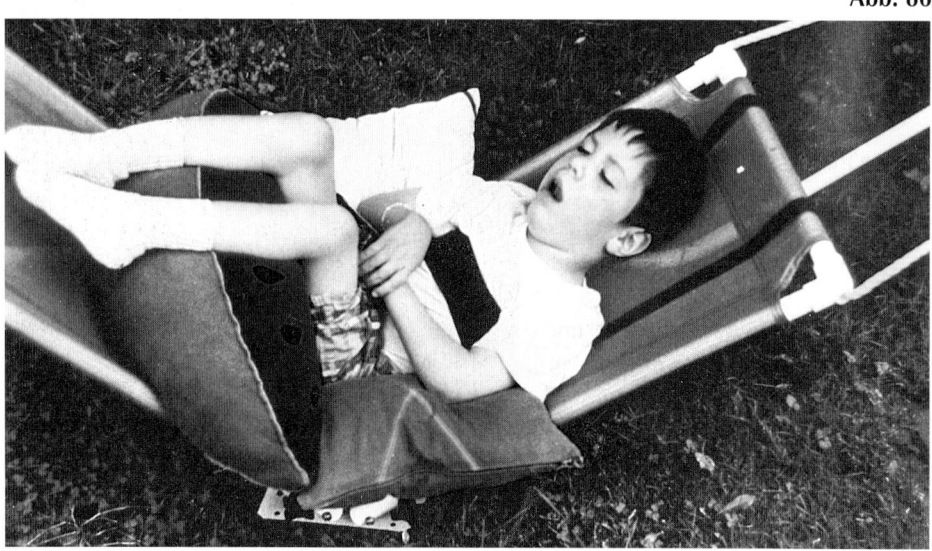

Diese Hängematte wird an einem Punkt an der Zimmerdecke aufgehängt und läßt somit mehr Variationen der Bewegung zu.

Hier nimmt der Junge im Sinne der Entspannung eine symmetrische Rückenlage ein (*Abb. 87a*). Seine immer wieder auftretenden Asymmetrien, ausgelöst durch starke assoziierte Reaktionen, lassen sich, unterstützt durch das Corpomed®-Kissen, reduzieren.

Bewegungsmöglichkeit

- Drehen um sich selber,
- Schaukeln kopf-fußwärts,
- seitwärts,
- mit einer Zugfeder auch rauf und runter.

2. Beispiel

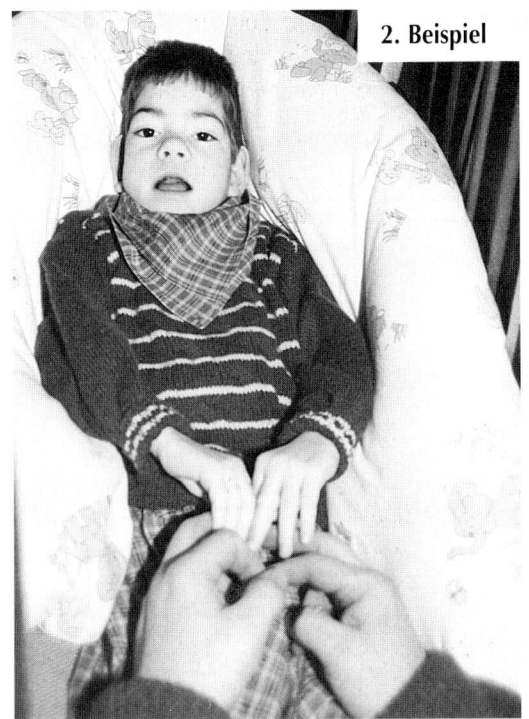

Abb. 87a

- Unter Abnahme des Eigengewichtes wird so auch eigene Bewegung erfahren.
- Der Junge kann sich allein abstoßen, um sich selber drehen, eigene Kraft entwickeln (*Abb. 87b*).
- Wechsel zwischen Stabilität und Beweglichkeit wird so erlebt.

3. Beispiel

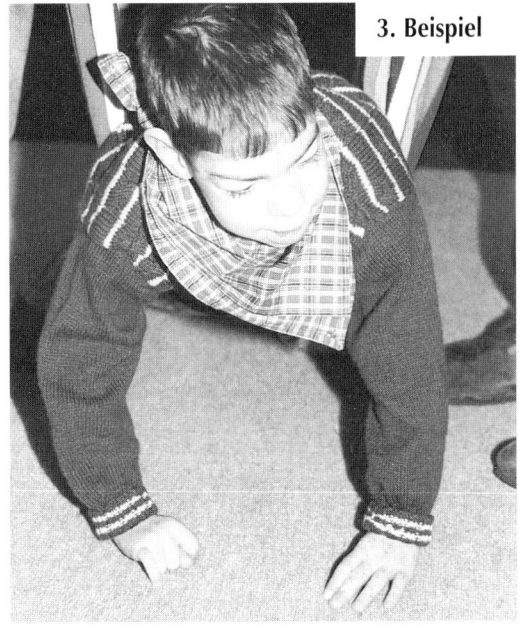

Abb. 87b

Selbstgeknüpfte Schaukel

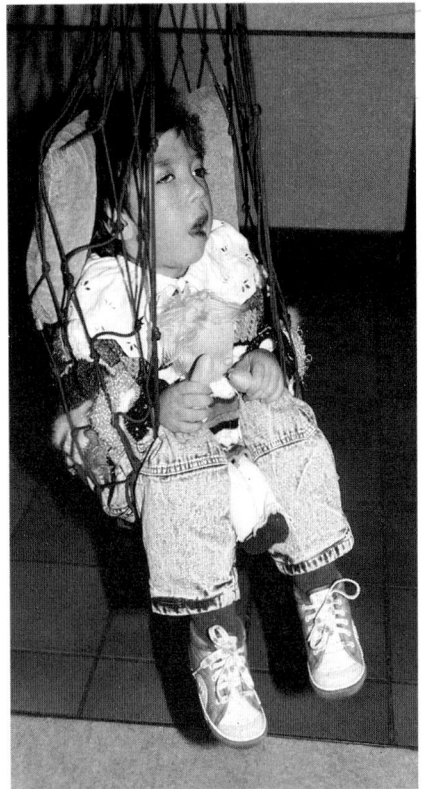

Beschreibung

Aus einer stabilen Kordel wird aus mehreren Einzelfäden mit Makrameeknoten ein offenes Netz geknüpft. Dazu verankert man alle Fäden in einem stabilen Ring und verknotet sie dann ca. über eine Länge von 1 m bis 1,50 m immer wieder gegeneinander. Zum Schluß werden die Einzelfäden unten mit einem Knoten zusammen verschlungen, so daß sich dadurch eine Sitzmulde bildet. Der Ring läßt sich dann im Haken an der Decke befestigen oder kann an eine Reckstange gehängt werden, die man zwischen den Türrahmen schraubt (Abb. 88).

Zielgruppe und Wirkung

- Die körpernahe Begrenzung eignet sich hervorragend für Kinder, die bei sehr hypotonem Rumpf sich im Sinne der Haltungsbewahrung zusätzlich in den Extremitäten verspannen (Spastik).
- Sie ist auch ein gutes Hilfsmittel, um Kindern mit dystonen Attacken zu stabilerer Haltung und Bewegung zu verhelfen (Athetose).

Abb. 88

Hiermit wird beides erfahrbar: Neben einer aufrecht symmetrischen Lagerung erfährt das Kind beruhigende, schaukelnde Bewegungen.
Bei Bedarf kleidet man vorher die Sitzschaukel mit einer Wolldecke aus. Die Decke schirmt das Kind dann noch mehr von den Außenreizen ab. Sie verhindert außerdem, daß die Knoten zu stark, besonders am Rücken, eindrücken. Durch die Anbringung an einem Haken und die Schwere des Körpergewichtes schmiegt sich die Schaukel eng um das Kind herum.

Bewegungsangebote sind vielfältig
- Schaukeln, vor und zurück,
- seitwärts schaukeln,
- um sich selber drehen,
- Im Sinne der Körperwahrnehmung an verschiedenen Stellen »anstoßen«,
- Innehalten der Bewegung: am Ende des Bewegungsausschlages,
- unvermittelt, innerhalb der Bewegung.

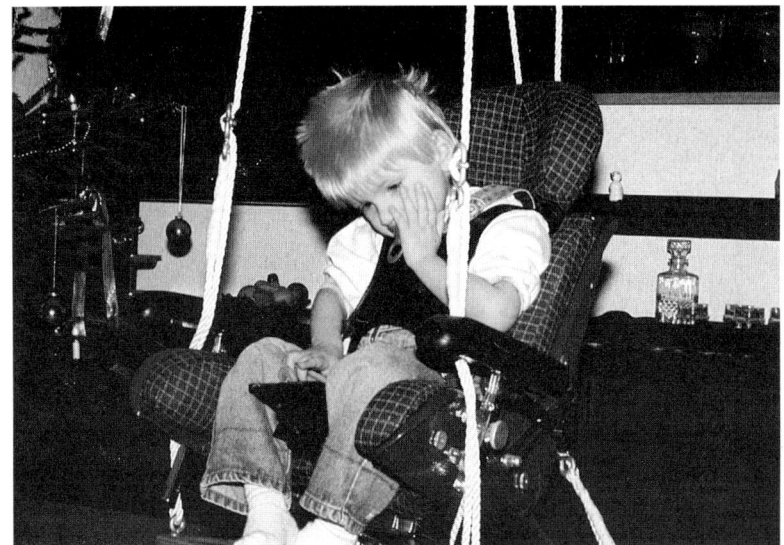

Spezialadapter zum Schaukeln in der Sitzschale

Abb. 89

Für alle die Kinder, die eine Sitzschale benötigen, läßt sich über einen Spezialadapter auch dieses Sitzsystem als Schaukel einsetzen. Ich zeige hier zwei Fotos mit schwer mehrfachbehinderten Kindern. Die Eltern haben für das jeweilige Kind eine praktikable Lösung in der Wohnung und im Garten gefunden (Abb. 89, Abb. 90).

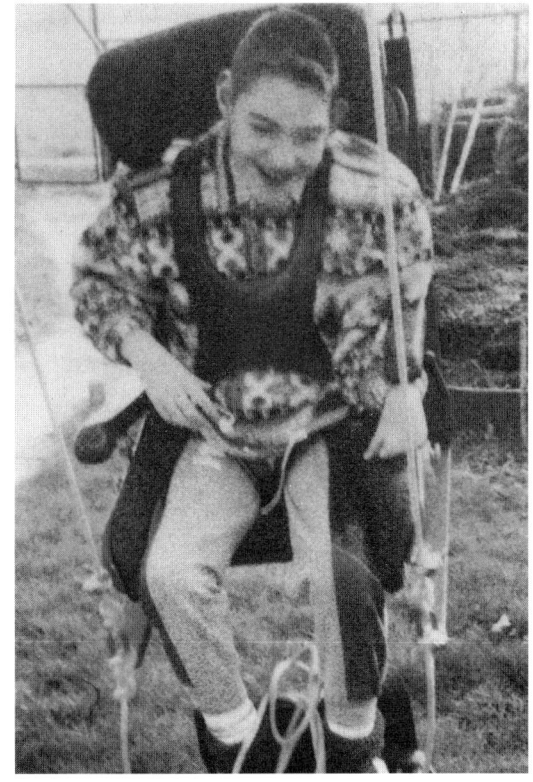

Abb. 90

8.1.4 Halbierte Papprolle

Mit dem Wachstum der Kinder wird es für Therapeuten und Eltern immer schwieriger, großen und sehr bewegungsarmen Kindern vielfältige Bewegungsangebote zukommen zu lassen. Das führt leider oft dazu, daß die Kinder über eine längere Zeit in ihrem Sitzsystem verbleiben. Da ein Lagerungs- und Positionswechsel aber unbedingt wünschenswert ist, müssen wir häufig auch mit eher unkonventionellen Hilfsmitteln Bewegungsangebote für diese schwer mehrfachbehinderten Kinder machen. Hier ist eine große halbierte Papprolle eine gute Hilfe, die in vielfältigster Weise benutzt werden kann (siehe auch Kapitel 3.3).

Anwendung Dieses Fotobeispiel zeigt eine inhibitorische Lagerung bei einem Jungen mit starker Retraktion (Nach-hinten-Ziehen) der Arme und stark nach außen gedrehten und angebeugten Beinen. Die Papprolle wird mit zwei Corpomed®-Kissen ausgelegt, so daß der Kopf des Jungen, seine Arme und Beine eine gebeugte Lagerung erfahren können (Abb. 91).
In inhibitorischer Lagerung lassen sich so Gewichtsverlagerung spüren aber auch teilweise selber auslösen.

Abb. 91

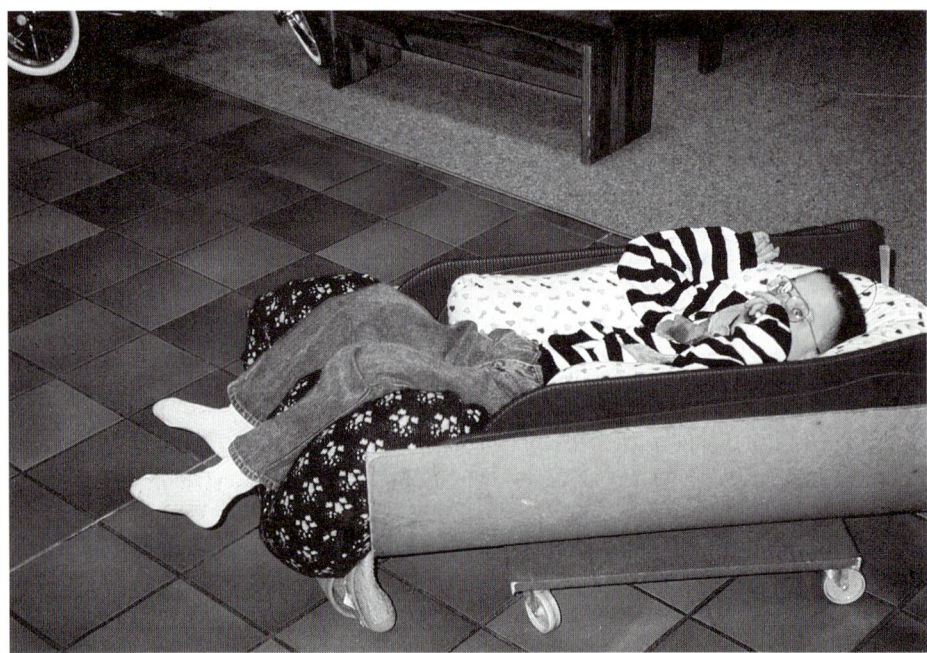

Mit dem Rollbrett kommt dann noch die Fortbewegung kopf-fußwärts dazu. Eventuell, wenn es vom Kind toleriert wird, läßt sich die Rolle und damit das Kind um sich selber drehen.
Ein weiteres Erlebnis kann auch das Ruckeln über die einzelnen Bodenfliesen sein. Über den Rhythmus bekommt der Junge ständig neue Reize. Dies bedeutet Unterstützung der Körperorganisation in Raum und Zeit.

8.1.5 Rollbrett

Das Rollbrett ist mit Schaumstoff abgefüttert und ist mit den Rollen insgesamt so hoch, daß die Arme des Kindes gut den Fußboden erreichen. Am Rumpf des Kindes läßt sich je nach therapeutischer Notwendigkeit beidseitig eine Rumpfführung anbringen. **Beschreibung**

Bei guter symmetrischer Lagerung ermöglicht es dem Kinde eine Art der Fortbewegung. Durch die Aktivität auftretende assoziierte Reaktionen werden dabei gemindert. **Wirkung**

- Kinder mit einer Spastik (Tetra-, Diparese), die sich vorwärts bewegen wollen, denen dazu aber sonst nur pathologische Bewegungsanteile zur Verfügung stehen. **Zielgruppen**
- Für ein schwerbehindertes Kind ist es eine andere Möglichkeit, in der Bauchlage gelagert zu sein, evtl. gekoppelt mit dem Bewegungsangebot, erfahrbar durch die Bezugsperson.
- Körperbehinderten, blinden Kindern fällt es leichter, sich so in der Umwelt selbständig zu bewegen.

Der Junge kann sich geringfügig stützen, hat eine beidseitig operierte Hüftluxation (schmerzhafte Hüfte). Insgesamt hat sich nach der Operation seine gesamte Situation wesentlich verbessert. Er läßt sich wieder anfassen, ist Bewegungsangeboten nicht mehr skeptisch gegenüber eingestellt. Im Gegenteil, er fängt jetzt an, selbständig Bewegungserfahrungen zu sammeln. Lag er früher nur zufrieden auf der Unterlage, wenn alles schön abgepolstert war, so beginnt er jetzt, sich mit den Armen über eine kleine Strecke nach vorne zu ziehen. Dabei kommen aber seine Beine in starke Streckung, Adduktion und Innenrotation. Auch die Wirbelsäule wird einseitig (links) stärker lateralflektiert, so daß er sich nach einiger Zeit über die linke Seite rollt. Dabei ist dann das linke Bein verstärkt in Beugung, Adduktion und Innenrotation. **Anwendung**

Um den Operationserfolg nicht zu gefährden, ließen wir uns, in Absprache mit dem Orthopäden, dieses spezielle Rollbrett anfertigen. So können wir dem Wunsch des Kindes gerecht werden, sich die Umwelt zu erobern, ohne daß sich wieder pathologische Bewegungsmuster einschleichen.

Neben seinem Spaß an Bewegung bedeutet dies eine gute Lagerung für die Wirbelsäule. Durch die auf beiden Seiten angeformte Rumpfführung liegt die Wirbelsäule symmetrisch auf. Ein seitliches Verrutschen wird auf diese Weise unterbunden.

Bei Aktivität des Kindes, die die oben beschriebenen Asymmetrien auslöst, kann er sich nicht mehr asymmetrisch verdrehen. Dies wird durch die Begurtung erreicht (*Abb. 92*).

Der untere Gurt fixiert das Becken in Mittelstellung auf der Unterlage. Das Becken liegt symmetrisch auf. Der obere Gurt verhindert das seitliche »Draufschieben« des Oberkörpers auf die Hüfte (Beugung, Adduktion und Innenrotation). Beide Gurte lassen aber jede Bewegung der Arme zu.

Anfänglich hat er sich vermehrt über seine rechte Seite nur um sich selber gedreht. Inzwischen hat er aber über sein Tun mehr Bewegungsvorstellungen gewonnen, so daß er auch gezielt im Kindergarten zu den anderen Kindern fahren kann. Dieses bedeutet, daß auch seine linke Körperseite sich immer wieder einmal strecken muß.

Die Beinstellung (Abduktion) ist durch eine Abduktionsblock gegeben. Die Breite wurde seinen Möglichkeiten angepaßt. Die Füße hängen von dem Rollbrett herunter. Ein weiterer wichtiger Punkt ist die Tatsache, daß er nicht direkt auf dem Boden liegt und somit vor Unterkühlung geschützt ist.

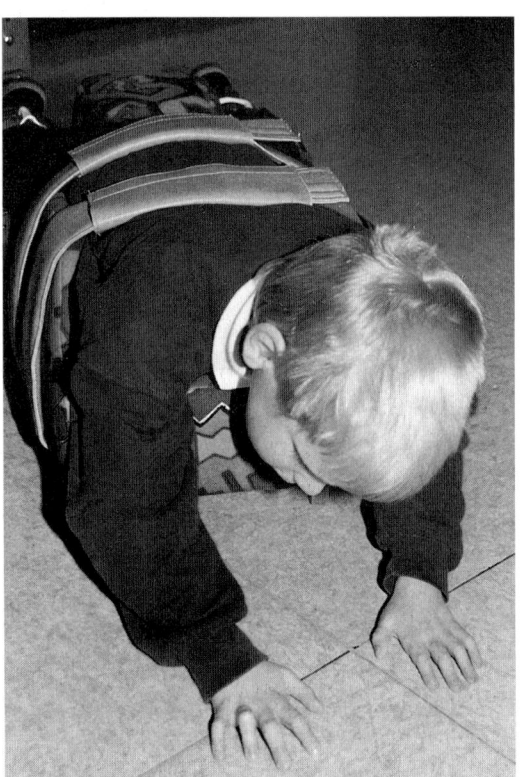

Abb. 92

8.1.6 Holzauto

Beschreibung

Dieses Holzauto ist selbstgebaut. Außer der stabilen Grundplatte an der die vier Rollen befestigt wurden, ist alles verstellbar. Der Abstand zwischen der U-förmigen Rückenlehne und dem Lenker ist verstellbar. Dadurch, daß alles mit einfachen Flügelschrauben miteinander verbunden ist, können wir auch verschiedene Formen der Lenker anschrauben.

Sie sind unterschiedlich in der Höhe, haben verschieden gestaltete Greifstangen. Die Griffanbringung ist waagerecht möglich (*Abb. 93*). Es läßt sich aber die Greifstange senkrecht am Lenker befestigen.

Sowohl die waagerechte, wie auch die senkrechte Greifstange kann in der Dicke des Holzes, durch Austausch der Einzelteile, der jeweiligen Kinderhand angepaßt werden. Die Sitzplatte kann in der Höhe, je nach Beinlänge des Kindes, korrigiert werden. Entsprechend der therapeutischen Zielrichtung kann das Kind gerade darauf sitzen oder auch ähnlich dem Schederädchen mit der individuell hochgezogenen Sitzplatte damit »laufen«.

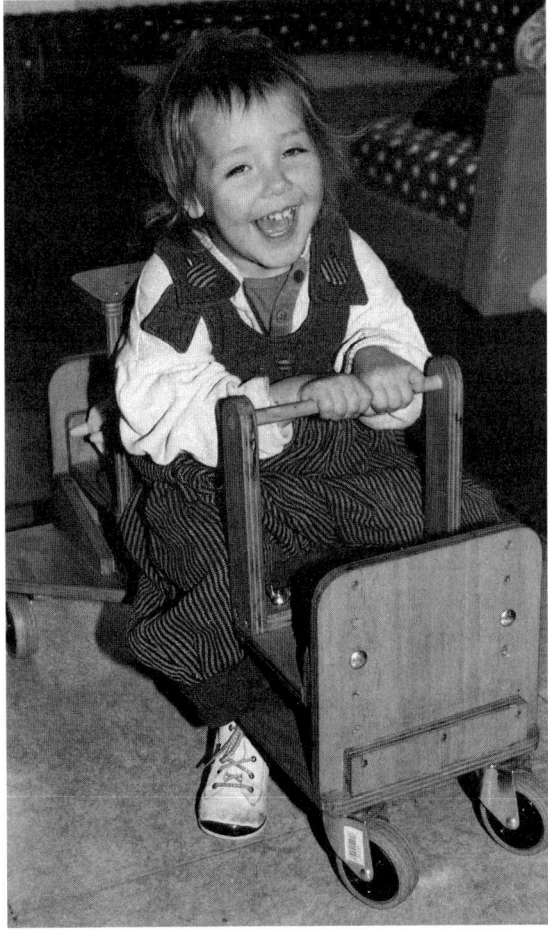

Abb. 93

Zielgruppe und Wirkung ■ Mit diesem Holzauto ermöglichen wir dem bewegungsgestörten Kind eine Form der Fortbewegung. Es ist individueller anzupassen als z. B. der Bobby-Car.
Diese Art der Fortbewegung ist dann ein guter »Ersatz« für den Häschensprung.
Diesem Mädchen hilft der hohe und keilförmig abgestützte Holzrücken. Selbst wenn bei einer ruckartigen Bewegung (dystone Attacke) die Hände wieder »wegfliegen«, schafft sie es meistens durch die Stabilität des Holzrückens des Autos ihre Hände allein wieder nach vorne zu holen.
Die sonst sehr ausgeprägte Asymmetrie ist jetzt nur noch leicht im Kopf/Nackenbereich zu sehen. Sie kann sonst nicht allein sitzen, traut es sich aber hier auch zu, ohne die Mutter in der Nähe zu haben.

8.1.7 Abduktionsrolle oder Schrittführungsrolle

Anfertigung Bei der Abduktionsrolle handelt es sich um eine »Hose«, die man den Kindern zwischen den Beinen anzieht. Jeweils von dem Mittelteil zwischen den Beinen geht der Schaumstoff rechts und links, oberhalb des Beckens vorbei und wird zur Fixierung an der Seite mit einem Gurt verschlossen. Die Abduktionsrolle läßt sich je nach therapeutischer Zielrichtung unterschiedlich anfertigen.
Bei Kindern mit einer relativ schlechten Kopf- und Rumpfkontrolle möchten wir einen stabileren Sitz. Der Block zwischen den Beinen wird dann unten eher abgeflacht, und er läßt zu, daß die Kinder sich weiter nach unten absetzen können, ohne daß das Gesäß des Kindes wieder zwischen die Füße sinkt. Die Kinder haben dann beide Hände frei, können mit ihnen spielen, ohne daß dabei allzu große Balancereaktionen ausgelöst würden.
Bei Kindern mit einer besseren Kopf- und Rumpfkontrolle möchten wir einen weniger fixierten Sitz. Der Block zwischen den Beinen wird dann an der Unterseite angerundet und insgesamt auch höher, damit das Gesäß des Kindes deutlich über den Fersen abgesetzt wird. Durch die beweglichere »Sitzfläche« werden die Kinder somit zwangsläufig zu mehr Balancereaktionen angeregt. Bei beiden Sitzpositionen aber ist die Einnahme des Zwischenfersensitzes nicht mehr möglich. Die Füße dagegen sind immer frei beweglich.

Wirkung Sie verhindert das sich Absetzen in den Zwischenfersensitz.

■ Kinder, die den Zwischenfersensitz als stabile Sitzposition einnehmen. ■ Kinder, die sich im »Häschensprung« vorwärts bewegen. ■ Kinder, die beim Krabbeln/Gehen stark zur Adduktion und Innenrotation der Beine neigen.	**Zielgruppen**
Diese so angemessene Abduktionsrolle läßt alle Bewegungsübergänge zu. Das Kind kann sich damit drehen. Es kann krabbeln, sich aufrichten und über den Kniestand/Einbeinkniestand hochkommen zum Stand (Abb. 94).	**Anwendung**

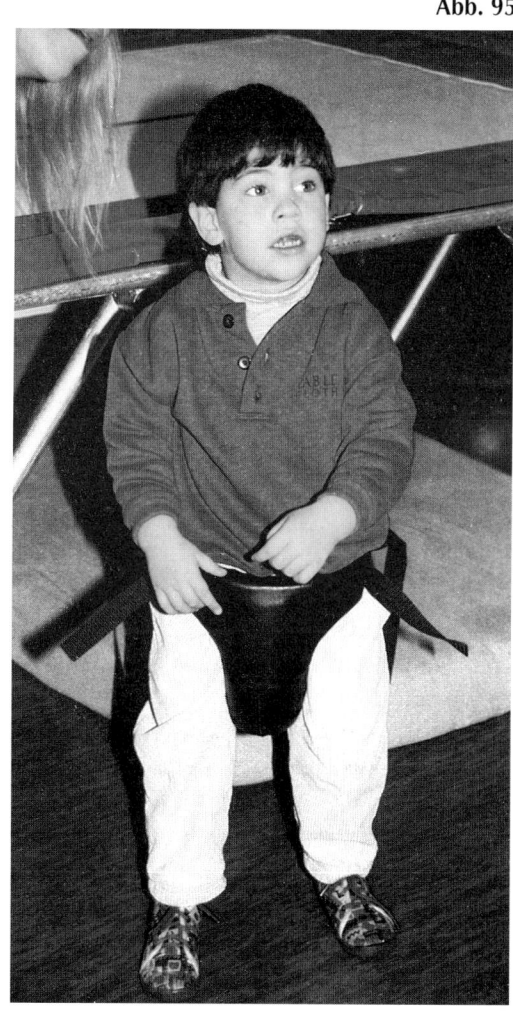

Abb. 95

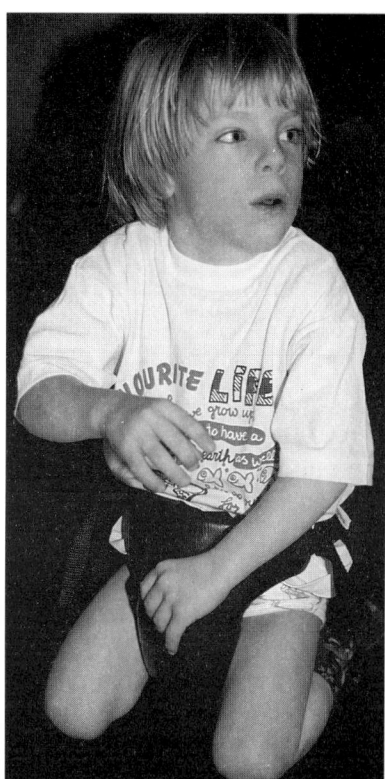

Abb. 94

Die Abduktionsrolle wird oberhalb des Beckens der Rumpfgröße des Kindes angepaßt und mit einem Gurt verschlossen. So verrutscht sie nicht und kann auch beim Gehen angelassen werden (Abb. 95).

8.1.8 Spezial-Fahrrad

Alle Kinder bewegen sich gerne mit einem Fahrzeug. Diesem Wunsch, es den nichtbehinderten Kindern gleichzutun, ist aus psychologischen, aber vor allen Dingen aus therapeutischen Gründen schon frühzeitig nachzukommen.

Beschreibung Im Gegensatz zum handelsüblichen Dreirad sind die Lenksäule und das Pedal zum Treten beim Spezial-Dreirad von einander unabhängig. Die Tatsache, daß die Bewegung der Hände des Kindes und damit ebenfalls an der Lenkstange bei einem Fahrrad, nicht gleichzeitig auch die Stellung der Pedale verändert, erleichtert dem Kinde das gleichmäßige, selbständige Treten, ohne daß die Bewegung der Lenksäule die Fuß- und Beinbewegungen beeinträchtigt. Dies ist der Grund, warum schwer betroffene Kinder besser mit einem Fahrrad fahren (treten) können, als mit einem handelsüblichen Dreirad.

Ein Spezial-Fahrrad hat viele Verstellmöglichkeiten und diverse Einzelteile, die individuell für das behinderte Kind und der jeweiligen Zielsetzung entsprechend, eingesetzt werden können.

Wirkung Mit einem Spezial-Fahrrad kann das behinderte Kind selbständig seinen Aktionsradius erweitern und räumliche Erfahrung sammeln. Selbst wenn kleinere oder schwerbehinderte Kinder anfänglich geschoben werden, bedeutet das Fahrradfahren eine Vorbereitung der Gangschulung. Die Fußsohle steht plan auf dem Pedal. Durch die Eigenbewegung des Rades kommt es zu alternierenden Bewegungen der Beine. Indem die Beine sich abwechselnd strecken und beugen, arbeiten die Extremitäten in verschiedenen Funktionen. Dies bedeutet Vermeidung von »Komplexbewegungen«.

Zielgruppen
- Das Spezial-Fahrrad ist je nach Zurüstung für fast jedes bewegungsbeeinträchtigte Kind einzusetzen (Spastik, Athetose, Ataxie).
- Für Kinder mit starken assoziierten Reaktionen ist es eine »Ersatzbewegung«.
- Kinder mit einer Hemiparese erfahren so eine gleichzeitige Stimulation beider Arme und der Beine.

Anwendung Versorgungsbeispiel für einen Jungen mit einer linksseitigen Hemiparese (Abb. 96a). Dieser Junge kann gehen, stolpert aber oft. Ein längerer Spaziergang ist wegen der schnellen Ermüdung nicht möglich. Beim Gehen schiebt er seine »bessere« Seite vor, und die andere folgt. Er spielt und

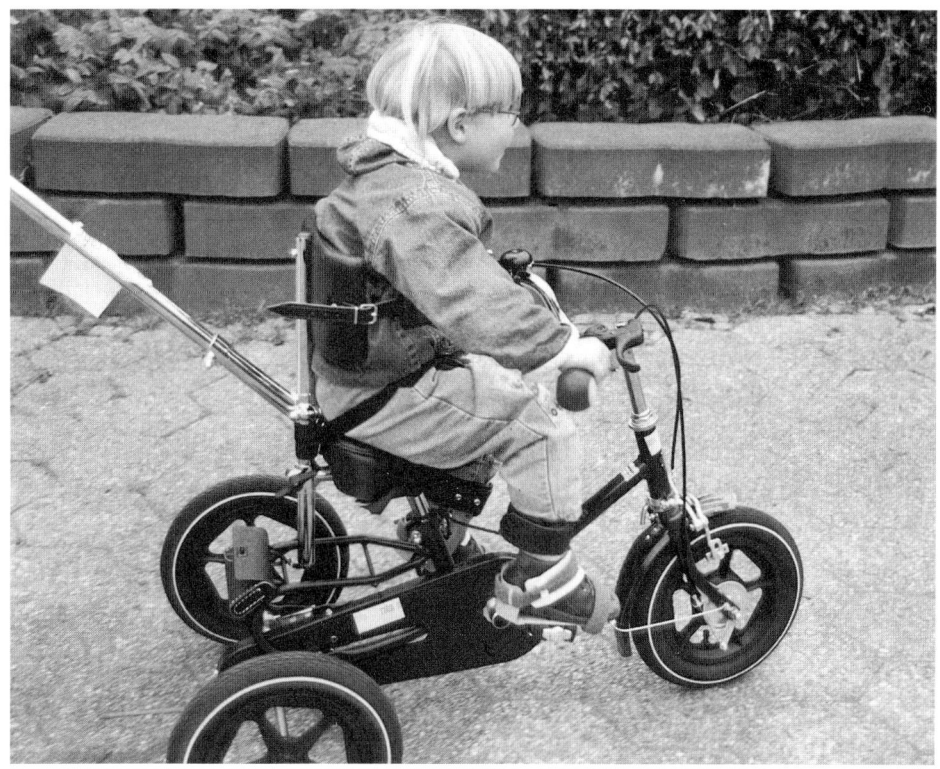

Abb. 96a

arbeitet lediglich mit seiner rechten Hand. Wenn er die linke Hand benutzt (Haltefunktion), dann nur mit dem Handrücken. Beim Fahrradfahren muß er beide Beine gleichmäßig zum Treten einsetzen. Sie werden dadurch im gleichen Bewegungsausschlag gebeugt und gestreckt.

Seine Fahrradversorgung:

Die Sitzhose verhindert, daß der Junge beim Anfahren (hoher Kraftaufwand) nicht »in das Fahrrad steigt«, d.h. das Bein streckt, adduziert und innenrotiert. Sie verhindert auch das Herunterrutschen vom Sattel. Bei richtiger Gurtführung behindert die Sitzhose nicht die Bewegung der Beine. Sie zieht das Becken nach hinten und unten. Die Sitzhose bringt so viel Stabilität des Beckens auf dem Sattel, daß seitliche Pelotten auch bei schwer betroffenen Kindern nicht nötig sind. **Die Sitzhose**

Die Rumpfführung bedeutet Sicherheit für das Kind. Es kann sich teilweise anlehnen, es wird durch den Gurt gehalten, aber sich aufrichten und den Kopf halten, kann es selbständig. **Rumpfführung**

Bein- und Fußführung	Die Bein- und Fußführung verhindert die Adduktion und Innenrotation des Beines. Der Klettverschluß über dem Sprunggelenk ist besonders wichtig. Indem der Gurt den Fuß in der vorgegebenen Beugung fixiert, läßt sich der Spitzfuß vermeiden. Außerdem verhindert er das seitliche Abrutschen des Fußes.
Handmanschette	Die hemiparetische Hand dieses Jungen kann nur schwer den Lenker umgreifen und rutscht bei der kleinsten Gelegenheit wieder ab. Ein symmetrisches Fahren wird so für ihn erschwert (*Abb. 96b*).

Mit dieser Handmanschette läßt sich die Hand um die Lenkstange halten, bei Abduktion und Opposition des Daumens. Der Junge kann so gezielt lenken und bekommt dadurch überhaupt erst eine Chance, seine hemiparetische Hand einzusetzen (*Abb. 96c*).

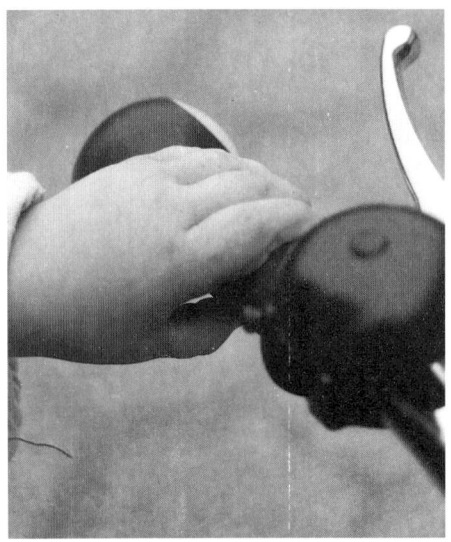

Abb. 96b

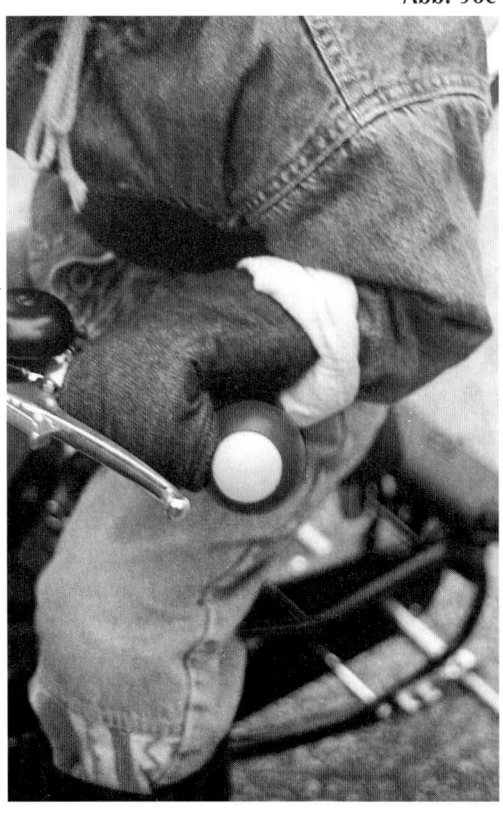

Abb. 96c

Die Handmanschette wird durch eine Reha-Firma hergestellt und in der Größe der Kinderhand angepaßt.

Die beiden losen Klettbänder werden um das Handgelenk des Kindes miteinander verbunden.

Dann wird die Hand des Kindes über die Lenkstange gelegt, wenn es geht, mit abgespreiztem Daumen. Das langabgerundete Stoffteil hängt vorerst noch herunter. Erst wenn die Hand die Lenkstange umgreift, wird der Stoff über den Handrücken gelegt und mit den beiden seitlichen Enden, jeweils alles mit Klette und Flausch versehen, in der Höhe des Handgelenkes miteinander verschlossen. Die Hand bleibt jetzt an der Lenkstange und kann nicht mehr abrutschen.

Anfertigen und Anlegen an die Lenkstange

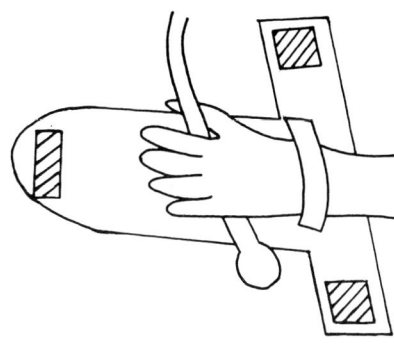

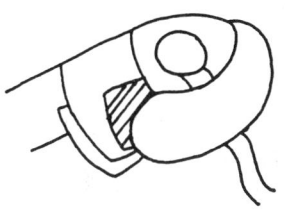

Weitere Gründe eine Handmanschette einzusetzen

▬ Die Handmanschette findet ihre Anwendung bei Kindern, die bei dystonen Attacken dazu neigen, ihre Hände vom Lenker zu lösen. Dies ist häufig eine Unfallgefahr bei athetotischen Kindern. Durch plötzliches Loslassen der Lenkstange (besonders einseitig) kommt es zum Verreißen des Lenkers mit der anderen Hand. Dieses kann durch das Anlegen einer Handmanschette weitestgehend vermieden werden.

▬ Nötig ist die Handmanschette bei Kindern mit einer stärkeren Beeinträchtigung in den oberen Extremitäten. So läßt sich auch der einseitige Zug, den die Kinder oft am Anfang mit ihrer verkrampfteren Hand haben, korrigieren.

▬ Wir benutzen die Handmanschette aber auch bei Kindern mit einer

Zielgruppen und Wirkung

schweren Mehrfachbehinderung. Neigen diese Kinder zu Stereotypien, wie z. B. Kopfschlagen, Augenbohren etc., so kann das Fahrradfahren mit der Handmanschette eine notwendige therapeutische Intervention bedeuten. Werden die Hände am Lenker fixiert, sind die Stereotypien nicht mehr möglich. Andererseits aber erfahren die Hände durch den Druck an die Lenkstange eine Information, und insgesamt erfährt das Kind neue Bewegungsinformationen. Für das Kind bietet sich so eine interessante Alternative. Es erfährt alternierende Bewegungen einzelner Extremitäten, es spürt seine eigene Kraft, und dabei erfährt es noch neben der Koordination die Geschwindigkeit. Wenn wir bedenken, daß die Stereotypie bei dem mehrfachbehinderten Kind oft der Versuch ist, sich aus seiner Isolation zu befreien, so ist dies vielleicht ein Angebot.

- Natürlich setzt das dann mehr Aufrichtehilfen voraus, z. B. Reklinationsbügel etc. Diese Kinder können natürlich nicht allein lenken und evtl. auch nicht selbständig treten. Deswegen werden sie in aller Regel auch noch mit der Schiebestange geschoben.

Abb. 97

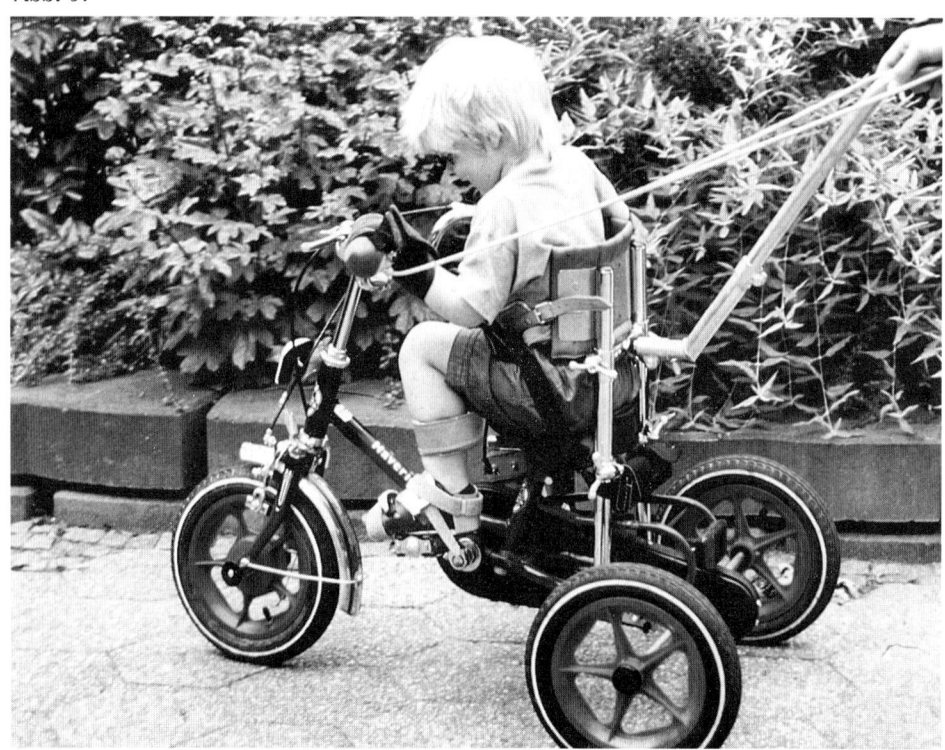

Da das Lenken von der Schiebestange aus von dem Betreuer schwer zu bewerkstelligen ist, haben wir rechts und links an dem äußeren Griff des Lenkers ein Seil angeknotet (*Abb. 97*).

Erleichterung für für Bezugsperson beim Schieben des Fahrrades

Dieses Seil wird dann, am Kind vorbei, an der Schiebestange mit einer Schlaufe befestigt. Jetzt läßt sich das Kind problemlos an der Schiebestange nach vorne fahren und mit dem Seil, wie bei einem langen Zügel im Pferdesport, der Fahrradlenker in seiner Stellung beeinflussen.

Zusätzliche therapeutische Hilfen

Wenn ein größeres zerebralparetisches Kind mit starker Spitzfußtendenz, Adduktion und Innenrotation der Beine gehen kann, ist das Spezial-Fahrrad eine therapeutische Möglichkeit, diese pathologischen Bewegungsanteile zu verringern.

Änderung der Treteinrichtung

Das Fahrrad (ab der 16'er Größe) läßt sich im Zahnkranz anders führen, so daß das Kind rückwärts tritt, dabei aber vorwärts fährt. Durch die Rückwärtsbewegung der Beine wird die Aufrichtung des Beckens, das Durchstrecken der Kniegelenke und das Belasten des Rückfußes gefordert. Die Anstrengung ist fast die gleiche wie das Vorwärtstreten und wird von den meisten Kindern toleriert.

Sollte es wider Erwarten dann aber doch nicht möglich sein, so läßt sich mit wenigen Handgriffen die Fahrradkette verkürzen und läuft somit wieder über einen Zahnkranz vorwärts. Andersherum aber läßt sich der »Rückwärtsgang« nicht nachträglich einbauen.

Da das wenig stabile Sitzen auf dem normalen Sattel häufig Unsicherheiten auslöst und damit wieder pathologische Bewegungsanteile, gilt es häufig einen extra breiten Sattel zu benutzen (z. B. einen Mofasattel).

Auswahl des Sattels

Wenn die Beine zu kurz bis zu den Pedalen sind, das Fahrradfahren aber schon einen therapeutischen Sinn hat, kann man mit Kurbelverkürzern die notwendige Anpassung an die Beinlänge erreichen. In Verbindung mit einem Kurbelverkürzer ist häufig der Mofasattel, der in sich höher ist als ein normaler Sattel, schon von Anfang an einsetzbar.

Kurbelverkürzer

8.1.9 Fahrradanhänger

Immer wieder werden wir nach Möglichkeiten gefragt, auch schwerer betroffene Kinder mit einer Mitfahrgelegenheit zu versorgen (in einer Zeit, wo das Fahrradfahren wieder eine »Renaissance« erlebt, ist dieses nötig).

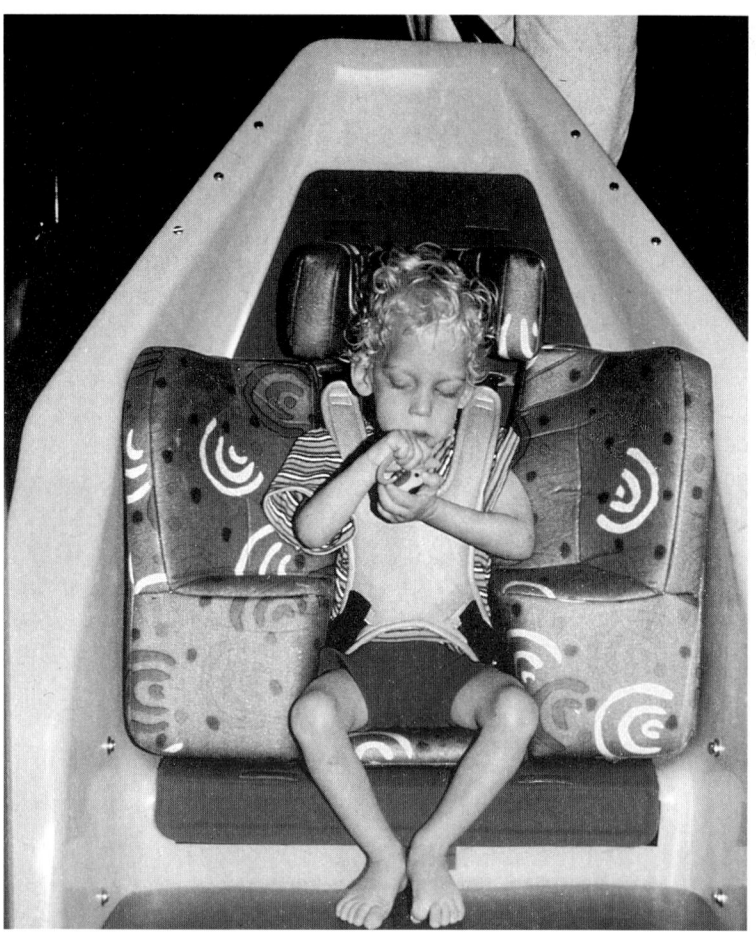

Abb. 98

Einerseits läßt solch ein Hilfsmittel dem bewegungsgestörten Kinde ein anderes Bewegungsangebot zu, andererseits ermöglicht es aber auch den Eltern, gemeinsam mit anderen Freunden, Bekannten und Geschwistern draußen zu sein.
Dieser Fahrradanhänger eignet sich besonders gut durch seine Zurüstungsmöglichkeiten für die zerebralparetischen Kinder.
Der Junge leidet unter einer starken Bewegungsunruhe (Choreoathethose). Ist er so angeschnallt, können die Eltern mit ihm und den anderen Geschwistern zusammen eine Fahrradtour machen (Abb. 98). Die Rumpfführung ist exakt seinen Körpermaßen angepaßt, ebenfalls die Kopfstütze. Wenn die Arme aber bewegt werden, so werden sie durch die abgepolsterte Umgebung geschützt.

8.2 Aktiv-Rollstuhl

8.2.1 Grundsätzliche Überlegungen zur Versorgung mit einem Rollstuhl

Groß ist das Angebot der Kinderrollstühle, genauso zahlreich sind die gegensätzlichen Meinungen, Ängste und Vorschläge zur Verordnung eines Rollstuhles. Dies erklärt sich unter anderem aus dem unterschiedlichen Personenkreis

- der Kinder
- der Eltern
- der Therapeuten.

Den *Kindern* macht es spontan Spaß, sich zu bewegen.
Sie genießen die Bewegungserleichterung mit der sie selbständiger die nun für sie größer werdende Umwelt erforschen können. Sie werden aufmerksam für ihre Umgebung, machen eigeninitiativ Erfahrung mit

- Schnelligkeit
- Koordination
- Krafteinsatz
- Bewegung im Raum
- Wegfahren
- auf jemanden zufahren.

Sich gezielt irgendwohin zu bewegen ohne allzugroße Anstrengung, macht selbstbewußt. Bewegung wird so positiv erfahren. Aber diese Eigenaktivität macht neben dem Spaß und den Erfolgserlebnissen auch dem Kind bewußt, daß z. B. Treppen und Stufen sich so nicht meistern lassen. Das Kind aber an die so gewonnene Selbständigkeit gewöhnt, ist jetzt deutlich motivierter, den Stand und das Gehen gezielt zu üben. Nun ist es auch seine eigene Motivation. Kinder, die sich immer nur unter größter Mühe fortbewegen, erleben die Bewegung als anstrengend. Sie werden ängstlich, fürchten den Mißerfolg und meiden immer mehr die Anstrengung. Wenn sie durch die Erleichterung des Rollstuhls überhaupt erst einmal verschiedene Bewegungserfahrungen gemacht, den Spaß und den Erfolg ihres Tuns erlebt haben, ist es wiederum dann auch ihre eigene Motivation, zu stehen und das Gehen weiter zu üben, einfach auch deswegen, weil das Kind jetzt selbst Hindernisse etc. erlebt hat.

Für die *Eltern* bedeutet oft eine Rollstuhlversorgung das Ende der motorischen Entwicklung des Kindes. Dieses möchten sie so lange, wie es irgend geht, hinausschieben. Ihre Angst ist, daß das Kind – im Rollstuhl sitzend –

faul wird, sich schieben läßt und das Ziel selber zu laufen damit für immer aufgibt. Dies ist nach unserer Erfahrung so nicht der Fall.

Für den *Therapeuten* bedeutet die Rollstuhlversorgung eine Unterstützung der motorischen Förderung.

Ein Kind möchte sich bewegen, möchte selbst entscheiden, wohin es will. Der Wunsch der Fortbewegung und damit das Sammeln von Bewegungserfahrungen, ist jedem Kind eigen und ein unverzichtbarer Motor zur Förderung der Eigeninitiative. Diese Bewegungsentwicklung gilt es auf jeden Fall zu unterstützen.

Ein Rollstuhl, der zur Mobilität und eigenständigen Fortbewegung eingesetzt wird, muß eine Bewegungserleichterung für ein behindertes Kind sein. Keineswegs aber darf ein Aktiv-Rollstuhl dazu führen, daß ein zerebralparetisches Kind, nur um den Rollstuhl vorwärts zu bewegen, eine enorme Kraft aufwenden muß. Auf gar keinen Fall darf diese vermehrte Anstrengung die gefürchteten assoziierten Reaktionen (pathologische Bewegungsantworten) auslösen. Manchmal machen notwendige Korrekturen eine Fixierung im Rollstuhl wegen der pathologischen Haltungen und Bewegungen nötig, so daß ein selbständiges Anschieben von den Kindern dann nicht zu leisten ist. Dieses Bedürfnis des Kindes nach selbständiger Fortbewegung, aber auch nach Bewegungserleichterung, müssen mit den therapeutischen Notwendigkeiten genauestens gegeneinander abgewogen werden und machen dann evtl. sogar eine Elektro-Rollstuhlversorgung nötig.

8.2.2 Was die Mobilität des Rollstuhls bewirkt

Der Drehpunkt des Rollstuhls und der Schwerpunkt müssen dicht beieinander liegen. Damit wird der Kraftaufwand des Kindes beim Schieben, besonders beim Drehen des Rollstuhls, auf ein Minimum reduziert. Das erste Anschieben, besonders bei luftbereiften, quergestellten Vorderreifen, bedeutet eine große Kraftanstrengung (Gefahr der assoziierten Reaktion). Daher empfiehlt sich meistens der Vollgummireifen.

Dem Kind soll bei gutem Sitz eine leichte, selbständige Fortbewegung möglich sein. Wichtig dafür ist die richtige Einstellung der Hinterräder. Werden die Hinterräder des Rollstuhls weit hinten angesteckt (oder evtl. geschraubt) verhindern sie das schnelle Umfallen des Rollstuhles nach hinten. Dies ist im Sinne der Mobilität allerdings nicht anzuraten. Möchte man, vor allen Dingen am Anfang des Rollstuhltrainings, den Schutz vor dem Umfallen nach hinten bewirken, läßt sich sinnvollerweise besser ein zusätzliches Sicherheitsrad anbringen.

Zur Mobilität gehört das Ankippen des Rollstuhles, um z. B. auf einen Bordstein hochzukommen. Dies ist der Grund, daß die Hinterräder weiter vorne angebracht sein sollten, um ein schnelleres Drehen und Ankippen zu gewährleisten. Ein starrer Rahmen hat bessere Fahreigenschaften als ein Rollstuhl, der zusammengelegt wird. Diese Bedürfnisse des Kindes, aber auch der Eltern, müssen bedacht werden.

8.2.3 Kriterien der Versorgung

Der Rollstuhl muß immer auf die jeweilige Größe und Bedürfnisse des Kindes eingestellt werden.
Dazu gehören

- die Sitzbreite
- die Sitztiefe
- die Fußstütze
- die Rückenlehne
- die Schiebegriffe
- die Farbzusammenstellung.

Die Sitzbreite muß genau auf die Körperbreite ausgemessen sein. Der Rollstuhl darf nicht auf Zuwachs verordnet werden, denn sonst muß das Kind, um an die Greifreifen zu kommen, die Arme zu weit nach außen abwinkeln. Dies bedeutet bei unphysiologischer Haltung des Oberkörpers und der Arme einen hohen Kraftaufwand.

Sitzbreite

Sie muß exakt auf die Oberschenkellänge des Kindes abgemessen sein. Ist sie wesentlich länger, wird das Kind mit dem Gesäß nach vorne gezogen. Das Becken kippt nach hinten, und es besteht die Gefahr des Rundrückens. Drückt die Stoffbespannung in die Kniekehle des Kindes, baut es mehr Spannung auf. Außerdem führt dieser Druck auf die Dauer zu Durchblutungsstörungen.

Sitztiefe

Die Fußstütze muß auf die Unterschenkellänge eingestellt sein, darf aber trotzdem nicht die 360° Grad Drehung des Vorderrades beeinträchtigen. Sie sollte so angebracht werden, daß es dem Kinde ermöglicht wird, allein heraus und herein zu klettern.

Fußstütze

Rückenlehne   Die Rückenlehne sollte in aller Regel mit dem Bezug nur bis zum Schulterblatt reichen. Das Kind darf in seiner Bewegung des Schulter- und Kopfbereiches nicht eingeengt werden.

Schiebegriffe   Ein Kinderrollstuhl braucht immer *Schiebegriffe*. Sie müssen unabhängig von der jeweiligen Rückenlehne zu verstellen sein. Den Eltern muß es möglich sein, in ihrer Höhe den Rollstuhl zu schieben.

Farbzusammenstellung   Der Rollstuhl soll kindgerecht aussehen. Die meisten Hersteller bieten frische, fröhliche Farben an, die man je nach Geschmack miteinander kombinieren kann. Bei der Erstversorgung müssen die Eltern wissen, daß ein Rollstuhl eine gewisse Zeit, immer dem Wachstum angepaßt, nachgerüstet werden kann. Die Farben des Rahmens bleiben somit eine längere Zeit erhalten. Die Stoffbespannung wird öfters ausgewechselt und läßt sich so eher den wechselnden Wünschen angleichen.

8.2.4 Die Zurüstungsmöglichkeit eines Aktiv-Rollstuhls

Möchten die Kinder von ihrer Gesamtentwicklung her sich selbständig fortbewegen, läßt aber eine erhebliche Beeinträchtigung der Rumpf- und Kopfkontrolle dies so nicht zu, dann reicht oft ein Rollstuhl ohne zusätzliche Hilfen allein nicht aus.
Hilfen und Korrekturen können folgendermaßen aussehen:

- Kinder mit einer Tendenz zur asymmetrischen Beckenhaltung benötigen einen Rollstuhl mit einer festen Sitzfläche, evtl. unterstützt durch einen Beckenbügel.
- Kinder mit der Neigung zu einem Rundrücken benötigen einen Rollstuhl mit einem festen Rückenteil.

Wenn bei jeder Aktivität des Kindes, das Becken oder die Wirbelsäule dennoch verrutschen, so ist das eine Indikation, erweiterte Korrekturen einzubauen. Diese reichen von fester Sitz- und Rückenbespannung mit der dazugehörenden Begurtung über die Versorgung mit Ergoline-Sitz und/oder Ergoline-Sitzschale im Rollstuhl. Den Kindern wird so ein korrekter Sitz ermöglicht, der auch bei Aktivitäten beibehalten werden kann. Werden die Kinder im Rollstuhl zur Schule transportiert, so ist eine Kopfstütze zwingend vorgeschrieben. Diese läßt sich leicht für die Autofahrt anbringen, kann aber zum selbständigen Fahren wieder entfernt werden.

8.2.5 Grenzen der Versorgung und alternative Fallbeispiele

Schwierig und im Einzelfall genau zu überlegen ist die Verordnung eines Aktiv-Rollstuhls, wenn die Kinder zu starken assoziierten Reaktionen neigen. Die Kinder schaffen es evtl. auf der geraden Fläche unter allergrößter Anstrengung wenige Meter zu fahren. Dann aber nimmt der Tonus dermaßen zu, daß ihre Bewegungen immer mühsamer werden. Der Speichelfluß nimmt zu, die Stimme wird immer leiser, und fordert man die Kinder zu weiterem Tun auf, werden sie nur noch fester, oder aber sie benutzen die vorhandenen pathologischen Muster und werden somit häufig noch deutlich asymmetrischer in ihrer Haltung. Dies kann und darf im Sinne der Bewegungserleichterung kein Ziel sein. Entweder können die Kinder, bei gut gehaltenem korrigiertem Oberkörper, die Arme zum Anschieben des Rollstuhls benutzen, z. B. in einer Ergoline-Sitzschale, oder aber man sucht nach anderen Bewegungsaktivitäten (Fahrradfahren etc.). Dann wird als Rollstuhlversorgung, zur selbständigen Fortbewegung, die Verordnung eines Elektro-Rollstuhls notwendig.

■ Kinder mit Muskelerkrankungen **Zielgruppen**
■ Kinder, die eine starke motorische Bewegungsbeeinträchtigung im Oberkörper oder/und Armen haben (Athetose).
■ Kinder, die einen extrem hypotonen Rumpf haben, so daß ihnen jede Aufrichtung schwer fällt. Wenn sie versuchen, die Greifreifen anzuschieben, schaffen sie dies nur unter Zuhilfenahme pathologischer Reaktionen. Dieser Tonusaufbau schiebt die Hüfte in die Streckung (Gefahr der Hüftluxation). Diese Asymmetrie setzt sich in der Wirbelsäule fort und beeinträchtigt evtl. auch den Mundschluß (Mischformen der Spastik und Athetose).

Auch ein körperlich schwer beeinträchtigtes Kind muß die Möglichkeit **Wirkung** erhalten, Bewegungserfahrung zu sammeln. Bei gleichzeitig gutem Sitz kann es so seine Selbständigkeit entwickeln, ohne daß es zur Zunahme der pathologischen Haltungen und Bewegungen kommt.

***Beispiel
für einen
Alternativ-
Vorschlag***

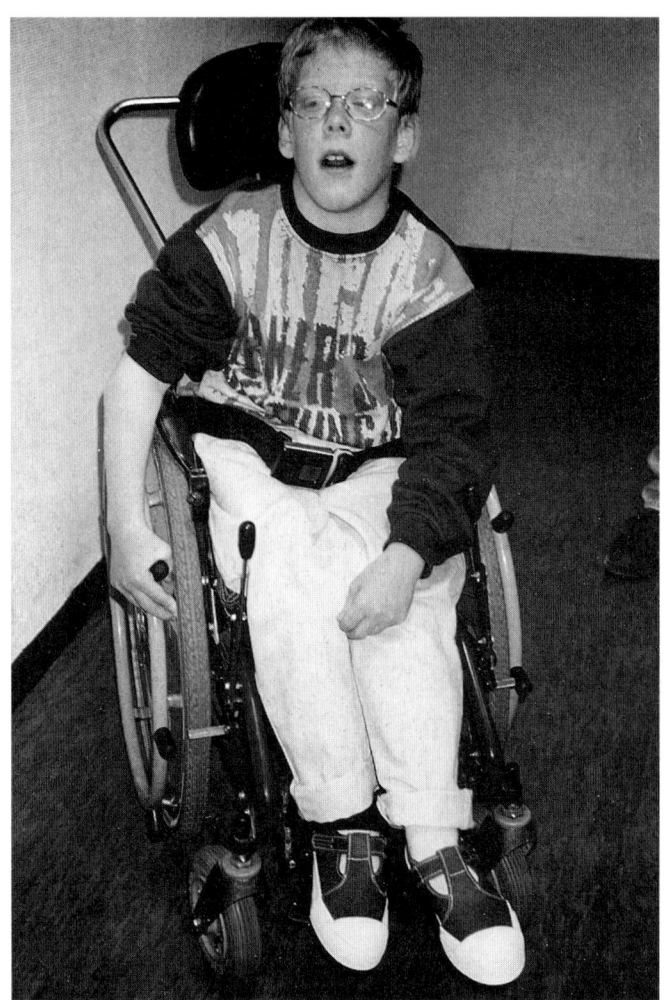

Abb. 99a

1. Fallbeispiel Dieser Junge hat eine zerebrale Bewegungsstörung mit einer Mischform von Spastik und Athetose (*Abb. 99a*). Er kann in Ruhe kurzfristig relativ aufrecht sitzen. In dieser Position ist ihm aber dann nichts weiteres möglich. Weder eine isolierte Kopfbewegung, noch Sprache oder gezielte Armbewegungen geschehen, ohne daß der Junge seine Kopfkontrolle verliert, im gesamten Rumpf in sich zusammensackt, und deutlich nehmen dann die Streckbewegungen im Becken/Bein-Fußbereich zu. Um aber sitzen bleiben zu können, setzt er seinen Arm zum Abstützen ein. Ohne jede weitere Aktivität kann er so etwas länger stabil sitzen bleiben. Deutlich kann man schon in dieser Ruheposition die asymmetrische Haltung erkennen.

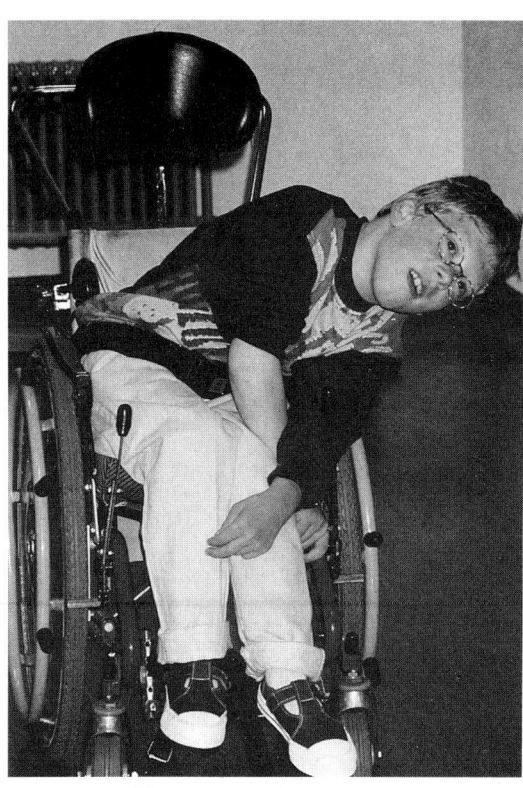

Abb. 99b

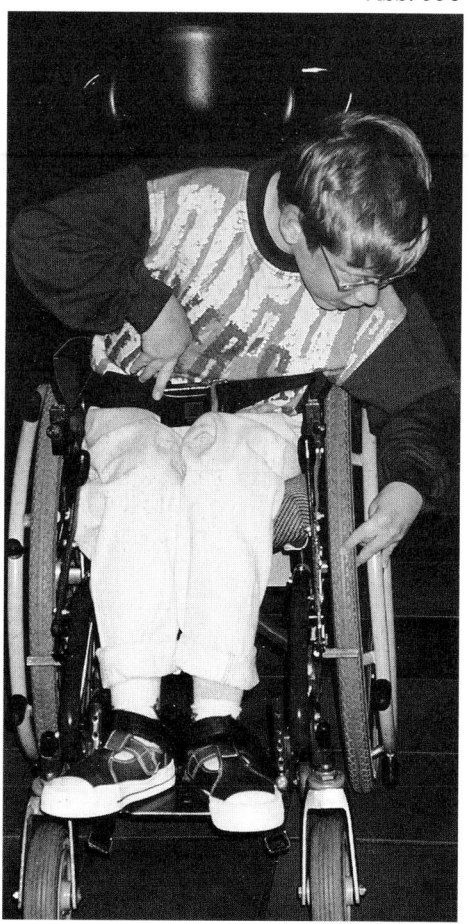

Abb. 99c

Es ist dem Jungen jedoch nicht möglich, lange so aufrecht zu sitzen. Seine Ruheposition ist in aller Regel die nach links abgeknickte Rumpfhaltung. Wieder ist es sein rechter Arm, der das Gewicht des Oberkörpers abfängt (*Abb. 99b*). Der angelegte Beckengurt (siehe Kapitel 6.6.1) verhindert nicht die asymmetrische Haltung des Beckens. Um sich aus dieser Position wieder aufzurichten, setzt der Junge assoziierte Reaktionen ein.

Das folgende Foto zeigt den Jungen beim Schieben seines Rollstuhles.

Spontan setzt er seine linke Hand ein. (*Abb. 99c*). Dies ist die Haltung, während er den Rollstuhl nach hinten schiebt.

Obwohl das »Ziehen« des Rollstuhles nach hinten im Bewegungsansatz für den Jungen leichter ist, sieht man deutlich den vermehrten Tonusaufbau sowie die pathologischen Haltungen und Bewegungen im ganzen Körper.

Er kann immer nur mit einer Hand seinen Rollstuhl anschieben. Dieser enorme Tonusaufbau ist für den Jungen nötig, um seinen Rollstuhl nach vorne zu schieben.

Die assoziierten Reaktionen haben sich nun unverhältnismäßig verstärkt. Der Junge kann in dieser Phase nicht mehr seinen Speichel herunterschlucken. Deutlich ist auch die vermehrte Adduktion und Innenrotation der Beine zu sehen (Abb. 99d).

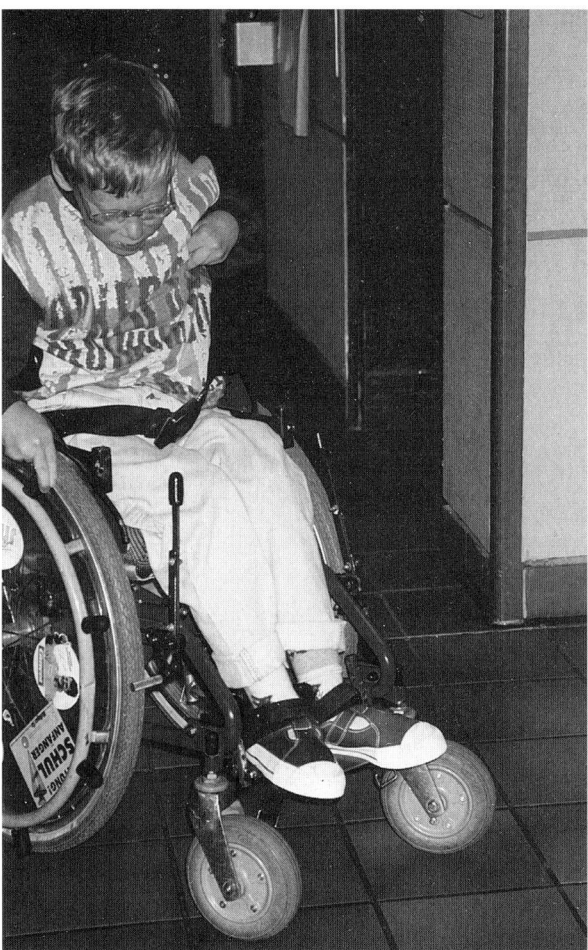

Diese Anstrengung, die das Rollstuhlfahren für den Jungen bedeutet, verlangt nach einer besseren Alternative. Ohne dem Jungen seine Selbständigkeit zu nehmen, gilt es, den therapeutischen und medizinischen Bedürfnissen besser entsprechend, nach einer Alternative zu suchen.

Abb. 99d

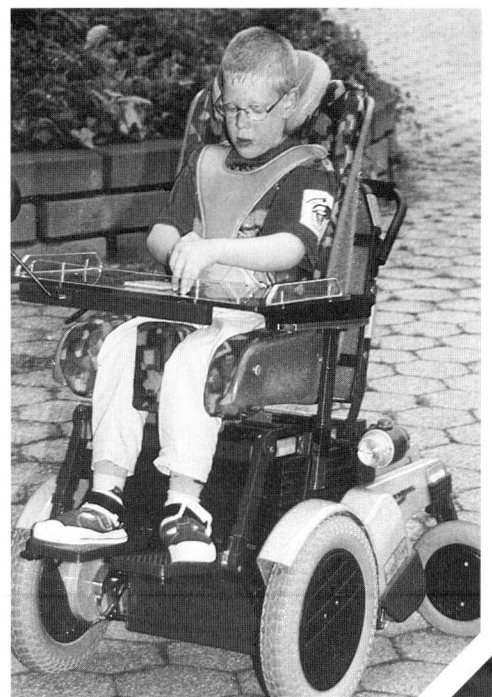

Wir haben uns zur Versorgung mit einer Sitzschale entschlossen. Hier kann der Junge aufrechter, symmetrischer und mit Korrekturhilfen besser sitzen und mit der Versorgung eines Elektro-Rollstuhles sich allein fortbewegen (*Abb. 99e*).

Abb. 99e

Deutlich ist zu sehen, daß er seinen Kopf symmetrisch aufrecht hält. Der Mund ist geschlossen. Die Augen schauen nach unten und zur Seite, denn da ist (leider im Foto nicht zu sehen), der Rückwärtsspiegel, in den er hineinschauen kann. Obwohl seine rechte Hand »arbeitet«, bleibt der Oberkörper in der Mitte (*Abb. 99f*).

Abb. 99f

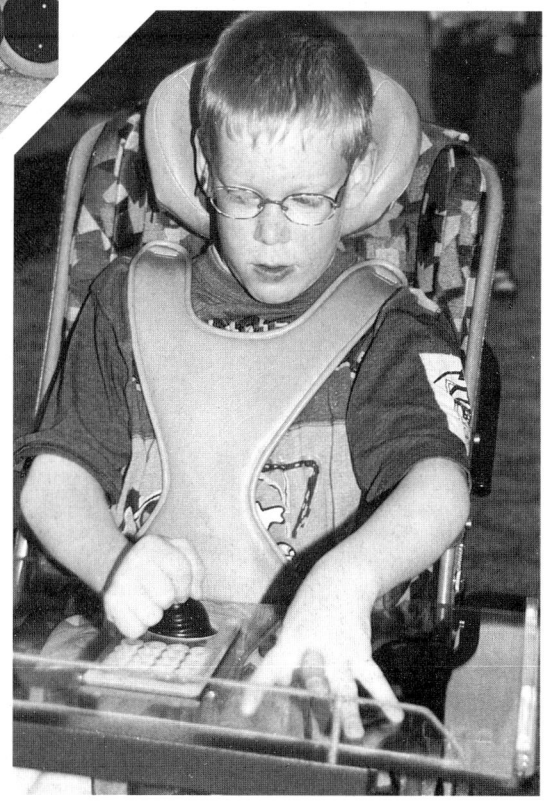

Dies sind die ersten Minuten im Stuhl. Bei einer späteren Nachkontrolle muß man schauen, ob die Spannung im anderen Arm nachgelassen hat, oder ob man für den Arm noch eine bessere Ablage einrichten muß.
Die Auswahl des E-Rollstuhls ermöglicht diesem Jungen das Verändern seiner Position. Er kann die Sitzeinheit nach oben fahren, z. B. um den Ampelknopf zu bedienen, oder auch sich herunterfahren, um auf der Ebene der anderen Kinder zu sein.

2. Fallbeispiel Dieser Junge möchte und soll sich alleine fortbewegen. Er kann nicht gezielt mit seinen Händen die Greifreifen eines Rollstuhls umgreifen, um sich so vorwärts zu bewegen (Athetose).
Ihm haben wir eine Ergoline-Sitzschale verordnet. Der symmetrisch aufrechte Sitz ist ihm durch den Beckenbügel (siehe Kapitel 6.5.1) und die Reklinationsbügel (siehe Kapitel 6.5.10) möglich.

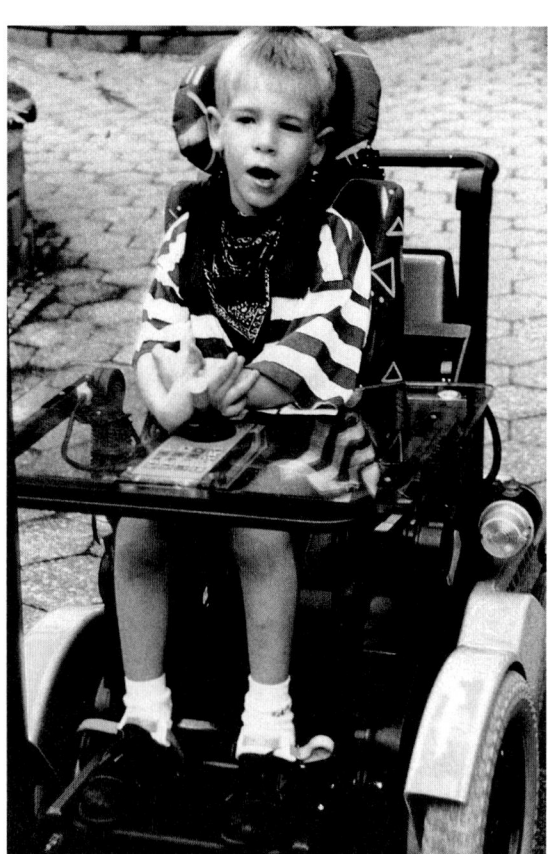

Mit diesem Elektro-Rollstuhl kann er nicht nur selbständig überall hinfahren, sondern sich auch in verschiedenen Positionen, wie im vorherigen Beispiel, nach oben oder unten fahren. Da der Junge noch Schwierigkeiten hat, seine Finger gezielt einzusetzen, bedient er diese Funktionen mit einem Scannersensor (*Abb. 100*).
Durch das Aufleuchten der jeweiligen Symbole auf der Tastatur kann der Junge die anderen Funktionen, wie Blinker, Beleuchtung etc. bedienen, indem er mit dem Handrücken auf die Bedienungsebene drückt, sobald das gewünschte Symbol aufleuchtet. So bedient er Anfang und Ende der jeweiligen Funktion.

Abb. 100

Literatur

FINNIE, N. R.
Hilfe für das cerebral gelähmte Kind
Otto Maier Verlag, Ravensburg, 1976

FLEMIG, I.
Normale Entwicklung des Säuglings und ihre Abweichungen
Georg Thieme Verlag, Stuttgart, 1979

KALBE, U.
Hilfsmittelversorgung bei Kindern mit Körperbehinderungen
Gustav Fischer Verlag, Stuttgart, 1995

KALBE, U.
Die Cerebral-Parese im Kindesalter
Gustav Fischer Verlag, Stuttgart, 1991

MANNS, A. und SCHRADER, A. C.
Ins Leben tragen
Beiträge zur Ethnomedizin - Band I
Verlag für Wissenschaft und Bildung, Berlin, 1995

PIAGET, J.
Das Erwachen der Intelligenz beim Kinde
Klett Verlag, 1969

SCHLACK, H. G., LARGO, R. H., MICHAELIS, R., NEUHÄUSER, G. und ORTH, B.
Praktische Entwicklungsneurologie
Hans Marseille Verlag GmbH, München, 1994

SCHLACK, H. G.
Stimulation der Körperwahrnehmung bei zerebraler Bewegungsstörung. Theoretische Grundlagen und praktische Bedeutung
Bewegung und Entwicklung, Heft 27, 1994

Sachregister

Abduktionsblock 123, 147f, 164, 194f, 203, 258
Abduktionsführung 174
Abduktionsgurte 147, 164
Abduktionskeil 144, 146ff, 182f
Arbeitssystem 210
Armauflagen 129, 178
Armfixierung 178
Armführung 129, 178
Armhaltung 123
Armstütz 39, 124
Artikulation 29
Ataxie 17f, 81, 85, 160, 262
Athetose 17f, 38, 53, 59, 62, 82, 85, 87, 112, 136, 147, 151, 162, 164, 178, 192, 198, 254, 262, 273f, 278
athetotisches Kind 39, 85
Atmung 17, 21, 24, 28f, 39, 41, 50, 58, 69, 78, 81, 137, 192, 208f, 213, 217
Auspolsterung 168, 242
Autoschlauch 106, 108, 110, 248
Autositz 46f, 150, 168, 239ff

Babybügel 140
Badehilfe 44
Basistaschen 206, 212, 218
Beckenaufrichtung 39, 57, 76, 87, 89f, 110, 139, 144, 151, 182, 218, 220
Beckenbügel 129, 134, 139, 144f, 150, 159, 162, 164, 175, 182, 187, 189, 218, 220, 272, 278
Beckenfixierung 129, 182
Beckengurt 158, 275
Bedienungsgerät 207, 209
Beinkorrektur 144

Beintuch 59, 87, 89f
Bewegungsdruck 208f, 228
Bewegungserleichterung 14, 32, 37, 57f, 192, 208, 246, 269f, 273
Bewegungspausen 209
Bewegungsrichtung 211
Bewegungstaschen 206, 214
Bleiplatten 84
Bleiweste 21, 84ff
Brustgurt 133, 144, 149, 160

Choreoathetose 123

Deformität 31, 48
Diparese 16, 139, 257
Dissoziation 86
Drehmechanismus 244
Drehpunkt 270
Dreieckskeil 117, 119
Dreirad 262
Druckknopffixierung 233

Einschlafhilfe 109
Elastische Binde 74
Entlastungslage 120
Ergotherapie 47
Ermüdbarkeit 29
Essenssituation 41, 46, 59, 69, 167, 168

Fahrrad 262f, 267
Fahrradanhänger 268
Fazilitation 21, 27, 33, 37ff, 70, 207
Fehlhaltung 186
Fersenkante 139, 149
Fixierungsgurte 143

Flüssigschaumstoff 191, 192
Fortbewegung 17, 46, 48, 246, 248, 257, 260, 270, 273
Fußfixierung 148
Fußbank 19, 184f
Fußbrett 139, 148f, 230, 234, 242
Fußfixierung 223
Fußführung 148f, 264
Fußschalen 129, 148
Fußstütze 232, 271
Füttern 20, 29, 31, 47, 167, 213

Gesichtszüge 126
Gewichtsverlagerung 31, 37, 70ff, 124, 213, 217, 248, 256
Gewohnheitshaltung 162, 171, 209
Gurtsystem 171

Habituation 27, 78f, 207
Halbrolle 117f, 123
Handling 39f, 58, 93
Hängematte 61, 251ff
Häschensprung 246, 260f
Hinterhauptpolster 175
Holzauto 259f
Hüftdysplasie 130
Hüftluxation 35, 106, 113, 171, 195, 210, 257, 273
Hypertonie 15
Hypotonie 79, 82, 162, 170, 192, 208

Inhibition 21, 27, 33, 37ff, 50, 57, 207, 210, 248
Innenausstattung 165, 172, 189f, 205, 230
Intervention 20, 30, 56, 266
Isolation 25, 266

Körperbewußtsein 22
Körperwahrnehmung 22

Keil 116, 122f, 241
Kieferkontrolle 70, 171
Kippgefahr 166
Klappmechanismus 234
Klimaaustausch 166
Klippverschluß 140
Knieführung 129, 130f
Kommunikation 41ff, 58, 94f
Kontraktur 31, 93
Kontrakturprophylaxe 129
Kopfhaltung 20, 35, 38, 63, 69f, 95, 97, 136, 164, 188
Kopfstütze 134, 153, 161, 164ff, 176f, 184, 187f, 191, 194, 199, 204f, 213, 230, 232, 235, 268, 272
Körperbehinderung 26, 172
Körperbewußtsein 79, 103
Körpererfahrung 106
Körpermaße 168f
Körperstellung 17, 21, 176
Körperstimulation 27f, 75, 78, 235
Körperwahrnehmung 16, 27, 28, 38, 49f, 65, 74, 81, 137, 251, 254, 279
Korrekturhilfen 12, 129, 135, 142, 144ff, 152, 158, 159f, 162, 164, 168, 172, 178, 230, 240, 242, 277
Kostenträger 74, 205, 234
Kraftaufwand 17, 31, 263, 270, 271
Kunstleder 53, 116, 145f, 152
Kurbelverkürzer 267

Lagerungshilfen 44, 94, 206
Lagerungskeil 116, 117, 123, 125, 127
Lagerungskissen 25, 38, 112
Laufhilfe 86
Lendenanstützung 151, 160f, 220
Lendenpelotte 173f
Lenkstange 262, 264ff
Liegelind 166
Logopädie 47

Luftbereifung 166
Lufttaschen 155, 206 ff, 210, 214 f, 218, 226 ff
Luxation 31, 135

Mobilisation 207 ff, 227
Mofasattel 267
Muldenform 111, 119, 122, 164
Mundschluß 39, 177, 273

Nachtlagerung 116
Nackenanstützung 164
Nackenrolle 21, 38, 47, 68 ff, 176, 205
Nahrungsaufnahme 21, 28 f, 34, 41, 47, 58, 69, 79, 109, 138, 171
Neigungswinkel 166, 178 f, 242
Neopolen 154
Neopren 154

Opisthotone Haltung 69, 72, 123, 128, 151, 153, 176
Opisthotonus 20

Papprolle 56 f, 256
Pedal 262
Pflummiball 249 f
Physioformball 249
Polstereinheiten 168

Regenschutz 170
Rehakinderwagen 230, 232, 234
Reklinationsbügel 7, 155, 160, 163 f, 219, 221, 223, 266, 278
Relaxschaum 194
Rhythmus 17, 21, 38, 78, 81, 247, 257
Rollbrett 257, 258
Rolle 10, 20, 56 f, 70, 99, 165, 257
Rollstuhl 144, 148, 150, 158 ff, 162 ff, 169, 227, 269 ff, 275 f

Rumpfaufrichtung 37 ff, 143, 150, 157, 160, 173 f, 182, 187, 234
Rumpfführung 132 ff, 149, 170, 172, 179, 181 f, 184, 186, 191, 195, 200, 205, 245, 257 f, 263, 268
Rumpfkontrolle 16, 24, 38 f, 74, 76, 81, 83, 129, 137, 138, 144, 158, 167, 170, 172, 232, 260
Rumpfkorrektur 144, 149
Rumpfmieder 74, 76 ff, 81
Rumpfpelotten 164, 219
Rumpfstabilisation 127
Rumpftuch 21, 38, 59, 81
Rumpfweste 156

Sandsäcke 99
Sattel 263, 267
Scannersensor 278
Schalenrand 144, 155, 173 ff, 179, 189, 200, 204, 240
Schalenrücken 145, 152, 155, 160 f, 163, 165, 168, 173, 175 f, 182, 186, 190, 194 ff, 204, 219, 221
Schalensitz 165, 171, 220, 240
Schaukel 25, 46, 251, 254 f
Schiebegriff 167
Schiebestange 234, 266 f
Schlitzführung 152
Schrägbrett 128
Schuh 85
Schultertuch 59 ff, 65 ff, 133
Segmenttisch 180
Sehvermögen 29, 63
Seitenteile 174, 187, 244
Sekretlösung 56
Sekundärschäden 34, 48, 171
Sensorbedienung 192
Sensorische Integration 27
Sicherheitsgurt 241
Sitzbreite 159, 271

Sitzfläche 139, 142, 146 f, 160, 162, 165, 174, 182, 191, 194, 198, 204, 218 ff, 225, 241 f, 260, 272
Sitzhaltung 142
Sitzhöcker 142, 213, 217
Sitzhöhe 76, 139 f, 159
Sitzhose 59, 91 f, 118, 145 ff, 185, 188, 233, 241, 263
Sitzkeil 146, 148, 241 f
Sitzschale 19, 46 f, 138, 145, 148, 151, 153, 165 ff, 172 f, 175 f, 179 ff, 183, 185, 189 ff, 195, 200, 205, 208, 210, 217, 222 f, 240, 255, 277
Sitztiefe 139 f, 159, 162, 165, 183, 185, 194 f, 242, 245
Sitztiefenregulierung 182 f, 185, 231, 242, 245
Sitzwinkel 167, 232, 241
Skoliose 35, 128, 156, 162, 171, 184, 186, 192 f, 195, 208, 211
Spastik 15 f, 18, 70, 82, 147, 151, 162, 164, 254, 257, 262, 273 f
Speichelfluß 198, 273
Spina bifida 87, 175
Spitzfuß 264
Sprache 28, 137, 198, 274
Stabilität 21, 38 f, 68, 70, 77, 81, 112 f, 139, 148, 159, 167, 178, 195, 253, 260, 263
Stehständer 39, 67, 78, 93, 128 ff, 133, 134, 206, 217, 227 f
Stereotypien 25, 178, 265 f
Steuergerät 178, 202
Stimulation 25, 27, 29, 37 ff, 74, 81, 102, 172, 206 f, 236, 247, 251, 262, 279
Straßenuntergestell 167
Strecktendenz 182, 184, 238
Stützkorsett 78
Styroporkugeln 111 f, 114

Tastatur 207, 278
Tetraparese 16, 28, 50, 62, 179, 193
Therapiestuhl 39, 138 ff, 149, 158 f
Tragetuch 235 ff
Transport 47, 136, 159, 161, 172, 208, 211, 230

Umlenkgurt 149
Unterlagerungskeil 122
Unterschenkellänge 139 f, 234, 271

Verdauung 28 f, 208
Verstellmöglichkeiten 129, 167, 230, 232, 262
Vigilanz 26, 28
Vitalfunktion 38
Vollgummireifen 270
Volumenänderung 210

Wachheit 27, 230
Wahrnehmung 22, 27, 41, 207 f, 247
Weichschaum 191, 194, 199
Weichschaumabguß 138
Wellenreiter 248
Winkelverstellung 230
Winterbekleidung 84
Winterschlupfsack 170
Wolldecke 63, 74, 99 ff, 104, 106 f, 116, 122, 254

Zerebrale Bewegungsstörung 14, 18, 30, 274
Zerebralparese 15, 19, 30
Zimmerbekleidung 168 f
Zimmeruntergestell 166 f
Zugrichtung 118, 145, 148, 152, 161, 183, 205, 233 f

Zusammen finden wir den Weg

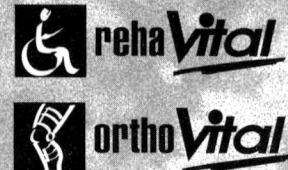

Wenn Standardlösungen nicht weiterhelfen, helfen wir.

- Durch innovative, hauseigene Produktentwicklung,

- durch regen Erfahrungsaustausch mit Fachärzten und Therapeuten,

- durch Sonderbau von Hilfsmitteln in eigenen Werkstätten,

- und durch das Fachwissen eines beratenden Außendienstes als Problemlöser in schwierigen Fällen.

Nur Kompetenz zählt bei der Versorgung von Kindern und Schwerstbehinderten

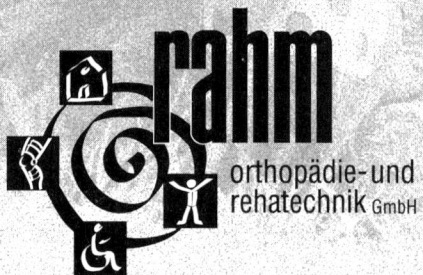

Zentrale: Iltisweg 3 • 53842 Troisdorf-Spich • Telefon: 0 22 41 / 908-0

Wir dachten uns, daß gute Produkte schöne Namen brauchen.

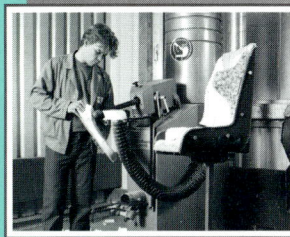

Wir, die interCo,
stellen als Spezialist
nur
Rehabilitationshilfen
für Kinder her.
Auf unsere Produkte
sind wir stolz,
deshalb trägt
auch jedes
einen eigenständigen Namen.

Als innovatives Unternehmen
bieten wir unseren Kunden
kompetente Problemlösungen.
Wir entwickeln, konstruieren und
produzieren alle Produkte selbst.
Den Außendienst
und die Beratung vor Ort überlassen wir
nur ausgewählten Partnern.
Unser Know-how setzen wir ständig
für Neues ein.

Also, wenn Ihnen Namen
wie Stanley, Skippy... in diesem Buch
begegnen sollten, wissen Sie — es sind
erfolgreiche Ideen von uns.

Detaillierte Informationen
beim Sanitätsfachhandel anfordern
oder direkt:

InterCo GmbH • Im Auel 37a • D-53783 Eitorf

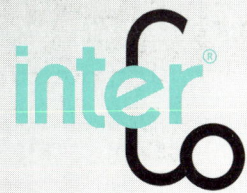

Alles für die Therapie

Prospekte und Therapieübungen

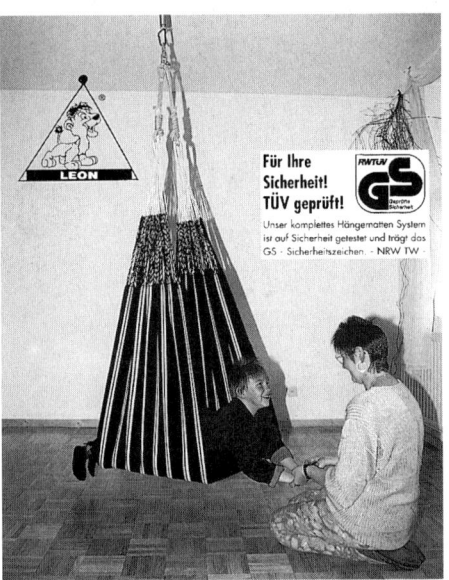

Hängematten

Therapiemittel

LEON

Stammstraße 4
44623 Herne
Tel.: 02323/ 100 12
Fax: 02323/ 586 24

Neuer Katalog

Neue Produkte

Mögliche Kostenübernahme durch Krankenkasse.

WIR WOLLEN IHNEN MEHR BEWEGUNGSFREIHEIT SCHAFFEN

Haverich

Seit mehr als 25 Jahren sind unsere Behindertenfahrzeuge anerkannt als Therapie- und Rehabilitations-Hilfsmittel, insbesondere zur Behandlung und Übung für Spastiker sowie andere körperlich behinderte Kinder und Erwachsene. Fordern Sie den neuen Gesamtkatalog bei uns an.

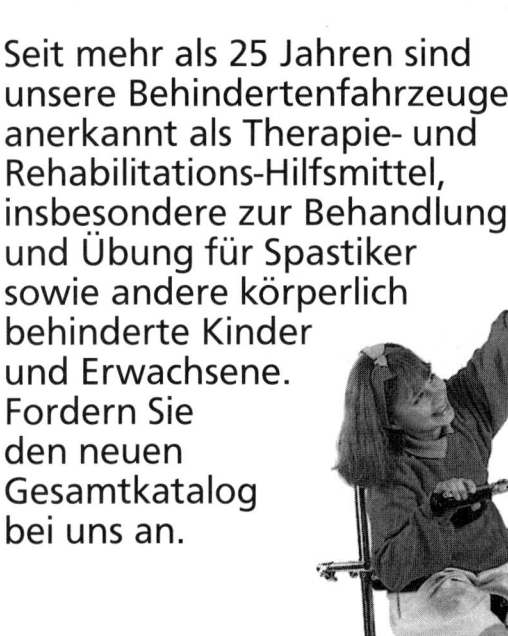

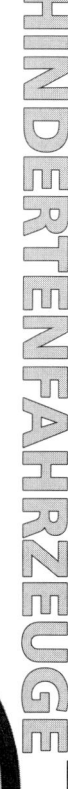
BEHINDERTENFAHRZEUGE

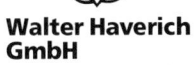

Walter Haverich GmbH
Postfach 10 13 67
D - 33513 Bielefeld
Tel. (0521) 924 72 30
Fax (0521) 924 72 59

Basisliteratur der
erew Akademie

Postfach 10 04 36   41704 Viersen
FAX: 02162-30290

Karl-J. Kluge
BIBLIO-KOM, Band 1-4; Bd. 5 u. 6 in Vorbereitung
**Eine kommentierte Bibliografie für das Beraten, Leiten
und Führen, Erziehen und Therapieren**
Bd. 1, 320 Seiten, DM 42.--, ISBN 3-930085-36-4, 1994
Bd. 2, 324 Seiten, DM 42.--, ISBN 3-930911-26-4, 1995
Bd. 3, 320 Seiten, DM 42.--, ISBN 3-89653-024-0, 1996
Bd. 4, 319 Seiten, DM 42.--, ISBN 3-89653-121-2, 1996

Martina Bausch
Spieltherapie - human lernen
**Erst zu mir und dann zu Dir - Inhalte und Auswirkungen
in der Spieltherapeutik für jederfrau**
1995; 344 Seiten; DM 36.--; ISBN 3-930085-64-X

Nicola Griffel
Der Anfang ist die Hälfte vom Ganzen
**Ein Modell personenzentrierter Pädagogoik und eine Didaktik
des Anfangens in außerschulischer Gruppenarbeit und in Förder-
programmen**
1994 ; 208 Seiten; DM 32.--; ISBN 3-930085-52-6

Reihe "Leittext-Lern-Programme"
Alle Bücher aus dieser Reihe sind Praxis-Handlungsbücher und keine
theoriegeladenen Grübelbücher!

Karl-J. Kluge/Michael Frielinghaus
Gruppenleiter als Enrichmentpädagogen
Zur Veränderung außerschulischen Lernens
1995; 312 Seiten, DM 42.--; ISBN 3-930911-36-1

Britta Voß
Aggression als BeziehungsChance im Unterricht
**Eine Einführung und Anleitung für aggressionsbereite
Lernhelfer und Lerner**
1996; 392 Seiten; DM 59,80; ISBN 3-89653-050-X

Erschienen im Mainz-Verlag, Süsterfeldstr. 83, 52072 Aachen

**Bitte fordern Sie unseren Buchprospekt sowie die Leitfäden und
Anleitungen zur Verwirklichung und Anwendung therapeutischer
Beziehungen, Grundsätze und Methoden an!**